消化内科
临床与进展

主 编 熊 艳 吴义娟 徐大洲 等

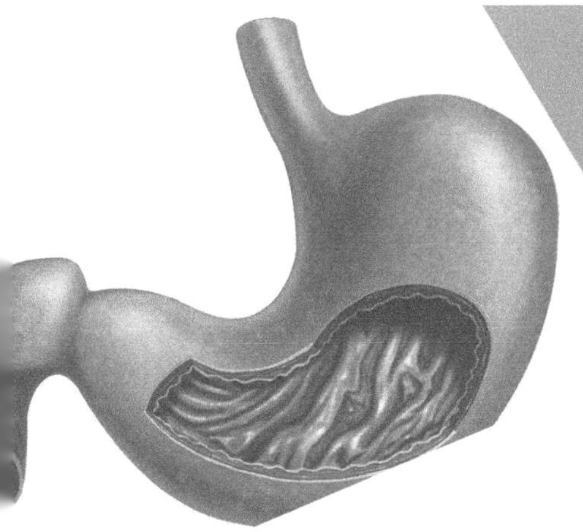

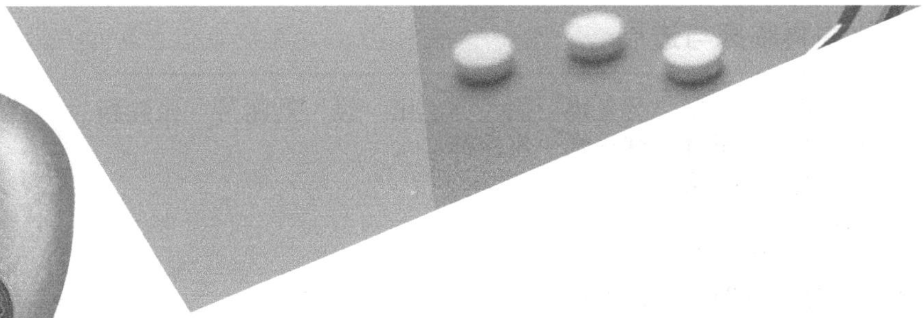

XIAOHUA NEIKE
LINCHUANG YU JINZHAN

吉林出版集团
吉林科学技术出版社

图书在版编目（CIP）数据

消化内科临床与进展 / 熊艳等主编. -- 长春 : 吉林科学技术出版社, 2018.6（2024. 10 重印）
ISBN 978-7-5578-4452-3

Ⅰ. ①消… Ⅱ. ①熊… Ⅲ. ①消化系统疾病—诊疗 Ⅳ. ①R57

中国版本图书馆CIP数据核字(2018)第103281号

消化内科临床与进展

主　　编　熊　艳　吴义娟　徐大洲　田　瑗　刘丽芳　张建新
副 主 编　毕玉峰　魏丽娟　焦栓林
出 版 人　李　梁
责任编辑　赵　兵　张　卓
装帧设计　雅卓图书
开　　本　880mm × 1230mm　1/16
字　　数　313千字
印　　张　10
版　　次　2018年6月第1版
印　　次　2024 年 10 月第 2 次印刷

出　　版　吉林出版集团
　　　　　　吉林科学技术出版社
地　　址　长春市人民大街4646号
邮　　编　130021
编辑部电话　0431-85635185
网　　址　www.jlstp.net
印　　刷　济南大地图文快印有限公司

书　　号　ISBN 978-7-5578-4452-3
定　　价　88.00元

前　言

消化病学是一门广泛涉及基础和临床医学领域的综合学科，它与其他相关专业有着密切联系。在各系统疾病中，消化系统牵涉的器官最多，临床症状也最多。在当今信息时代，知识快速更新，尤其是近十余年来，更是日新月异，这使得人们对一些消化系统疾病的病理生理、发病机制以及诊断和治疗方法的认识不断加深。为了跟上时代的发展，更好地为患者服务，我们组织编写了本书。

本书重点讲述了消化系统疾病的诊断方法、常见症状及常见病的诊疗内容，包括食管疾病、胃部疾病、肠道疾病、肝胆疾病等，针对消化系统常见病的护理也做了相关介绍。论述详尽、资料新颖、科学实用，对消化疾病的诊断和治疗具有指导意义。本书由全国各地具有丰富临床实践经验的有关专家、教授和高年资医师共同编写而成，作者们在繁忙的临床、教学、科研工作中，以严谨的治学态度，为本书的编写倾注了大量的心血和精力，在此，一并致以衷心的感谢。

尽管我们对编写工作力图精益求精，但由于写作时间和精力有限，书中难免存在不足之处，殷切希望广大读者批评指正。

编　者

2018 年 6 月

目　录

第一章

消化系统疾病总论

第一节　消化系统结构功能特点与疾病的关系

胃肠道的主要生理功能是摄取、转运和消化食物，吸收营养和排泄废物。食物在胃肠道内经过一系列复杂的消化分解过程，成为小分子物质，被肠道吸收，肝加工，变为体内物质，供全身组织利用；其余未被吸收和无营养价值的残渣构成粪便，被排出体外。食物成分在胃肠道内的消化分解需要依靠胰腺、胃肠腺分泌的水解酶、肝分泌的胆汁以及肠菌酶等的酶促反应参与，而已消化的营养成分的吸收则必须要有结构和功能完整的肠黏膜上皮细胞。肠黏膜上皮吸收功能不全和平滑肌收缩功能异常是引起胃肠道疾病的主要病理过程。先天性和后天性酶缺乏、肠黏膜炎性和肿瘤性病变、小肠内细菌生长（盲袢综合征）使胆盐分解而失去消化脂肪的作用，肠段切除过多（短肠综合征）丧失大量黏膜吸收面积等是造成消化和吸收不良的主要原因。

消化道的活动受自主神经支配，交感兴奋可导致胃肠动力的变化。迷走神经受损可引起胃十二指肠对扩张的异常敏感性。丘脑下部是自主神经的皮质下中枢，也是联络大脑与低位中枢的重要环节。消化道并不只是一条有上皮内衬的肌肉管道，它具有肠神经系统（entericnervous system，ENS），可以不依赖中枢神经系统独立行使功能，被称为“肠之脑”。ENS 可直接接受胃肠道腔内各种信号，被激活后分泌的神经递质为多肽分子，如 P 物质、阿片类多肽、生长抑素、肠血管活性肽（vasoactive intestinal peptides，VIP）等。ENS 有许多反射经路，同时也受中枢神经的调节（脑 - 肠轴），它在调控胃肠道的运动、分泌、血液和水及电解质转运上都有重要作用。中枢神经系统、自主神经系统和 ENS 的完整性以及它们之间的协调对于胃肠道动力的调节起重要作用。

各种精神因素，尤其是长期高度紧张可以干扰高级神经的正常活动，造成脑 - 肠轴的紊乱，引起内脏感觉过敏，进而引起胃肠道功能的紊乱。

胃肠道激素（来源于胃肠道内分泌细胞和神经细胞的小分子活性物质和多肽，作为神经信息的传递物质，被称为脑肠肽）对于维持消化道正常生理功能是不可缺少的，胃肠激素相互之间、胃肠激素与胃肠各种细胞、组织、器官之间相互协调才能维持生理功能，一旦这种平衡被打破，就可以引起疾病。例如胃泌素分泌过多可产生卓 - 艾综合征；VIP 分泌过多可造成“胰性霍乱”，胃动素能强烈刺激上消化道电活动和机械活动，主要影响消化间期的胃肠运动，可能与胃结肠反射的调节有关。因此胃肠道的神经分泌的失衡有可能是导致一些症状综合征，如肠易激综合征、功能性消化不良等功能性疾病的病因。此外，肠免疫系统可能在系统性自身免疫性疾病和免疫耐受的发展中起重要作用，胃肠道相关淋巴组织是常见的黏膜相关淋巴组织的一部分，可识别进入胃肠道的抗原，鉴别哪些抗原应忽视（如营养物质和共生菌落的蛋白），哪些会引起免疫反应（如致病菌的蛋白）。由于消化道直接开口于体外，接纳体外的各种物质，其黏膜接触病原体、致癌物质、毒性物质的机会较多，在免疫及其他防御功能减弱的情况下，容易发生感染、炎症、损伤。消化系统肿瘤的发病率较高也可能与此有关。胃癌、食管癌、肝癌、结肠癌、胰腺癌均是常见的恶性肿瘤，在全身恶性肿瘤中占很大的比例。胃肠道与肝含有大量单核巨噬细胞，构成消化道的免疫保护屏障，保护胃肠道不受外来致病因子的侵袭，当这种功能受损时即出现相应的疾病。胃肠道微生态环境的正常对维持人的健康状况、抵御外来微生物的侵害、防止疾病的发生具有重要的意义。

肝是体内碳水化合物、蛋白质、脂质、维生素合成代谢的重要器官，通过各种复杂的酶促反应而运转，一旦肝细胞受损停止工作或由于酶的缺乏均可引起疾病。例如肝通过糖原分解及异生供给葡萄糖，又通过糖酵解、糖原合成、贮藏摄取葡萄糖，在调节血糖浓度、维持其稳态中起重要作用，如其功能被干扰，例如酒精中毒，就可产生低血糖；肝细胞坏死或肝储备功能下降时，蛋白合成功能障碍，可出现凝血酶原时间延长以及低蛋白血症。中性脂肪的合成、释放，胆固醇的合成、磷脂脂蛋白合成以及脂肪运输，都在肝内进行。病理情况如肝缺少 α_1 - 抗胰蛋白酶时，可发生肺气肿和肝硬化；缺乏铜蓝蛋白时可出现肝豆状核变性。酒精性肝病、糖尿病患者脂质在肝内积聚形成脂肪肝均是影响肝脂质代谢的结果。

肝又是体内主要的解毒器官，肝摄取、结合、转运、分泌、排泄胆红素，任何一环的障碍均可引起黄疸。肝是胆汁生成的场所，各种原因引起胆汁酸合成、转运、分泌、排泄的障碍均可引起胆汁淤积性肝病和脂溶性维生素缺乏。药物在肝内的代谢主要是通过肝细胞光面内质网上的微粒体内以细胞色素 P450 为主的一系列药酶作用。肝在药物药代动力学中起重要作用。反过来药物及其代谢产物也可引起肝损害，导致药物性肝病。

（熊　艳）

第二节　分类

按病变器官分类，常见病种及其主要临床表现有以下几个方面。

一、食管疾病

常见病种有胃食管反流病、食管癌、食管贲门失弛缓症。主要临床表现为咽下困难、胸骨后烧灼感、食管反流。

二、胃、十二指肠疾病

常见病种有胃炎、消化性溃疡、胃癌、十二指肠炎等。主要症状为上腹部不适、疼痛、厌食、恶心、呕吐、嗳气、反酸等。

三、小肠疾病

常见病种有急性肠炎（包括病毒性肠炎）、肠结核、急性出血性坏死性肠炎、克罗恩（Crohn）病、吸收不良综合征等。主要表现有脐周腹痛、腹胀和腹泻，粪便呈糊状或水样，当发生消化或吸收障碍时，则含消化不完全的食物成分，可伴有全身性营养缺乏的表现。

四、结肠疾病

常见病种有痢疾和各种结肠炎、肠易激综合征、溃疡性结肠炎、结肠癌、直肠癌等。主要症状有下腹部一侧或双侧疼痛，腹泻或便秘，黏液、脓血便，累及直肠时有里急后重。

五、肝疾病

常见病种有病毒性肝炎、非酒精性脂肪性肝病、酒精性肝病、自身免疫性肝病、遗传性肝病、药物性肝病、肝脓肿、各种病因引起的肝硬化、原发性和继发性肝癌等。主要临床表现为肝区不适或疼痛、乏力，体征为肝大、肝区压痛、黄疸、门静脉高压征和营养代谢障碍等。

六、胆道疾病

常见病种有胆石症、胆囊炎、胆管炎、胆道蛔虫症等。主要临床表现有右上腹疼痛（胆绞痛）和黄疸。

七、胰腺疾病

常见病种有急、慢性胰腺炎和胰腺癌。主要临床表现有上腹部疼痛（可向腰背部放射）和胰腺分泌障碍所引起的小肠吸收不良和代谢紊乱。

八、腹膜、肠系膜疾病

腹膜与消化器官有紧密的关系。脏腹膜形成一些消化器官的浆膜层。常见病种有各种急、慢性腹膜炎，肠系膜淋巴结结核，腹膜转移癌等。腹膜疾病的主要表现为腹痛与压痛、腹部抵抗感和腹水等。

（熊　艳）

第三节　诊断与鉴别诊断

任何诊断的确立都应包括以下四方面：①疾病的诊断（病名）；②估计疾病的严重度（轻、中、重）；③疾病的分期（早/晚期、急性/慢性）；④明确基础病变或病因。

消化系统疾病的主要临床表现是消化系统症状，但许多表现如恶心、呕吐、腹痛、腹块等也见于其他系统疾病。因此，正确的诊断必须建立在认真收集临床资料包括病史、体征、常规化验及其他特殊检查结果，并进行全面与综合分析的基础上，而医生须有较广博的临床基础知识，包括生化、免疫、内镜、影像诊断等方面的知识和技能。

一、病史

病史是诊断疾病的基本资料，在诊断消化系统疾病中往往是诊断的主要依据，例如消化性溃疡常能根据病史作出正确的诊断。完整病史的采集对于肝病的诊断尤为重要，包括家族史、用药史、饮酒史、毒品接触史、月经史、性接触史、职业环境因素、旅游史、过去手术史（包括麻醉记录）、输血史等。

二、症状

典型的消化系统疾病多有消化系统的症状但也有病变在消化系统，而症状却是全身性的或属于其他系统的。询问症状时应了解症状的演变情况。

1. 厌食或食欲缺乏　多见于消化系统疾病如胃癌、胰腺癌、慢性胃炎、病毒性肝炎等，但也常见于全身性感染和其他系统疾病如肺结核、尿毒症、精神神经障碍等。厌食与惧食必须分辨清楚：厌食是没有进食的欲望，患者往往对以前喜欢吃的食物都不想吃；惧食是害怕进食后产生不适，如疼痛、呕吐等而不敢进食，多见于胆囊炎、胰腺炎等疾病。

2. 恶心与呕吐　两者可单独发生，但在多数情况下相继出现，先恶心后呕吐。胃部器质性病变如胃癌、胃炎、幽门痉挛与梗阻，最易引起恶心与呕吐。其他消化器官包括肝、胆囊、胆管、胰腺、腹膜的急性炎症均可引起恶心与呕吐，而炎症合并梗阻的管腔疾病如胆总管炎、肠梗阻几乎无例外地发生呕吐。在其他系统疾病中，必须鉴别心因性呕吐、颅内压增高、迷路炎、尿毒症、酮症酸中毒、心力衰竭、早期妊娠等易致呕吐的情况。

3. 嗳气　是进入胃内的空气过多而自口腔溢出的现象。频繁嗳气多因精神因素、饮食习惯不良（如进食、饮水过急）、吞咽动作过多（如口涎过多或过少时）等引起，也可由于消化道特别是胃、十二指肠、胆道疾病所致。

4. 咽下困难　多见于咽、食管或食管周围的器质性疾病，如咽部脓肿、食管炎、食管癌、食管裂孔疝、纵隔肿瘤、主动脉瘤等，也可由于食管运动功能障碍所引起（如贲门失弛缓症）。

5. 灼热感或胃灼热（heartburn）　是一种胸骨和剑突后的烧灼感，主要由于炎症或化学刺激物作用于食管黏膜而引起，有时伴有酸性胃液反流至口腔。常见于胃食管反流病。

6. 腹胀　腹胀的原因有胃肠积气、积食或积粪、腹水、腹内肿物和胃肠运动功能失调等。

7. 腹痛　腹痛是胃肠道功能性疾病较常见的症状，可表现为不同性质的疼痛和不适感，由各种疾病所致，要深入了解腹痛的诱因、发作时间、持续性或阵发性、疼痛的部位、性质和程度、是否放射至其他部位、有无伴随症状以及加重或缓解因素等。

8. 腹块　要了解患者最初觉察腹块的日期，当时的感觉，腹块出现后发展情况，是经常还是偶尔存在，出现和消失的时间和条件和有无伴随症状。

9. 腹泻　腹泻是由于肠蠕动加速、肠分泌增多和吸收障碍所致，见于肠道疾病，亦可由精神因素和其他器官疾病所引起。腹泻伴水样或糊状粪便提示小肠病变。结肠有炎症、溃疡或肿瘤病变时，粪便可含脓、血和黏液。

10. 里急后重　里急后重是直肠激惹症状，多因炎症或直肠癌引起。

11. 便秘　多数反映结肠平滑肌、腹肌、膈肌及肛提肌张力减低、肠梗阻和直肠反射减弱或消失，也可由于结肠缺乏驱动性蠕动或出口梗阻所致。常见于全身性疾病、身体虚弱、不良排便习惯、功能性便秘等情况，以及结肠、直肠、肛门疾病。

12. 呕血、黑粪和便血　呕血和黑粪提示上消化道包括食管、胃、十二指肠和胆道系统出血。每日出血量超过60ml才会产生黑粪。上消化道出血量过大且胃肠排空加速时，也可排出鲜血，此时常伴有血容量不足的全身表现。便血来源于下消化道包括小肠、结肠等，往往呈暗红色，出血部位越近肛门，便出血液越新鲜。当下消化道出血量少、血液停留在肠道内时间较长时，也可表现为黑粪。

13. 黄疸　黄疸的鉴别很重要。肝细胞性黄疸和阻塞性黄疸主要见于消化系统疾病，如肝炎、肝硬化、胆道阻塞，亦可由于先天性胆红素代谢异常引起。溶血性黄疸见于各种原因引起的溶血，属于血液系统疾病。

三、体征

全面系统的体格检查对于消化系统疾病的诊断和鉴别诊断非常重要，肝大腹水的患者不一定由肝硬化引起，如有奇脉和颈静脉扩张，则提示腹水由缩窄性心包炎所致。观察面部表情常能测定疼痛是否存在及其严重性。慢性萎缩性胃炎、肠吸收不良等症常伴有舌炎。口腔小溃疡和大关节炎常提示炎症性肠病。皮肤表现是诊断肝病的重要线索，蜘蛛痣、肝掌、肝病面容、黄疸、腹壁静脉曲张都是存在慢性肝病的标志。腹部检查对消化系统疾病的诊断尤为重要。检查时应注意腹部的轮廓、蠕动波、腹壁静脉曲张及其分布与血流方向、压痛点（固定压痛点更有意义）、反跳痛、腹肌强直、移动性浊音、振水音、鼓音、肠鸣音、肝脾肿大等。急性腹痛时应判断有无外科情况，疝出口的检查可排除嵌顿疝，对于急腹症患者是必要的。当触到腹块时，应了解其部位、深浅、大小、形状和表面情况、硬度、有无移动性、压痛和搏动等，以判断病变的性质和所累及的器官。在有便秘、慢性腹泻、便血、下腹痛的病例，直肠指检是必要的常规检查，常可及时地诊断或排除直肠癌等重要病变，决不可省略。发现体征还应注意其动态变化。

四、实验室和辅助检查

1. 化验检查　粪便检查对胃肠道疾病是一种简便易行的诊断手段，对肠道感染、寄生虫病、腹泻、便秘和消化道出血尤其重要，必要时还须作细菌检查或培养。粪便的肉眼观察、隐血试验、镜检红白细胞、找脂肪滴及虫卵往往可提供有诊断性的第一手资料，不可忽视。血清胆红素、尿液胆红素和尿胆原、肝功能试验包括反映肝胆细胞损伤的血清酶学测定和反映肝细胞合成功能的指标，如血清白蛋白（A）、凝血酶原时间（PT）测定对于黄疸和肝胆疾病的诊断和病情严重程度的确定有价值。血清、胸腹水淀粉酶测定对急性胰腺炎有诊断价值，胰液泌素和胰酶泌素刺激，以及苯甲酰－酪氨酰－对氨基苯甲酸（BT－PABA）试验、粪脂肪和粪糜蛋白酶量可反映胰腺外分泌功能；脂肪平衡试验、木糖试验、维生素 B_{12}吸收试验、氢呼吸试验等可测定小肠吸收功能，对慢性胰腺炎和吸收不良综合征有诊断和鉴别诊断价值，后两种尚可用于测定小肠细菌过度生长。腹水检查对鉴别腹腔结核、癌瘤、肝硬化等有实用价值。乙型及丙型肝炎病毒抗原和抗体检测对乙型丙型肝炎、自身抗体测定对自身免疫性疾病、甲胎蛋白、癌胚抗原、CA19－9等肿瘤标志对于原发性肝癌、结肠癌和胰腺癌是辅助诊断、估计疗效和预后的有价值的方法。放射免疫测定（RIA）、酶联免疫测定（EIA）、聚合酶链反应（PCR）等已广泛应用于各种抗原、抗体、病毒等的检测。基因芯片的应用有助于对某些疾病的诊断。

2. 超声显像　是消化系统疾病诊断上首选的非创伤性检查。可显示肝、脾、胆囊的大小和轮廓，对肝病特别是肝癌、肝脓肿的诊断帮助较大，对梗阻性黄疸患者可以迅速鉴别是由于肝内还是肝外原因引起，并能测定梗阻部位（在肝门区、胰头还是胆总管）和梗阻性质（肿瘤或结石）。对腹水和腹腔内实质性肿块的诊断也有一定价值。实时灰阶B型超声显像，显著地提高了诊断胆囊结石、胆总管扩张、门静脉扩张、胰腺肿大、肝胰占位性病变的正确性，并能监视或导引各种经皮穿刺，例如穿刺肝脓肿抽脓，穿刺肝或胰腺肿瘤进行活组织检查等。

3. 影像学检查

（1）X线检查：腹部平片对于诊断胃肠穿孔、胃肠梗阻、不透X线的胆结石等有帮助。X线钡餐检查适应于怀疑有食管至回肠的消化道疾病或胰腺癌的病例，而可疑的结肠器质性病变则进行钡剂灌肠检查。消化道X线双重造影技术能更清楚地显示黏膜表面的细小结构，提高胃、肠溃疡或癌瘤的确诊率，对炎症性肠病的诊断也很有帮助。小肠插管注钡造影有助于小肠疾病的诊断。标准试餐加服固体小钡条可在X线下进行胃排空试验。数字减影血管造影术有助于评价血管的解剖和病变；选择性腹腔动脉、肠系膜动脉造影对于消化道出血的定位诊断很有帮助。经皮肝穿刺或经动脉、静脉导管门静脉造影术则有助于判断门静脉阻塞的部位、侧支开放的程度、外科门腔分流术和肝移植的术前评估。借助X线进行介入如血管成形术、支架成为治疗动、静脉和胆道阻塞的重要手段。

（2）X线计算机化断层显像（CT）和磁共振成像（MRI）检查：尤其是CT在消化系统疾病的诊断上越来越显重要。CT对腹内脏器病变，尤其是肝、胰、胆占位性病变如囊肿、脓肿、肿瘤、结石等的诊断有重要作用，也是诊断急性重型胰腺炎最可靠的方法。对弥漫性病变如脂肪肝、肝硬化、胰腺炎的诊断也有重要价值。CT和MRI能够显示消化系统肿瘤边缘及周围组织的病变，进行肿瘤术前TNM分期。应用螺旋CT导航三维腔内成像的图像后处理还能进行仿真式胃镜、小肠镜、结肠镜的检查。近期开展的磁共振胰胆管造影术（MRCP）是诊断胆道、胰腺疾病的一项很有前途的无创伤性检查。磁共振血管造影术（MRA）可以清楚地显示门静脉及其分支和腹腔内动脉血管情况，在诊断上可取代上述创伤性血管造影。

4. 内镜检查　消化内镜包括食管镜、胃镜、十二指肠镜、胆道镜、小肠镜、结肠镜、腹腔镜。应用内镜可以直接观察消化道腔内病变和拍照录像记录，急诊胃镜检查对急性上消化道出血原因及部位的诊断起确诊作用。通过十二指肠镜镜身的活检道将导管插入十二指肠乳头，进行逆行胆管和胰管X线造影（endoscopic retrogradecholangio－pancreatography，ERCP）已成为诊断胰腺、胆道疾病的重要手段。结肠镜可插过回盲部，观察回肠末端和整个结肠。双气囊推进式小肠镜可到达小肠任何部位，是大多数小肠疾病最理想的诊断手段。胶囊内镜可以无创展现小肠全貌，对于小肠出血有较高诊断价值。某些困难病例还可作术中内镜检查。

超声内镜对于胃肠道隆起性病变的性质与起源，尤其是黏膜下病变诊断有很大帮助，还可了解病变侵犯管壁深度。配合经超声内镜细针穿刺，行病变部位活组织检查有确诊作用。可用于诊断食管癌、胃癌、壶腹癌（定位和分期）。对胰腺癌的诊断和能否切除的评价以及胰腺内分泌肿瘤的术前定位很有帮助。

微型腹腔镜检查创伤小，安全性高，对了解腹腔块物的性质，确定腹水的病因，尤其是对肝胆疾病、结核性腹膜炎及腹膜间皮瘤的诊断与鉴别诊断有一定帮助。超声腹腔镜（laparoscopic ultrasonography）的应用，可以更清楚地观察腹膜、肝及血管结构，对于消化系统恶性肿瘤的分级起到重要作用。带有多普勒超声的腹腔镜可以看到肿瘤对于血管的浸润程度。

5. 活组织检查　肝穿刺活组织检查是确诊慢性肝病最有价值的方法之一。用于建立肝病的临床诊断；确定已知肝病的活动性、严重性或目前状况；评价肝病治疗的效果；对异常的肝功能进行评价；对不明原因发热、黄疸、肝大进行鉴别。凝血功能障碍者可行经颈静脉肝活检。此外，在内镜直视下，可用活检针、钳或刷，采取食管、胃或结直肠黏膜病变组织做病理检查；在超声或 CT 导引下，用细针经皮穿刺实质性肿块，取活组织做细胞学检查；经腹腔镜肝或腹膜活检；经口插入活检管取小肠黏膜检查；还可通过外科手术进行活组织检查。

6. 脱落细胞检查　冲洗或刷擦消化管腔黏膜（特别是在内镜直视下操作），收集脱落细胞做病理检查，有助于癌瘤的诊断，对食管癌和胃癌的确诊率较高。通过内镜胰腺插管收集胰腺脱落细胞对胰腺癌诊断的阳性率较高。

7. 胃肠动力学检查　测定食管腔 24 小时 pH 和食管下端括约肌水平的腔内压力，对诊断胃食管反流病很有价值，而了解食管各段的活动力，对诊断和鉴别食管运动障碍性疾病如食管痉挛、食管贲门失弛缓症等有帮助。胃 pH、胃排空时间、胃张力测定及胃电图等可了解胃的功能变化。结肠动力测定可用于诊断或随访肠易激惹综合征等。肛门直肠测压、直肠电和盆底肌电描记、排便流速测定等检查方法有助于诊断功能性排便异常。

8. 放射性核素检查　临床上应用静脉注射核素标记的红细胞对于不明原因的下消化道出血的诊断有一定的价值；经由直肠给予 ^{99m}Tc - MIBI 或 $^{99m}TcO_4$ 进行直肠 - 门静脉显像，并以心肝放射比值（H/L）或分流指数（SI）来判断有无门静脉高压及其程度，有助于门脉高压的诊断和疗效考核；消化道动力学检测如食管通过、食管反流，胃排空、十二指肠 - 胃反流测定，胃黏膜异位显像，尿素呼气试验、脂肪酸呼气试验等等，也均是核医学在消化系统疾病中应用的重要方面。单克隆抗体在靶特异性影像方法的发展中起重要作用。如同位素标记的单克隆抗体 ^{111m}In CyT103 在临床上已用于结直肠癌的成像诊断。

9. 正电子射线断层检查（positron electron ray tomography，PET）　能反映生理功能而非解剖结构，有助于阐明体内器官正常功能及功能失调，将生理过程形象化和数量化，以及对肿瘤进行分级。由于其定位能力较差，因此现在将 CT 与其放在同一机架，增加其定位能力，形成 PET - CT。近年来 PET - CT 已广泛用于结直肠、肝、胰腺、神经内分泌系统的诊断和预后评估。

（熊　艳）

第四节　防治原则

消化系统疾病的发生往往与饮食有关，要贯彻预防为主的方针，强调有规律的饮食习惯，节制烟酒，注意饮水和食品的卫生质量。要指导慢性病患者掌握疾病的规律，并采取积极措施，预防复发，防止并发症和后遗症。消化系统疾病的治疗一般分为一般治疗、药物治疗、手术或介入治疗三大方面。消化系统疾病可源于其他系统，也可影响其他系统，因此治疗不宜只针对某一症状或局部病灶，而应进行整体和局部相结合的疗法。首先要使患者对本身疾病有正确的认识，树立治疗信心，消除紧张心理，与医务人员密切合作，才能收到最佳疗效。

（熊　艳）

第五节　进展和展望

1. 消化系统疾病谱的变化　随着我国经济发展，生活水平提高和生活方式的改变，一些原来在西方国家的常见病如胃食管反流病、功能性胃肠病、炎症性肠病、酒精性和非酒精性肝病在我国发病率逐年增高。消化系统恶性肿瘤如肝癌、胃癌发病率依然居高不下，结肠癌和胰腺癌又不断增加。随着检测技术的提高，早期肿瘤检出率虽然增加，但仍缺乏能进行早期诊断的特异性生物指标和有效的根治方法。这些都是应深入研究的新热点。

2. 消化道内镜的进展　内镜的诊断和治疗已经做到无腔不入，广泛应用于食管、胃肠、胆胰疾病的诊断和治疗。超声内镜、色素内镜、放大内镜和激光扫描内镜使消化系统疾病的诊断水平明显提高。

黏膜微小病变的诊断以及在内镜下的治疗都达到了较高水平。内镜诊治在消化系统已没有盲区。而治疗内镜的开展又使得既往需外科治疗的疾病可改用创伤较小的内镜治疗。

3. 消化系统疾病的治疗进展　幽门螺杆菌的发现使不断复发的溃疡病成为可治愈的疾病，甚至对胃癌发病率的降低都有可期望的价值。随着乙肝疫苗的广泛应用，儿童中乙肝的感染率正明显下降。随着乙肝抗病毒治疗的开展，有望使下几个10年后乙肝所致的肝硬化、肝癌发病率和死亡率下降。肝移植的广泛开展，使肝硬化成为可以治愈的疾病。肝干细胞移植开始在肝衰竭治疗中展现了诱人的前景。单克隆抗体的应用改变了克罗恩病的自然病程。肿瘤的分子靶向治疗也具有广阔的前景。

（熊　艳）

第二章

消化系统疾病的诊断方法

第一节　消化系统常用的分子生物学基本技术

一、核酸分子杂交技术

由于核酸分子杂交的高度特异性及检测方法的灵敏性，它已成为分子生物学中最常用的基本技术，被广泛应用于基因序列的分析及基因突变的检测等。其基本原理是具有一定同源性的核酸单链在一定的条件下（适宜的温度及离子强度等）可按碱基互补配对的原则形成双链。用核酸分子杂交进行分析的最有效方法是将一种核酸单链用同位素或非同位素标记成为探针，再与待测核酸单链进行杂交。核酸探针是指用放射性核素、生物素或其他活性物质标记的，能与特定的核酸序列发生特异性互补的已知DNA或RNA片段。待测核酸序列通常是基因组DNA和细胞总RNA。

1. 固相杂交（solid - phase hybridizatio）　固相杂交是将变性的DNA固定于固体基质（硝酸纤维素膜或尼龙滤膜）上，再与探针进行杂交，也称为膜上印迹杂交。

2. 斑点杂交（dot hybridization）　将被测DNA或RNA样品变性后固定在滤膜上，然后加入标记好的探针进行杂交。操作简单，事先不用限制性内切酶消化或凝胶电泳分离核酸样品，可在同一张膜上同时进行多个样品的检测，适用于样品的大规模筛选。

3. 印迹杂交（blotting hybridization）　Southern印迹杂交：凝胶电泳分离经限制性内切酶消化的DNA片段，将凝胶上的DNA变性并转移至硝酸纤维素膜或其他固相支持物上，再与相对应的已标记探针进行杂交反应，用放射性自显影或酶反应显色，检测特定大小分子的含量。可进行基因的酶切图谱分析、基因突变分析及限制性长度多态性分析（RELP）等。

Northern印迹杂交：由Southern印迹法演变而来，被测样品是RNA，主要用于鉴定mRNA分子的大小及表达量。该法是研究基因表达常用的方法，可与RT - PCR方法协同分析基因的表达程度。

4. 核酸原位杂交（nucleic acid hybridization in situ）　用特定标记的已知序列探针与细胞或组织切片中核酸进行杂交并对其实行检测的方法，称为核酸原位杂交。用来检测DNA在细胞内的分布，与细胞内RNA进行杂交以研究该组织细胞中特定基因表达水平。能在成分复杂的组织中进行单一细胞的研究而不受同一组织中其他成分的影响，对于组织中含量极低的靶序列有极高的敏感性，并可完整地保持组织与细胞的形态。

二、限制性长度多态性分析

限制片段长度多态性主要用于基因多态性分析，其基本原理是限制性内切酶在DNA链的高度特异位点（也称为限制性位点）切割DNA，因此根据不同个体核酸序列的改变（包括点突变、碱基插入和缺失突变）会导致原有限制性酶切位点的丢失、产生新的位点或者已有内切酶位点间的DNA片段长度发生改变，这种变化可以通过Southern杂交进行检测，从而比较不同个体DNA水平的差异（即多态性）。不同限制性内切酶切割基因组DNA后，所切片段长度和类型不同，因此可将限制性内切酶与分子标记组成不同组合进行研究。采用多种限制性内切酶和DNA探针，可以得到某一基因的多重RFLP图谱。现在描述RFLPs之间特殊组合称为基因的单元型（haplotype），单元型是指紧密连锁的、一些染色体特定区域内等位基因的特殊组合，对于分析家族内基因片段的转换（transition）以及基因重组的检测非常有用。

三、PCR－单链构象多态性

PCR－SSCP是近年来发展起来的一种分析基因突变的方法，基本原理是基于序列不同的DNA单链片段空间构象有所不同，当其在非变性聚丙烯酰胺凝胶中电泳时，电泳的位置也会发生变化。根据不同序列DNA单链电泳迁频率的差异，从而判断基因有无突变存在。将PCR技术与SSCP相结合，即通过PCR扩增待测DNA片段，变性成单链后在聚丙烯酰胺凝胶中电泳，即可检出有无突变，检测方法灵敏、快速，对检测基因的单个碱量置换和某一片段DNA突变位点的筛查提供了有效而快速的手段。

四、变性梯度凝胶电泳

DGGE是检测基因突变较为精确的方法，它不仅可以检测单一片段的单点突变，而且也较容易检测基因的多点突变。该方法与PCR技术相结合，能快速对大量标本进行分析。

对于一段特定的DNA片段来说，其退火温度（Tm值）与碱基组成有关，当碱基组成发生变化时，Tm值亦随之改变。突变的DNA片段在变性剂线性梯度增加的凝胶上进行电泳时，当变性剂浓度逐渐增加达一定值时突变的DNA片段发生解链而形成分叉，其电泳迁移速度变慢。因此突变的DNA片段与正常的DNA片段电泳迁移位置有差别，从而将突变DNA和正常DNA片段区分开。研究证明DGGE可检出任何类型的单碱基突变，如果突变型与正常的DNA片段形成异源双链时，其敏感性大大提高。

五、变性高效液相色谱

DHPLC是一种新的高通量筛选DNA序列变异的技术，其专利产品为WAVE DNA片段分析系统（WAVE DNA Fragment Analysis System）。其原理是用离子对反向高效液相色谱法分离并检测异源双链。该方法具有自动化、快速、检出率高、检出DNA片段大小范围广等优点。

DHPLC进行基因突变检测是基于异源双链的形成。变异型和野生型的PCR产物经过变性复性过程，不仅分别形成同源双链，同时也错配形成异源双链。异源双链由于碱基对不匹配，在部分变性的温度条件下，不匹配的碱基对处发生部分解链。由于单链DNA带负电荷减少、结合力弱，因此异源双链比同源双链先洗脱出来，根据柱子保留时间的不同将同源双链和异源双链分离，从而识别变异型。

六、多聚酶链反应

PCR是一种利用DNA变性和复性原理在体外进行特定的DNA片断高效扩增技术，可以检出微量靶序列。PCR是在模板DNA、引物和4种脱氧核糖核苷酸存在的条件下依赖于DNA聚合酶的酶促合成反应。仅用极少量模板，在一对引物介导下，在数小时内可扩增至100万～200万拷贝。PCR反应分三步：变性、退火及延伸。每三步为一循环，每一循环的产物作为下一个的模板，这样经过数小时的循环，可得到大量复制的特异性DNA片段。

1. PCR直接检测缺失突变　基因发生缺失突变时，可在已知基因序列缺失片段的两侧设计引物，然后进行PCR，对其产物行琼脂糖凝胶电泳，检测有无特异性的扩增产物，如果未出现扩增产物，表明基因发生缺失突变，可以区分出野生型或突变基因。如果已经明确基因序列，缺失部位也较固定，可在已知基因序列缺失片段的两侧设计一对引物进行PCR；对于某些致病基因来说，基因缺失具有明显的异质性，即在不同患者基因缺失片段有所不同，用一对缺失部位的引物难以检测出所有的基因缺失。此时可设计多对引物在同一PCR体系中扩增多个外显子，然后检测有无缺失片段，若某一特异性的扩增产物带缺如，则可判定为该片段的缺失突变。

2. 多重PCR技术　一般PCR仅应用一对引物，通过PCR扩增产生一个核酸片段。多重PCR（mul-

tiplex PCR)，又称多重引物 PCR 或复合 PCR，它是在同一 PCR 反应体系里加上两对以上引物，同时扩增出多个核酸片段的 PCR 反应，如果某些癌基因的突变或缺失存在多个好发部位，多重 PCR 可提高其检出率并同时鉴定其型别及突变等。由于在同一个试管内同时进行多个 PCR 反应，其具有高效性和系统性的特点。

3. 特异 PCR、扩增阻滞突变系统检测单一碱基突变　工作原理是基于 PCR 反应自身的特异性。PCR 扩增时，引物的延伸是从 3′ 末端开始的，而这种延伸的进行要求引物 3′ 端的碱基与模板完全配对，只有这样引物才能延伸，扩增才得以进行下去而得到预期的扩增产物。若引物 3′ 端与模板不能配对，则引物的延伸即阻断，不能得到相对应的扩增产物。特异 PCR 的引物恰好设计位于潜在突变区 3′ 末端，如果引物与野生型序列同源配对，则只能扩增出野生型基因，而不会扩增突变基因片段；反过来，如果引物与突变序列配对的话，则只能扩增出突变序列。扩增阻滞突变系统在每个系统中包含两个 PCR 扩增反应，有两对引物但它们的 3′ 端有差异，一为正常引物，另一为 3′ 端突变引物，正常引物只与正常模板互补，而突变引物只与突变的模板互补，分别扩增出相应的产物。利用该系统进行基因突变检测时很容易判别出有无突变基因的产生，对 DNA 分子上多位点变化的鉴定准确快速、简便，可自动化进行大规模筛选。

4. PCR－寡核苷酸探针斑点杂交　如果某一基因的突变部位、性质经测序分析已经阐明，即可用 PCR－寡核苷酸探针斑点杂交法直接检测突变。该方法的原理即用合成的寡核苷酸片段（一般为 19nt）作为探针，与经 PCR 扩增获得的靶 DNA 进行杂交。在严格控制杂交条件的前提下，探针与靶 DNA 片段之间只要有一个碱基不配对，都能通过斑点杂交来检测 PCR 产物中有无对应的突变序列。

七、DNA 序列分析

DNA 序列分析（测序，sequencing）是分子生物学重要的基本技术。目前最常用的方法有 Maxam－Gilbert 的化学降解法和 Sanger 的双脱氧法等，近年来已有 DNA 序列自动测定仪问世。直接测序分析是检测基因突变最直接最可信的方法，可以检测基因的点突变、缺失、插入突变和核苷酸序列的其他变化。但是在消化系疾病临床工作中，对某一基因进行完整测序不是一种切实可行的方法，而更为实际的手段是通过单倍体分析首先筛选出可能突变的感兴趣基因，对于那些异常单倍体样本再行测序以鉴定突变序列。

八、mRNA 差异显示技术

通过 mRNA 3′ 末端系统化扩增和 DNA 测序凝胶片段分离进行工作。根据绝大多数真核细胞 mRNA 3′ 端具有的多聚腺苷酸尾（polyA）结构，因此可用含 oligo（dT）的寡聚核苷酸为引物将不同的 mRNA 反转录成 cDNA，接着用任意顺序的附加上游探针进行 PCR 扩增，能产生出 20 000 条左右的 DNA 条带，其中每一条都代表一种特定 mRNA，这一数字大体涵盖了在一定发育阶段某种细胞类型中所表达的全部 mRNA。将差别表达条带中的 DNA 回收，扩增至所需含量，进行 Southern blot、Northern blot 或直接测序，从而对差异条带鉴定分析，以便最终获得差异表达的目的基因。

九、生物芯片技术

生物芯片技术是一门物理学、微电子学与生命科学交叉综合的高新技术。生物芯片实质上是一种高密度的寡聚核苷酸或蛋白质阵列。它采用在位组合合成化学和微电子芯片的光刻技术，或者利用其他方法将大量特定系列的 DNA 或蛋白质探针有序地固化在经特殊处理的玻璃片或其他材料上，从而构成储存有大量生命信息的生物芯片。该技术最早由美国 Affymetrix 公司开发，其特点是高通量、微型化和自动化。

大多数消化系统疾病，特别是消化系肿瘤的发病机制，都有多基因表达异常或失控。传统的单基因研究方法，工作量大、实验条件不稳定，多批样品检测结果的可参比性较低。而生物芯片技术在一张芯片上可以同时筛选众多基因的差异表达，从而系统研究表达基因或蛋白质的功能及相互作用特性。基因芯片具有高密度信息量和并行处理的优点，不仅使多基因分析成为可能，而且保证了诊断的高效、廉价、快速和简便。最近几年基因芯片技术得到迅速发展，应用于消化系肿瘤（如食管癌、肝癌、结直肠癌）以及幽门螺杆菌感染相关性疾病的研究中，极大促进了消化系疾病的发病机制及诊断治疗研究。

近年来应用基因芯片技术对消化系统肿瘤（主要包括食管癌、胃癌和结直肠癌等）进行基因表达谱分析研究，发现了一系列与肿瘤发生发展相关的、涉及细胞内信号传递、细胞周期以及炎症反应、生长因子及其受体等许多上调或下调表达的基因，如 ras，fas，bcl－2，cyclinA，p53，APC 等基因，多基因的表达异常，特别是癌变早期基因表达谱的改变，对于消化系肿瘤的早期诊断、鉴别诊断和恶性程度的判断都具有重要意义，充分显示了基因芯片技术在消化系疾病发生机制研究中的应用价值。

（吴义娟）

第二节　分子生物学在消化系病诊疗中的应用

一、胃肠道疾病的诊断

（一）胃肠道肿瘤的早期诊断

1. 胃癌的早期诊断　胃癌的发生涉及多基因表达异常，国内外学者采用多重 PCR、mRNA 差异显示技术以及基因芯片技术等，证实胃癌的发生涉及 ras，c－myc，met，c－erbB－2 等多种癌基因的异常高表达。ras 基因参与细胞增殖调控，它的激活与细胞的生长、增殖有关，在细胞恶性转化过程中可出现 ras 的异常高表达。在胃癌癌前病变中，肠化生、不典型增生胃黏膜的 c－met 基因高水平表达，并随病变的进展呈上升趋势。胃癌组织中存在 p16 基因缺乏，且 p16 缺乏多见于低分化有淋巴结转移的进展期胃癌，故认为 p16 基因缺乏是胃癌晚期表现。p53 基因突变是早期胃癌的重要参考指标，其突变发生率为 50%～57%。p53 基因突变和异常高表达发生率在从胃黏膜发育不良到胃癌早期到晚期胃癌的疾病进程依次增加，因此检测 p53 基因突变和异常表达对早期胃癌的诊断具有一定意义。通过对胃癌基因过度表达或突变的研究，力求寻找某些特异性指标，作为胃癌早期诊断的手段以及肿瘤转移和预后判断的辅助指标。

胃癌分子生物学诊断技术主要包括：①以 PCR 技术为主的基因分析技术：PCR 能够对基因表达水平进行定性、定量分析，比如对 Hp DNA 的定性和量化分析，胃癌高表达、低表达或缺失基因的分析等。②基因结构分析方法：如 SSCP、RFLP、DNA 序列分析等，对于基因点突变或缺失、插入突变等致癌因素的分析非常有意义，如 ras、c－myc 的点突变等，这种分析粗略的可以用 PCR－SSCP 和 PCR－RFLP 等方法完成，准确的突变分析则采用 DNA 测序。

2. 结直肠癌的分子生物学诊疗技术　结直肠癌可以分为遗传性的和非遗传性的，遗传性结直肠癌有两种，一种是家族性腺瘤样息肉病（familial adenomatous polyposis，FAP）；另一种是遗传性非息肉样结直肠癌（hereditary nonpolyposis colorectal cancer，HNPCC）。非遗传性结直肠癌即为散发性结直肠癌，近来研究表明，HNPCC 和散发性结直肠癌的发生与 DNA 错配修复基因的缺陷相关，表现为微卫星不稳定（microsatellite instability，MSI）。不同于癌基因和抑癌基因的杂合丢失（loss of heterozygosity，LOH）途径，是一种新的致癌机制。

微卫星不稳定性（microsatellite instability，MI）是近年来发展起来的用于检测肿瘤组织的一种新标志。研究表明 MI 仅存在肿瘤组织中，有可能成为检测肿瘤的早期分子标志。微卫星 DNA 是短小串联重复序列（STR），重复单位一般为 2～6 个核苷酸，在人类基因组中广泛存在，在人群中表现为高度多态性。微卫星不稳定性（MI）是指实质肿瘤组织与其相应的正常组织 DNA 结构性等位基因的大小发生了改变。MI 首先在结肠癌中观察到，1993 年在 HNPCC 中观察到多条染色体均有（AC）n 重复序列的增加或丢失，以后相继在胃癌、胰腺癌等其他肿瘤组织中发现存在微卫星不稳定现象，提示 MI 可能是肿瘤细胞的另一重要分子标志。MI 常用的分析方法是 PCR－聚丙烯酰胺变性凝胶电泳及银染，应用该方法能快速有效地检测出 MI。

微卫星不稳定性最初是在研究 HNPCC 中发现，通过 PCR 变性梯度凝胶电泳鉴别 HNPCC 患者 DNA 错配基因（包括 MSH_2、MLH_1、PMS_1、PMS_2、MSH_6）的突变发现：在已报道的 126 例遗传性非息肉样结直肠癌几乎都涉及 MSH_2、MLH_1 的突变，仅有 3 例报道 PMS_1 和 PMS_2 突变，2 例 MSH_6 突变。这些基因的失活突变可以引起广泛的基因不稳定性，以微卫星 DNA 的扩散、聚集为特点，被认为与肿瘤的发生发展密切相关。

目前对于 FAP 的病因研究也取得了突破性进展：研究者用 PCR－RFLP 方法检测 FAP 家系的 APC 基因 1 309～1 311 位点的点突变，发现一个家系中有 2 个成员有点突变发生，经纤维镜检查证实 2 例均属于 FAP 患者。由于 APC 基因较大，突变点比较分散，用 APC 基因点突变检测不宜筛检大肠癌。通过体外翻译结合等位基因特异性表达试验检测了 62 例 FAP 患者，使 APC 基因突变检出率达到 87%（54/62），对于大肠癌的早期发现具有较高的应用价值。最近国外已开始对上述基因突变检测方法进行研究，以期找到针对结直肠癌的早期、灵敏的基因诊断方法。

（二）胃肠道肿瘤易感性检测

目前研究发现一部分恶性肿瘤的发生具有遗传学基础，肿瘤遗传易感性的检测对于肿瘤高危人群的筛检及确定具有较大的实用价值。与胃肠道肿瘤相关的肿瘤易感性基因有 Rb1、p53、APC、$hMSH_2$、$hMLH_1$ 等。

（三）分子诊疗技术在其他消化系疾病中的应用

1. 克罗恩病　2000 年 5 月法国和美国科学家发现了克罗恩病相关基因 Nod_2，该基因位于人类 16 号染色体长臂，控制炎症反应的激活途径，Crohn 病患者 Nod_2 基因突变使得对细菌脂多糖识别困难，免疫系统过度反应，导致炎症失控和肠道细胞损伤，与目前认为克罗恩病是由于肠内菌群与免疫系统异常相互作用所致的观点相符。Nod_2 的发现为今后 Crohn 病的基因诊断与治疗提供了新的理论基础。

2. 幽门螺杆菌（Hp）感染相关性疾病　20 世纪 80 年代初，Warren 和 Marshall 从胃炎及胃溃疡患者的胃黏膜活检标本中发现并分离到幽门螺杆菌，随后大量研究资料确证 HP 与慢性胃炎、消化性溃疡、胃癌的发生有关。世界卫生组织 1994 年将 Hp 列为与胃癌发生有关的病原菌，认为是人类的第 1 类致癌剂（Group Ⅰ carcinogen）。在我国成人 Hp 感染率超过 70%。许多人感染 Hp 引起胃炎而不出现任何症状，部分人可发展为溃疡性疾病，极少数人最终发展为胃癌。

Hp 感染常用的分子生物学诊断方法主要有核酸分子杂交、PCR 技术，至今仍然存在诸多问题，最根本的原因在于通常采用的方法不能同时兼备很高的灵敏性、特异性和易操作性。基因芯片技术具有较高的灵敏性，用多种多点同步杂交法检测靶基因和自动化检测可确保检测的特异性和客观性；同时还可以对结果进行定量，对研究 Hp 与消化系统疾病的关系，指导 Hp 相关性疾病的治疗有重要价值。

目前认为 Hp 菌株存在高度多样性，不仅在表型存在差异性，在基因水平上差异性尤为明显，并且这种差异与 Hp 相关疾病的病情、预后等密切相关。例如 Hp 细胞毒素相关基因 A（Cytotoxin－associatedgene A，CagA）存在于 Hp 高毒株中，其表达的产物称为 CagA 蛋白，根据 CagA 表达的有无将 Hp 分成两类：一类是 $CagA^+$，为高毒力株，存在 CagA 和 VacA 基因，有 CagA 基因表达，并产生空泡毒素。另外一类是 $CagA^-$ 株，为低毒力株，无 CagA 基因和 VacA 基因，也不产生 CagA 蛋白和空泡毒素。临床流行病学调查及临床活检标本表明胃炎、胃溃疡与 $CagA^+$ Hp 密切相关，体外实验也提示 CagA 能直接诱导胃黏膜上皮细胞分泌炎性介质如 IL－8 等细胞因子，从而增加局部的炎症细胞浸润，扩大炎症反应，造成黏膜损伤。因此采用基因芯片技术，不仅可以明确 Hp 感染的存在，并且还能根据不同菌株特异基因表达谱对细菌菌株进行分型，对于 Hp 感染的早期诊断、临床治疗以及预后的判断都显示出广阔的应用前景。

二、胃肠疾病的基因治疗手段

（一）细胞信号传导抑制剂 STI－571 对胃肠道间质瘤的治疗

胃肠道间质瘤（gastrointestinal stromal tumors，GISTs）是一组独立起源于胃肠道间质干细胞的肿瘤，

GISTs 占消化道恶性肿瘤的 2.2%，在我国每年发病率约为 2/10 万，发病人数约为 2 万 ~3 万例。GISTs 大多数起源于胃，占总数的 50% ~60%，小肠占 25% ~30%。GISTs 的发病机制目前认为是由于 Kit 信号转导系统功能失调引发细胞无序的增殖和凋亡的抑制。而针对 c - Kit 基因的分子靶点药物 - STI - 571（imatinib mesylate，Gleevec）的出现使得 GISTs 的治疗和预后明显改观。STI - 571 是一种蛋白酪氨酸激酶抑制剂，是血小板衍化生长因子受体（PDGF - R）和干细胞因子（SCF）受体 c - Kit 的强抑制剂，并有高度选择性，对促使细胞癌变的缺陷位点具有靶向性，而对正常细胞的增殖生长无抑制作用，是目前治疗 GISTs 的最佳药物疗法。

（二）单克隆抗体（mAb17 - 1A）对结直肠癌的治疗

1994 年报道了一种能识别肠上皮细胞膜的肿瘤相关抗原 GA733 - 2 的鼠源性单抗 17 - 1A，在一组 Dukes C 期的结直肠癌术后 5 年的辅助治疗随机研究中，与对照组相比治疗组增加了 30% 的生存率。研究发现 17 - 1A 单抗的抗肿瘤作用不仅仅依靠直接的细胞毒作用，而且还诱导了特异抗体的非特异性免疫反应，这种非特异免疫反应在根除肿瘤细胞中起到了重要的作用。1995 年德国批准了用于治疗结直肠癌的鼠源性 IgG2a 单克隆抗体 mAb17 - 1A，靶目标是癌细胞表面抗原 17 - 1A。

（三）Infliximab 治疗活动性克罗恩病

炎性因子参与 IBD 的发病，众多研究表明，TNF 在活动性克罗恩病发生中起关键作用。一种由人鼠嵌合的抗 TNF 抗体 Infliximab，2 年前被美国 FDA 批准用于治疗活动性克罗恩病，给药剂量是 5mg/kg，连续用药 4 ~12 周，有效率可达 70%，Infliximab 用于溃疡性结肠炎目前尚处于Ⅱ期临床研究阶段。

（四）针对肿瘤相关巨噬细胞的基因治疗策略

最新的研究表明：肿瘤微环境中的巨噬细胞（tumor - associated macrophages，TAMs）可以促进肿瘤新生血管的形成、细胞外基质的破坏和重塑，其与肿瘤细胞的直接联系导致肿瘤细胞进入血管内壁并产生转移性播散，是肿瘤进展过程中一个非常关键的中心环节。

1. TAMs 选择性细胞毒药物　抗肿瘤药物 Yondelis 对 TAMs 产生选择性细胞毒效应，可显著抑制 IL - 6 和 CCL2 的产生，从而对炎症相关类肿瘤如家族性腺瘤样息肉病等产生显著的抑制作用。

2. 针对 TAMs 新标志物分子的 DNA 疫苗　最近美国科学家发现乳腺癌基质中 TAMs 过量表达 Legumain 这种新标志物分子，Legumain 是含天门冬酰胺基的内肽酶，是一种溶酶体半胱氨酸蛋白酶，属于肽酶家族 C13，作为一种应激性蛋白在几种癌细胞表达表面，也在生长旺盛的肿瘤细胞和缺氧的哺乳活动物癌细胞表面表达，但在培养的肿瘤细胞系中一般不表达。进一步的实验研究发现针对过度表达在 TAMs 细胞表面 Legumain 的 DNA 疫苗能够抑制 4T1 乳腺癌细胞的肺转移和 CT26 结肠癌的实验性肺转移。目前的研究重点是采用基因芯片技术对 TAMs 进行基因表达谱分析，以分离和鉴定 TAMs 新型特异的分子标志物、研究这些分子标志物胞内信号传导通路，分析 TAMs 表达新型标记物后对肿瘤基质浸润、转移以及肿瘤血管生成的影响，用 DNA 疫苗和小分子抑制物特异靶向 TAMs 表达新型分子标志物，封闭分子标志物胞内传导通路的关键信号，评价抗肿瘤疗效。

（吴义娟）

第三节　消化道压力测定

一、食管压力测定

（一）原理

正常时食管腔内有一定的压力，利用压力泵以恒定的速度向置于食管腔内的测压导管注水，水必须克服食管腔内压才能从导管末端或侧孔逸出，通过压力传感器将该机械信号转换成电信号，由多导生理仪记录下来，输入计算机进行数据处理、分析，即为食管压力。

（二）适应证

（1）协助诊断食管动力障碍疾病：对存在吞咽困难、胸骨后疼痛、烧心等症状，检查未发现食管器质性病变及心肺疾病的患者进行食管测压，从而评价吞咽困难患者食管功能紊乱情况：①原发性食管动力障碍：贲门失弛缓症、弥漫性食管痉挛、胡桃夹食管、原发性 LES 高压、非特异性食管动力障碍；②继发性食管动力障碍：硬皮病、糖尿病、慢性特发性假性小肠梗阻等。

（2）胃－食管反流性疾病患者的诊断：①辅助诊断非典型及复杂病例；②正规药物治疗无效者原因探究；③协助 pH 电极定位；④抗反流手术前除外食管动力障碍性疾病。

（3）评价药物及手术疗效：贲门失弛缓症的药物、扩张以及手术治疗的疗效；胃食管反流病的各种抗反流治疗的疗效。

（4）对怀疑食管源性胸痛时，可以结合食管测压进行胸痛的诱发试验。

（5）研究食管运动生理和病理生理。

（三）禁忌证

（1）存在经鼻插管禁忌者：①鼻咽部或上食管梗阻；②严重而未能控制的凝血性疾病；③严重的上颌部外伤和/或颅底骨折；④食管黏膜的大疱性疾病。

（2）严重心脏疾病未能稳定者，或对迷走刺激耐受差的患者。

（3）有精神病等不能合作的患者。

（4）以下情况应慎重：近期做过胃手术者；食管肿瘤或溃疡；严重食管静脉曲张。

（四）主要仪器设备

1. 连续液体灌注导管系统　多采用液气压毛细管灌注系统（pneumohydraulic capillary infusion system），包括灌注泵、多通道水灌注式测压导管（每通道相距 5cm）、压力传感器、多导记录系统和计算机分析系统。通常灌注速度为 0.5ml/min。如在测压导管远端装上袖套结构（sleeve），可使压力感受面积大大增加，并可更为准确地定位于食管括约肌区域内。

2. 腔内微型传感器导管测压系统　测压导管及与之相连的电磁压力传感器或半导体微型压力传感器。

（五）术前准备

停用可影响食管运动的药物 3 日以上，如 H_2 受体阻滞剂、促胃肠动力药、抗精神病药、止痛药、麻醉药等。检查前 24h 停服所有药物。检查前禁食 6～8h。如有明显吞咽困难者，检查前一天进流食，检查前禁食 12h 以上。连接测压设备，校正测压仪和传感器，排净传感器内的气泡。

（六）方法

临床上常用食管测压方法有三种：液体灌注导管体外传感器法、腔内微型传感器法和气囊法。食管测压内容包括下食管括约肌（LES）、食管体部、上食管括约肌（UES）的压力测定。

1. 插入测压导管　患者坐位，经鼻孔插入测压导管，直至导管所有通道均进入胃内（距鼻孔约 60cm），嘱患者卧位，休息 5～10min。逐步外拉导管分别进行胃压力基线、LES、食管体部、UES 压力测定。

2. 胃压力基线测定　描记到平稳的胃压力基线，将其设为参考基线。胃内基线图形式，压力随呼吸有小幅度波动，吸气时波形向上（即压力升高），咽水后并不引起收缩。

3. LES 压力测定　可采用快速牵拉法（rapid pullthrough technique，RPT）或定点牵拉法（stationary pull－through technique，SPT）。现多采用定点牵拉法。

（1）LES 静息压及 LES 总长度：①测压导管插至胃内后，按每次 0.5cm 或 1cm 外拉导管，每次停留 10～20s，记录图形，每点检测至少 10 个呼吸波动。测压通道一旦进入 LES 高压带即可见该通道压力波基底部上升，此点即为 LES 起点，当测压通道离开 LES 时，即见压力降至基线以下，此点即为 LES 终点，据此即可算出 LES 功能区长度（LESL），并可算出其平均压力；②LES 呼吸反转点（RIP）：

腹段LES在吸气时压力轻度升高，胸段LES在吸气时压力明显下降，记录图形可显示LES从腹段的吸气向上波变为胸段的吸气向下波，该分界点即LES呼吸反转点，其常位于LES中央。通常在反转点下方可测到一个稳定的LES高压区，故常取此段的平均值计算LES压力。

（2）LES松弛能力：主要检测吞咽运动与LES松弛的协调性及LES松弛后残余压力，计算LES松弛率。测压导管进入LES高压带后，每外拉0.5cm，记录1～2min的静息压，并嘱患者咽水数次（如10次），每次5～10ml，两次咽水应间隔至少20～30s，咽水时记录的压力即为LES松弛压。

4. 食管体部压力测定　①外拉测压导管直至所有测压通道均位于食管体部（导管远端通道离开LES 3～5cm后）；②嘱受试者干咽或咽水5ml，重复10次，每次吞咽间隔30～60s（两次吞咽间保持安静），每次吞咽后记录食管体部蠕动波的幅度、间期、传播方向和速度，取其平均值。

5. UES压力测定　①完成LES和食管体部测压后，继续外拉导管。一旦测压通道进入UES区域后（距鼻孔约15～20cm），压力曲线上升，可测得一高压带，为静息UES压力（UESP）；②继续外拉导管，每次拉出0.5～1cm，间隔15～30s，并嘱患者咽水5ml或干咽3～5次，此时UES松弛，UESP下降至食管内压力水平。继续外拉导管，当测压通道离开UES时，压力降低至咽部基线水平；③依据上述压力测定结果可计算UES的长度（UESL）及松弛率。

（七）结果判断

1. 参数计算方法及测定值　如下所述。

（1）LES总长度（LESL）：LES起点至终点的距离，一般为2.5～5.5cm。

（2）LES静息压（LESP）：存在较大个体差异，国内报道正常人LES静息压为13.6～20.81mmHg，通常液体灌注法比腔内微型传感器法记录到的LESP要低。

（3）LES松弛率（lower esophageal sphincter relaxtion rate，LESRR）

A. 运动与LES松弛具有协调性。

B. LES松弛后残余压，即LES松弛后，连续3s以上的LES最低压与胃内压基线的压力差。

C. 计算LES松弛率：（静息压－残余压）/静息压×100%。正常LESRR＞80%～90%，LES松弛时限为3～8s。

D. LES完全松弛的定义为，松弛率＞90%，残余压＜5mmHg。

（4）食管体部压力测定：主要检测食管收缩的力量与持续时间。正常吞咽后，食管体部的蠕动从上向下逐渐加强，湿咽较干咽蠕动幅度大，传播速度慢。

A. 食管内压：由于胸腔负压的关系，食管内压比胃内压低2～5mmHg。微型压力传感器测定为2～8mmHg。

B. 食管收缩的波幅（amplitude）和时限（duration）：咽水后，食管体部收缩波峰值与基线（呼气末食管内压力）的压力差即为波幅。颈段食管的收缩波幅最高，可达165mmHg，而时限最短；主动脉弓水平的收缩波幅最低，平均55mmHg。若收缩波幅超过180mmHg，即为高压性收缩。收缩时限为收缩波的起点至终点的时间，正常范围为3～7s。

C. 蠕动速度（peristaltic velocity，PV）：为蠕动波传播一定的距离所需的时间。干咽比咽水引起的蠕动速度快。干咽为2.3cm/s±1.0cm/s至4.5cm/s±2.1cm/s，湿咽为1.7cm/s±0.5cm/s至3.3cm/s±2.0cm/s。

D. 食管收缩传播方式：可分为传导性、同步性、中断性或脱落性。

（5）UES

A. UESL：3～4cm。

B. UES静息压（UESP）：为UES相对食管腔内压力基线的压力，个体差异较大，通常较LESP高得多，约50～55mmHg。吞咽时UESP变化迅速，腔内微型传感器更能准确记录UESP。

C. UES松弛率（UESRR）：计算方法同LESRR，为100%。如松弛不全则为异常。

2. 疾病的食管测压结果　如下所述。

（1）贲门失弛缓症：常累及食管远端2/3。食管测压特征性表现为：①LESP常＞45mmHg；②吞咽时 LES 松弛不全，残余压 >5mmHg；③吞咽时食管下 2/3 段推进性运动消失，收缩波振幅变低；④吞咽后食管体部基础压升高，超过胃内压；⑤UES 及食管上段蠕动功能正常。

（2）弥漫性食管痉挛（DES）：累及食管中下段平滑肌。食管压力测定表现为：①食管体部同步性（非传导性）收缩增加，可夹杂传导性收缩；②伴随出现多峰或重复收缩；③收缩波幅可以升高（>180mmHg），持续时间延长（>6s）；④非吞咽运动时可出现自发性收缩，吞咽时存在正常蠕动波；⑤原发性蠕动中止；⑥LES 可正常。

（3）胡桃夹食管（nutcracker esophagus）：累及食管中下段，主要表现为吞咽蠕动过强。食管压力显示：①食管中下段高波幅收缩波，平均高于 180mmHg，常可高于 300mmHg；②收缩时限延长（>6s），可伴有 LES 压力升高；③蠕动传播速度及方式正常。

（4）特发性 LES 高压症：①LESP >45mmHg；②吞咽时 LES 多松弛不全，松弛压中度升高，残余压多 >7mmHg；③食管体部吞咽蠕动功能正常。

（5）特发性 LES 功能不全（idopathic hypotensive LES）：其测压特点为：①LESP 低下或消失，继发食管裂孔疝者可检出双峰 LESP；②吞咽后 LES 松弛时间延长；③UESP 及其松弛功能正常。

（6）非特异性食管运动功能紊乱（NEMDs）：主要表现为胸痛和吞咽困难，无食管或其他系统器质性病变。食管测压可有以下任何表现之一：①孤立性 LES 功能不全，如松弛不全（松弛率 <90%，残余压 >5mmHg）；②食管体部多峰或重复性收缩增加（大于 20%），常出现三峰蠕动、逆行蠕动；③食管体部同步性（非传导性）收缩；④食管体部收缩幅度过低，平均 <35mmHg；⑤食管体部蠕动间期延长（平均 >6s）。

（7）胃食管反流病（GERD）：食管压力测定表现为：①LES 功能区缩短；②LESP < 10mmHg；③腹压增加时，LESP/胃内压≤1；④食管炎症明显时可见食管体部蠕动减弱、不规则；⑤短暂性 LES 松弛（TLESR），即非吞咽时 LES 一过性松弛，并常伴有食管腔内 pH 下降。

（8）硬皮病：主要累及食管下 2/3，食管测压表现为：①LESP 降低致胃食管反流，但 LES 松弛正常；②食管下段蠕动收缩波幅减低，自发性收缩、三峰收缩和多峰收缩增加，部分患者可出现波幅升高，收缩间期延长；③食管吞咽蠕动减弱或消失；④食管上段及 UES 功能正常。

（八）注意事项

（1）连接设备时，注意传感器位置与食管水平一致。

（2）在检测 LESP、LESRR 及 UESP、UESRR 时，至少要重复 3～6 次，取其平均值。

（3）以下因素可能影响测压结果，应建立相应正常对照值：①生理因素：如括约肌的不对称性、胃消化间期的不同阶段、呼吸、体位变化等；②方法学因素：不同仪器（灌注系统、测压系统）、不同方法、不同的测压技术、吞咽的方式（干咽或湿咽）、咽水量和咽水间隔以及资料分析方法等均能影响结果。

二、胃窦、幽门、十二指肠压力测定

（一）原理

胃窦、幽门、十二指肠的运动均会产生局部压力变化，利用液体灌注导管体外传感器和腔内微型压力传感器进行多点、长时间监测，可将局部压力变化转换成电信号而记录下来，经计算机软件分析处理，从而获得胃、十二指肠运动情况。

（二）适应证

（1）有消化不良、梗阻症状，但经内镜或 X 线检查无器质性病变的患者。

（2）疑为慢性假性小肠梗阻（CIP）。

（3）CIP 患者拟行小肠移植前进行术前评价。

（4）了解某些系统性疾病（如糖尿病、进行性系统硬化症等）的小肠受累情况。

（5）协助诊断病毒感染后，胃轻瘫及动力异常综合征。

（6）代谢、黏膜损害和机械性梗阻后疑有胃动力异常者。

（7）确定病变的性质，如是肌源性还是神经源性。

（8）有助于确定病变部位。

（9）监测病程和对治疗的反应（如使用促动力药后），指导治疗。

（10）确定肠道营养供给的最佳途径（经口、胃或空肠）。

（三）禁忌证

同食管测压。

（四）主要仪器设备

连续液体灌注导管测压系统和腔内微型传感器导管测压系统（同食管测压）。

（五）术前准备

同食管测压。

（六）方法

（1）插入测压导管：在X线透视下将测压导管经鼻孔插入胃和十二指肠，并确定导管或腔内传感器位置，同步测定胃、十二指肠压力变化。

（2）测压过程：受试者卧位或半卧位，用连续灌注导管测压系统进行监测，监测空腹压力变化3h（消化间期），标准餐（固体或半固体）后压力变化2h（消化期），以全面了解消化间期与消化期胃运动功能。便携式微型换能器固态导管测压系统，可连续监测24h，记录昼夜移行性运动复合波（MMC）的总次数，Ⅰ相、Ⅱ相、Ⅲ相所占的时间，平均MMC周期的时间等。

（3）检测指标：①消化间期指标：主要检测MMC的Ⅰ相、Ⅱ相、Ⅲ相的时限（Ⅰ相是静止期，无胃肠道运动；Ⅱ相是不规则收缩期，出现间断性蠕动收缩；Ⅲ相是持续收缩期，胃发生强有力的推进性收缩）及所占的比例，Ⅱ相的收缩波幅度、频率，计算胃窦运动指数［log（Ⅱ相收缩幅度总和×收缩波频率+1）］，Ⅲ相起源、频率、持续时间、传导方向、波幅及推进速率；②消化期指标：主要是收缩次数、收缩幅度和运动指数。

（4）记录检查过程中的症状或活动情况。

（5）将数据输入计算机进行处理。

（七）结果判断

1. 胃内压力测定　胃内压力测定，特别是24h测压已成为评估胃运动功能的重要方法。

（1）正常人Ⅰ相、Ⅱ相约持续45min，Ⅲ相约7min，整个MMC为80～110min。

（2）50% MMCⅢ相起源于胃窦，移行速度为7～12cm/min，一般空腹3h能记录到1次或1次以上的MMCⅢ相。

（3）餐后胃窦运动指数、胃窦收缩幅度、频率，在正常人分别为9.7mmHg±0.28mmHg、60mmHg±9mmHg、81次/h±13次/h。如餐后胃窦收缩频率低于50次/h，平均波幅低于30mmHg/h，即为动力降低。

（4）餐后2h动力指数<（13～15），也提示动力异常。

（5）餐后如有早期出现空腹MMC变化（90min内）也为异常。

2. 可以反映胃窦幽门十二指肠协调收缩情况　如下所述。

（1）胃窦、幽门、十二指肠协调收缩：胃窦、幽门和十二指肠的收缩波依次出现，相邻侧孔间收缩波出现时间在1～5s之间。

（2）幽门十二指肠协调收缩：收缩波发自幽门，胃窦部无收缩。

（3）单纯胃窦收缩：收缩波只出现在远端胃窦。

（4）单纯十二指肠收缩：收缩波只出现在十二指肠。

3. 餐后MMC的运动形式　通常餐后MMC的运动立即变为餐后形式，其持续时间与试餐的热量和成分有关，通常为2～5h。

（1）远端胃出现蠕动性收缩，向幽门方向传播，频率为3次/min。

（2）幽门出现波幅高大的规律性收缩波，频率同胃窦为3次/min，其波幅远远大于胃窦和十二指肠。

（3）餐后十二指肠出现不规则的散在的收缩。

4. 消化间期和消化期胃肠动力异常形式　如下所述。

（1）消化间期异常：①阵发性的时相性收缩时限异常（>2min）；②波幅异常和频率异常；③持续不协调的时相性收缩（>30min）局限于一个或多个肠段；④MMCⅢ期缺如、不完整或逆蠕动，传导距离>30cm；⑤MMCⅢ期时基础压上升>30mmHg。

（2）消化期动力异常：①餐后持续出现消化间期动力形式；②胃窦和十二指肠的压力波幅减低；③出现阵发性不传导的时相性收缩；④餐后90min内MMC周期提前出现；⑤分钟节律。

5. 胃窦、幽门、十二指肠测压临床意义　如下所述。

（1）区分肌源性还是内源性或外源性神经病变：①病变累及神经者：如慢性假性小肠梗阻、多发性硬化、糖尿病、帕金森病、脑干疾病、病毒感染等常可损害肠神经系统、植物神经系统或中枢神经系统，而引起胃窦十二指肠动力异常。常表现有MMC的形式和推进异常，以及不能将消化间期动力形式转换为消化期动力形式，如清醒状态下MMC增多或MMC中断、餐后动力低下、进餐后很快即进入MMC运动；②病变累及肌肉者：如肌源性假性肠梗阻、淀粉样变性、胶原病、肌营养不良等，可有正常的动力形式，亦可出现病变部位收缩力减低。

（2）协助诊断胃轻瘫：患者常有胃窦动力低下，测压表现为胃窦部不出现Ⅲ期，最常见为餐后胃窦的收缩波幅和频率均低。

（3）协助诊断小肠机械性梗阻：该类患者测压表现有，长时间同步性收缩、微小的簇状暴发性收缩波，中间隔有静止期（如餐后30min仍出现上述表现则有重要意义）。

（4）协助诊断放射性肠炎：可出现测压的异常，如局灶性不协调的高振幅或低振幅的收缩波、胃窦动力低下等。

（八）注意事项

（1）测试前进行压力校正，灌注速度应恒定。

（2）插管本身引起的应激反应会抑制胃窦的收缩，增加小肠的丛集性收缩和使MMC间期延长。

（3）监测过程中，受检者活动力求接近日常习惯，避免人为影响因素。

（4）测压过程中密切观察测压图形的变化，判断导管的位置，注意导管有滑入十二指肠的可能。

（5）检查前和结束后均要校正仪器。

（6）24h携带式测定一定要教会受试者掌握各键功能。

三、肠道压力测定

（一）小肠压力测定

小肠测压法是检测小肠收缩后发生的腔内压力变化的一种方法。目前常应用导管灌注法、微型压力传感器及无线电遥测术来记录肠腔内压的变化。

1. 原理　如下所述。

（1）末端开放导管灌注法：将末端开口的多腔测压管插入小肠中，通过毛细管灌注系统，以恒定的速度将水注入测压管中，水自导管流出道流出所需克服的阻力即为小肠腔内压力。这种压力可通过压力转换器记录下来。

（2）微型压力传感器法：在测压管上安装微型末端压力传感器，可将小肠微小紧张性收缩变化记录在体外便携式记录仪上。

（3）无线电遥测法：遥测胶囊内有压力感受器及无线电转换器，受试者吞入遥测胶囊后，小肠内的压力变化被胶囊内压力感受器感受，并经转换器转变为电波，由体外的无线电信号接收器接收，放大并记录到24h盒带上。

2. 适应证 如下所述。

（1）了解动力障碍的性质和部位：如病变是源自平滑肌、肠神经丛或外在神经病变累及小肠。

（2）协助制定治疗手段和判断预后。

（3）辅助诊断肠易激综合征、硬皮病、帕金森病和糖尿病。

3. 禁忌证 同食管测压。

4. 主要仪器设备 如下所述。

（1）末端开放导管灌注法：①毛细管灌注系统；②多腔测压管：导管直径4.8mm，内含8根更细的导管，分别与总导管末端的8个侧孔相通，可同时记录小肠内8个不同部位的压力；③压力转换器。

（2）微型压力传感器法：①毛细管灌注系统；②多腔测压管；③微型末端压力传感器。

（3）无线电遥测法：①带牵引线的遥测胶囊；②体外的无线电信号接收器。

5. 术前准备 同食管测压。

6. 方法 如下所述。

（1）末端开放导管灌注法及微型压力传感器法：①患者取坐位经鼻插入测压管；②通过X线透视，在金属导丝引导下，将末端开口多腔测压管插入小肠所需检查部位，并加以固定。置管完毕后让患者适当休息；③通过水压泵用蒸馏水持续灌注每一管腔，灌注速度为0.1～0.5ml/min；④小肠压力变化经压力转换器转为电信号，可在记录仪上显示出；⑤通常记录空腹3h及进餐后2h的压力变化。

（2）无线电遥测法：①患者吞咽两个或多个（带牵引线）无线电遥测胶囊；②通过X线监视，当胶囊到达所需测压的小肠部位后，将牵引线固定在患者面颊上；③无线电胶囊发放的电波信号由体外无线电信号接收器接收、放大、记录储存；④测压完毕后可牵拉引线将胶囊拉出体外，亦可剪断引线，让胶囊随粪便排出。

7. 结果判断 如下所述。

（1）小肠测压主要了解消化间期或消化期小肠的动力活动规律

A. 消化间期的MMC的Ⅰ相、Ⅱ相、Ⅲ相的时限及所占比例，Ⅲ相是否出现、持续时间、波幅及移行速度，Ⅱ相的收缩波幅和动力指数，有无逆行性收缩。

B. 消化期的收缩次数、收缩幅度和动力指数（5min内的压力波幅×收缩数）。

C. 小肠测压常与胃测压同步进行，如消化间期Ⅱ相收缩稀少、波幅低下或紊乱、不出现Ⅲ相收缩活动，或即便出现，但波幅低下，紊乱或逆向性收缩均有临床意义。

（2）小肠测压的结果分析

A. 肠壁神经丛尤其肠肌间神经丛的活动可从MMCⅢ相和随后的Ⅰ相得到反映。如Ⅲ相出现异常表明肠肌间神经或内脏神经病变。Ⅲ相异常情况有：①Ⅲ相消失，正常人24h内出现2次或以上MMCⅢ相；②Ⅲ相持续时间超过10min；③Ⅲ相在近端小肠传播速率>10cm/min，正常为5～10cm/min。

B. 肠环形肌活动多从收缩幅度上得到反映，若收缩消失，表明存在平滑肌病变。

C. 进食后小肠的运动反应依赖于肠内外神经活动的完整性。若对食物的运动反应受损或消失，则表明同时存在内脏神经病变和外在植物神经病变。正常在进食混合食物≥500kcal（1kcal=4.186 8kJ）后，应出现有力但不规则的收缩，且至少持续2h，而MMC消失。正常人进食后可出现收缩簇。肠易激综合征患者可出现持久的重复的收缩簇。

D. 正常人在睡眠时，Ⅰ相较明显，Ⅱ相消失或减弱。肠易激综合征患者收缩簇也应该消失，否则即为异常。

8. 注意事项 如下所述。

（1）小肠测压需将测压导管压力传感器插至小肠，插管困难者可在胃镜帮助下插入导管。

（2）当测压管插至十二指肠降段或水平段时，可将空气注入测压管末端气囊，这样能加快测压管在胃肠的移动速度。

(3) 沿肠壁多点同时记录小肠内压，这样有助于了解收缩方向及速度。

(4) 检测前校准记录仪上的扩大系统定标，确定适当走纸速度。

(5) 检查中注意保持每个管腔通畅，如阻塞可注入少量水冲洗。

(二) 结肠压力测定

结肠测压术是目前运用最多的检测结肠运动功能的方法，从技术上可以将其分为末端开放导管法、球囊导管法、腔内微型传感器导管法和无线电遥测胶囊法四种。

1. 原理　如下所述。

(1) 末端开放导管法：同小肠压力测定。

(2) 球囊导管法：将一个装有液体的球囊导管与贮液器连接，球囊内的压力保持恒定。球囊置入结肠后，肠腔内压力增高将迫使球囊内的液体流向贮液器，肠腔内压力减低贮液器内的液体可以流回球囊。通过测定球囊与贮液器间液体的流量变化即可了解结肠腔内压力的波动。

(3) 微型压力传感器法：同小肠压力测定。

(4) 无线电遥测法：同小肠压力测定。

2. 适应证　如下所述。

(1) 评价结肠的运动功能，帮助临床医师诊断一些结肠运动障碍性疾病。

(2) 记录结肠在空腹和进餐后的动力活动能帮助阐明动力障碍的性质和部位。

(3) 对一些非器质性原因引起的顽固性便秘患者进行肠道动力监测，可为是否选择手术治疗提供参考。

3. 禁忌证　如下所述。

(1) 小肠或结肠机械性梗阻。

(2) 小肠或大肠黏膜严重炎症。

(3) 严重而未能控制的凝血性疾病。

(4) 严重心脏疾病未能稳定者。

(5) 有精神病等不能合作的患者。

4. 主要仪器设备　如下所述。

(1) 末端开放导管灌注法：毛细管灌注系统；多腔测压管（其长度、直径、侧孔/传感器数目依测压肠段范围及试验设计要求而定）；压力转换器。

(2) 球囊导管法：球囊导管；贮液器。

(3) 微型压力传感器法：毛细管灌注系统；多腔测压管；微型末端压力传感器。

(4) 无线电遥测法：遥测胶囊；体外的无线电信号接收器。

5. 术前准备　如下所述。

(1) 测压前一周停用一切对胃肠道运动和中枢神经系统有影响的药物。

(2) 测压前禁食 8 ~ 12h，并按结肠镜检查做肠道准备。

(3) 测压前避免激烈的身体活动和情绪激动。不穿收腹裤，放松腰带。

(4) 检查室的温度不能太低，应注意保温，防止患者出现肌颤而影响测压结果。

6. 方法　如下所述。

(1) 末端开放导管灌注法：①通过结肠镜将导丝送至回盲部或受检肠段，在 X 线透视下，沿导丝的引导将测压导管插入受检肠段，然后退出导丝；②让患者静卧放松半小时后开始测压；③以 0.1 ~ 0.5ml/min 恒定的慢速度向测压导管内注水，打开压力记录仪同时记录导管（8 ~ 12 根）的压力变化数据；④从回盲部开始，边退管边测压，每点测压 10 ~ 20min，视试验设计要求而安排测压的位置。

(2) 球囊导管法：①球囊导管的放置方法同末端开放导管灌注法；②测压时用注射器向球囊内注入液体 45ml，并与贮液器连接，使之保持压力平衡；③测压方法同末端开放导管灌注法。

(3) 微型压力传感器法：同末端开放导管灌注法。

(4) 无线电遥测法：①患者在测压的当日早上 10 时吞下装有测压装置的小球囊，一般在第二天早上 9 时左右测压球囊到达升结肠。第三天早上 9 时在大多数情况下测压囊到达直肠；②第二天早上测压开始，多次进行腹部 X 线检查以了解测压囊的确切位置并记录时间；③测压完毕从患者大便中回收测压囊。

7. 结果判断　如下所述。

（1）结肠测压提供结肠动力学指标：结肠测压分析指标主要是空腹和餐后收缩频率、收缩波的平均幅度及平均收缩时限、动力指数。

（2）结肠测压提供肠动力规律性

A. 空腹时，主要为低幅度的非推进性节段性收缩，偶尔出现蠕动性收缩波。

B. 餐后及晨醒时，结肠运动明显加强，表现为静止状态与偶发的移行性收缩波、非移行性突发性收缩波、高振幅移行性收缩波交替出现，升结肠与远端结肠间的运动无时相性关系。

C. 便秘型肠易激综合征患者左半结肠动力指数低，远端结肠收缩不协调。

8. 注意事项　如下所述。

（1）结肠测压时间应足够长，以能充分反映受检者结肠运动情况。

（2）测压结束时应常规透视证实测压管的位置无变化。

（3）采用末端导管法和微型压力传感器法测压时要随时注意测压管是否堵塞，以免造成假阳性的结果。记录结肠压力变化时要同时记录测压管在结肠内的长度，或者在 X 线透视下观察测压管的位置，以便使记录到的压力变化数据与结肠受检部位相对应。

（4）采用球囊导管法测压时测压前球囊内的压力必须是恒定的，否则将影响测压结果。要注意球囊测压管在结肠内的位置，以便与所测压力相对应。

（5）采用无线电遥测法测压时注意：①测压囊在胃肠道中的运行时间受患者胃肠运动功能的影响，到达结肠的时间个体差异较大，因此开始测压的时间要因人而异；②腹部 X 线透视时注意测压囊的位置和摄入时间；③测压完毕后要嘱咐患者从大便中回收测压囊；④患者不能接近有电磁场的地方，防止电磁波的干扰。

四、肛门直肠测压

（一）测压原理及设备

肛门直肠测压的一般原理及方法是把带有可扩张性气囊的导管置于直肠肛门中，通过观察静息状态、主动收缩状态的压力及气囊扩张刺激后的主观感觉和压力改变，以了解直肠容量感觉阈值，肛门维持自制功能，直肠肛门抑制性反射功能，肛门节制功能等。压力信号可通过液体传导或气体传导，也可通过腔内微型传感器法测量。由于各家所用的记录设备及导管的设计不同，操作方法也各有所异，所得的各项指标正常值也有差异。各实验室应根据自己的设备类型制定相应的正常值范围。

用于肛门直肠测压的仪器类似于食管测压，可用固态导管法、气导法及液导法，分别配合固态腔内微型压力传感器导管、微气囊感受器导管及标准液流灌注式肛门直肠测压导管。导管的中心设有注气通道，顶端设有球状气囊，可充气扩张刺激直肠。固态导管常在适当的部位设有环形压力传感器。液流灌注式肛门直肠测压导管在其顶端的上方约 7cm 处设有 4～8 个放射状排列的灌注通道侧孔，每两通道间呈 45°～90°角。

近几年来电子气压泵（barostat）测压仪用于肛门直肠运动功能测定，其使检测过程更为方便，结果更为精确。

（二）检测项目及步骤

受检者应该停用影响胃肠运动功能的药物 72h 以上。术前排空大便，便秘严重者可清洁灌肠。但应注意尽量减少对肛门直肠的刺激，以免影响检测结果。受检者取左侧屈膝卧位，臀部可置尿片或便盆。测压导管用润滑剂润滑后经肛门插入约 6cm，让患者休息 5min 左右，以适应导管，然后顺序检测下列指标。

1. 静息状态的压力测定　记录直肠静息压约5min，以了解直肠紧张度和自发收缩松弛情况。然后用分段外拉法，每次把导管向外拉出0.5～1cm，停留1～2min。当感受器进入肛管时，显示器显示压力升高，这时顺次记录内括约肌静息压，外括约肌静息压。导管退出肛门外括约时压力突然下降，从进入内括约肌压力明显上升到退出外括肌压力开始下降过程，导管所拉出的距离即为肛管高压带（HPZ）长度，肛门内括约肌静息压减直肠静息压即为肛管直肠屏障压。上述过程应反复进行2～3次，使结果更为准确可靠。此几项指标可用于评估肛门括约肌功能、盆底肌群的功能、肛门自制维持功能。正常人肛门内括约肌静息压为8～10kPa（水流灌注法），HPZ长度2～4cm。

2. 主动收缩功能测定　把感受器（或传感器）置于内括约肌处及外括约肌处，嘱患者尽最大力气做提肛动作（屏大便动作）并尽量作维持，观察内、外括约肌的最大缩窄压，及肛门主动缩压（内括约肌最大缩窄压减内括约肌静息压）以评价耻骨直肠肌、肛门外括约肌等肌力。通过对肛管矢状容积分析，还可了解肛门括约肌各方位的完整和缺损情况。正常人内括约肌最大缩窄压为14～24kPa。

3. 感觉阈值测定　把球状气囊置于直肠处，以3～4ml/s的速度向气囊内注气（缓慢持续注气法，也可用时相性注气法），观察下列直肠感觉阈值。

（1）直肠初始感觉阈值：即受检者感知直肠被扩张的最小充气量，此值与直肠壁对扩张的敏感性有关。正常人为10～30ml。

（2）直肠初始便意感觉阈值：即注气至受检者开始觉有便意时的注气量，此值与患者排便反射功能有关。

（3）直肠最大耐受量：即引起患者排便窘迫感或腹痛对的注气量，此值与患者的直肠敏感性及耐受性有关。正常人为100～300ml。

（4）把上述注气过程的注气量与直肠内压力（或高顺应气囊的囊内压力）的关系绘制成曲线即压力-容积曲线，可了解直肠的顺应性（曲线的斜率），正常人为2～6ml/mmHg直肠最大顺应性即直肠最大耐受量与当时直肠内压之比。

4. 直肠肛门抑制反射（rectoanal inhibition reflex，RAIR）功能测定　把球状气囊置于直肠内，感受器置于内括肌处，向气囊注气（可用时相性注气法），当直肠受扩张时，可观察到括约肌压力短暂升高后即松弛，持续一段时间后缓慢回升。内括约肌松弛的幅度与注气的容量和注气的速度呈正相关，当直肠扩张达到一定程度时，肛门括约肌的紧张性收缩可被完全抑制，肛管压力可低至基线水平，需排空气囊内气体才能使压力恢复。通常将能引起肛管松弛的最小注气量称直肠肛门反射最小抑制容量，引起肛管张力完全抑制的注气量称为直肠肛门反射完全抑制容量。临床上，通过直肠-肛门括约肌抑制反射试验来评估排便神经反射的完整性。正常人直肠肛门最小抑制反射容量为30～50ml，肛门内括约肌松弛率大于30%。

（吴义娟）

第四节　食管、胃腔内pH动态监测

一、pH监测的原理及设备

胃食管反流病（gastroesophageal reflux disease，GERD）是指过多的胃、十二指肠内容物反流入食管引起烧心、反酸等症状，并可导致食管炎和咽、喉及气道等食管外的组织损害。将对氢离子敏感的pH电极放置于食管腔内某些特定位置并与体外便携式pH记录仪连接，把离子的变化转变为电流的变化并记录储存下来，得到动态24h食管腔内pH变化，以推测胃内酸性内容物反流至食管的严重度，从而辅助GERD的诊断。pH动态监测所需的仪器设备如下：

（1）便携式pH监测仪：接受、处理和记录传感器送来的信号，单通道或多通道，常设置为每6s采样一次，可记录24～96h pH数据。多数监测仪的面板上设有记事键，可由患者用来标记体位变化、进餐及症状发作等事件。

（2）pH监测导管：包括pH电极、导管及参比电极。pH电极常用的有金属单晶锑电极、玻璃电极及氢离子敏场效应半导体电极（H^+-ISFET）。单晶锑电极线性范围较窄（pH 3～8），玻璃电极线性范围宽（pH 1～12），但价格昂贵且易损坏。用H^+-ISFET制成的传感器具有小型、高精度、高灵敏性等优点，且价格适中，不易折断。监测导管可设计为多通道，记录多部位pH值，也可整合在固态测压导管中，作为压力和pH同步监测之用。

参比电极可复合在导管中同时置于食管腔内，称内参比电极，也可互相分离而置于胸前皮肤，称外参比电极，一般是Ag/AgCl电极。后者精确度稍差但较前者耐用，因而目前较常用。

（3）计算机及专用分析软件。

二、检查方法

（一）术前准备

（1）术前应停用影响胃肠运动功能及分泌功能的药物72h（质子泵抑制必须停用7d）以上，这些药物如：抑酸剂，钙通道阻滞剂，硝酸酯类，β受体阻滞剂和激动剂，抗胆碱能药物，茶碱类，抗抑郁药，镇静安眠药，胃肠促动力药等，有条件时应停用所有的药物直至检查完毕，但为监测药物作用时例外。

（2）医生向受检者说明检查步骤、消除患者的恐惧感、取得其合作。

（3）先后用pH 7.01和pH 1.01的缓冲液对监测器及pH电极进行校准，正常漂移度应在pH 0.2以内。

（二）插管及电极定位

（1）先于胸前皮肤固定好皮肤参比电极并把导管连接到监测仪，起动显示屏。

（2）患者取坐位，pH导管从鼻腔插入，当导管到达咽部时，请患者把头前倾以关闭气道，此时结合吞咽动作，把导管送进食管，以免导管误入气道引起呛咳。进行食管pH时，电极一般置于LES上缘上方5cm处（多通道监测时根据需要来确定电极的位置）。进行胃内pH监测时，电极一般置于LES下缘下方5～8cm处。确定LES位置的方法有：测压法，即先行食管测压，这是确定LES位置的最佳方法；X线透视法，即在X线透视下观察感受器的位置；pH梯度法，即先把pH电极插至胃内，此时监测仪显示pH为3以下，再把电极从胃内缓慢往外牵拉，并观察监测仪显示屏上pH值的变化，当电极从胃进入食管时pH突然明显升高，该点即为LES下缘。继续外拉导管约8cm（LES长度约3cm），使传感器位于LES上缘上方5cm处，此法定位也不够精确。只在无法实行测压时采用；内镜法，常只用于无法直接插管时。

（3）把导管固定于上唇及颊部再绕过耳后沿颈部侧面下行，并在颈部固定。

三、24h动态监测过程的注意事项

（1）保持正常生活节律，按时就餐和休息，尤其请患者注意不能因接受检查而整日卧床；不做重体力劳动和剧烈运动；勿沐浴。为特殊研究需要时，可规定作息和进餐时间。

（2）记录平卧、进食及症状发作时间（按监测仪显示的时间），也可教会患者使用记事键标记上述事件。

（3）监测过程不进食pH＜5的酸性食物或饮料如酸性饮品、果汁、泡菜、西红柿等。含酒精及咖啡等刺激性饮品也应禁止。

四、观察指标及正常值

（一）24h食管pH监测

正常人也存在胃食管反流，即生理性反流。为确定生理性反流和病理性反流的界限，设计出若干指标，以评价胃食管反流的严重度。一般以pH＜4持续时间（6s或6s以上）≥6s为一次反流。目前较通用的观察指标如下：

1. pH <4 的总时间百分比（%） 即 pH <4 的时间占总监测时间的百分率。又分为立位 pH <4 时间百分比（%）和卧位 pH <4 时间百分比（%）。

2. 反流总次数 即 pH <4 的反流次数。

3. 反流≥5min 次数 即 pH <4 持续时间≥5min 的反流次数。

4. 最长反流时间 即 pH <4 持续时间最长那一次的时间。

5. 反流总计分 由于上述 6 项指标在某一患者并不是同时都异常或正常，为了确定患者是否病理性反流，必须对上述指标进行综合评定。

Jamieson 等人设计用综合评分系统来计算反流总计分，计算每项指标分数值的简化公式如下：酸反流计分 =（Pt 值 - 均数 +1）/标准差：Pt 值即患者某项指标的实测值；均数为正常人组该项指标的均值；标准差是正常人组该项指标的标准差。

把上述 5 项指标计得的酸反流计分相加得酸反流总计分。

关于 24h 食管 pH 监测正常值范围研究颇多，目前多采用 Jamieson 及 Demeester 的计分方法及正常值（表 2-1），国内上海的高萍等研究的结果（中华消化杂志，1996 年）与其近似。

表 2-1 24h 食管 pH 监测正常值

	Jamieson 等 n = 50		高萍等 n = 50	
	$\bar{X}\pm S$	正常值	$\bar{X}\pm SD$	正常值
pH <4 总时间百分比	1.5 ±1.4	<4.5	1.25 ±1.05	<3.4
pH <4 立位时间百分比	2.2 ±2.3	<8.4	1.52 ±1.35	<4.3
pH <4 卧位时间百分比	0.6 ±1.0	<3.5	0.98 ±1.58	<4.3
反流总次数	19 ±12.8	<47	27 ±16	<60
=5 分钟的反流次数	0.8 ±1.2	<3.5	0.5 ±0.18	≤2
最长反流时间（min）	6.7 ±7.9	<19.8	5.4 ±5.96	<16
反流总计分		<14.7		<12.7

6. 症状指数（SI） 计算公式如下：

症状指数 =（pH <4 时的症状次数/总症状次数）×100%

症状指数≥50% 即有临床意义。

7. 可偶然性分析 当反流发作次数越多时，则症状和反流同时发生（偶然同发）的机会就越大，这样 SI 的意义就受到限制，其特异性将明显降低。

可偶然性分析是计算胃食管反流发作和症状相关概率的简单方法。在此方法中，24h pH 信号被分成连续的 2min 间期（共 720 个间期），这些间期和症状开始前 2min 被用于评价反流的发生，将结果置于一个 4 ×4 偶然性图表，如表 2-2。

表 2-2 4 ×4 可偶然性表

		症状		
		+	−	
反流	+	a	b	a + b
	−	c	d	c + d
		a + c	b + d	

根据可偶然性表用 Fisher 确切 P 检验计算出反流和症状发作无相关性的概率（P 值），再计算症状伴随率（SAP）：SAP =（1.0 - P）×100%。

通过这种方法，可避免 SI 带来的假阳性（当症状发作少而反流发生多时）或假阴性（当症状发作多而反流发生相对较少时）。

（二）24h 胃内 pH 监测

用于观察疾病状态下的胃内 pH 变化评价药物对胃内 pH 的影响，一般包括平均 pH 值、中位 pH 值、pH＞3、4、5、6 的总时间百分率；同时可分别计算出日间（7 时～22 时）和夜间（22 时～次日 7 时）胃内 pH 变化。

五、pH 监测的临床应用及评价

由于 24h 食管 pH 监测接近生理性，指标较为客观，数据较为精确，曾被认为是确定病理性反流的“金标准”。它不但反映 24h 食管 pH 动态变化，而且通过计算机的有关统计分析，可得出有关反流的发生与体位、进食及症状发作之间关系的各项指标，可取代食管滴试验（Bernstein test），标准酸反流试验，食管酸清除试验等。若把 pH 电极放置于胃中，则可进行胃 pH 监测；pH 监测可联合动态压力监测或胆红素浓度监测同步进行，这对研究胃肠运动功能障碍性疾病的病因及病理生理机制更具重要价值。

但必须认识到，食管腔内长时间 pH 监测毕竟属侵入性检查，成本也较高，患者不易接受。在咽喉部较敏感的患者，由于长时间置管的刺激，可加速唾液的下咽；在极度低酸的患者，反流物酸度本来就不高；这样往往可使监测结果出现假阴性。食管 pH 监测也被证实对评价碱性反流作用不大。因而目前对 24h 食管 pH 监测检查的指征控制较为严格。目前主要用于：

（1）发作性胸痛的鉴别诊断，尤其是对于一些酷似心绞痛的发作而用抗心绞痛药物治疗无效甚至加重者，需要评价症状与酸反流的关系。

（2）对无食管炎而反流症状明显者，尤其是当治疗效果欠佳时（或质子泵抑制剂抑酸治疗试验阴性者），进行 24h 食管 pH 监测，可明确症状是否为酸反流所致。如同时行胃内 pH 监测，可了解药物的抑酸效应及分析治疗失败的原因。

（3）对慢性咽喉炎、慢性咳嗽、哮喘及睡眠呼吸暂停综合征怀疑为胃食管酸反流所致者进行 24h 食管 pH 监测，可明确这些症状与酸反流的关系，为治疗提供必要的参考依据。

（4）对婴幼儿尤其是早产儿有反食、拒奶、哭闹、呼吸暂停及体重不增者行食管 pH 监测，尽早发现病理性酸反流的存在。

（5）围手术期应用，为抗反流手术疗效的评价提供客观依据。胃热及反酸时间。24h 后停止监测并把数据输入计算机进行储存及分析。

六、观察指标及临床应用

目前分析软件可对 MII 及 pH 同步监测进行自动分析，其内容包括液体反流、气液混合反流、气体反流及总反流；又根据 pH 同步监测结果区分为酸反流和非酸反流，后者又可单独根据 Demeester 和 Jamieson 等人设计的评分方法进行评分（见前面的 pH 监测节）。同时，软件可自动测算出酸清除（化学清除）及容量清除（物理清除）时间；又可根据烧心、胸痛及反酸等症状计算出症状指数；精细的分析还可了解食管传递时间和食团通过食管的特点，更重要的是可以监测初次反流和再次反流的发生。据研究，MII 测定可识别出 95% 的食管反流，尤其是非酸性反流的情况。特别适用于经充分酸抑制治疗后仍有症状的患者，可评价其是否仍持续存在反流和非酸反流，从而为进一步确诊或调整治疗方案提供依据。临床上 40%～60% 非糜烂性胃食管反流（NERD）病患者为酸碱反流监测阴性，而 MII 技术可监测各种非酸反流，为 NERD 的诊断提供新的客观依据。

（吴义娟）

第五节　胃电图

细胞的一个基本特征是存在跨膜电位，它使生物离子产生细胞内外流动。在生物膜的表面放置电极，将这种离子电流转换为电路的电子流，即生物电；胃肠道平滑肌的电活动为细胞综合性电现象，分为慢波基本电节律、快波、快慢波、早发慢波及复合波。慢波不产生胃肠运动但为快波发生创造条件，慢波后的快波产生运动。一旦胃、肠慢波消失，快波即不能产生，胃、肠运动不能发生。

用于采集生物膜表面电信号的电极，通常由金属－电解质半电池组成，每个电极在离子导电系统与电子导电系统之间形成一个界面，在电极界面发生从离子导电向电子导电的转换，测量生物系统两点间的电位差则是我们得到的胃肠电图。根据电极导联连接方式的不同，电信号的记录可分为单极测量和双极测量。前者是把探测电极置于被探测的部位（可一个或多个）并连接到放大器，另设一个参考电极置于身体的某一适当的位置并连接到放大器的另一端。这样记录到的信号较稳定，结论较可靠，但存在抗干扰能力差等缺点。后者是设两个探测电极分别放置在被测部位的两个点并连接到一个差分放大器的两个输入端，记录两点之间的电位差。这种检测方法回路短，干扰小，但属相对性测量，如果放置电极的两个部位均有病变，则对结果的评价就有困难，结论就不明确。

根据电极放置的组织部位的不同，胃肠电信号的记录分为黏膜吸附法、体表电极法和浆膜电极法三种，后者由于需打开腹腔，故只用于动物试验或手术中的记录。下面将重点叙述体表电极法。

与其他生物电信号一样，胃肠电信号也是随机信号，无法通过一个确切的数学公式来描述，简单地用求平均值的方法来计算其参数和评价检查结果是不准确的。因而目前多采用傅里叶（Fourier）转换原理对胃肠电信号进行频谱分析，典型的频谱分析输出图是显示频率与功率强度的关系，反映胃肠运动节律。快速傅里叶转换还可描绘出运行图谱，它是各连续时段频谱图的组合，形成假性三维图像，显示功率－频率－时间的关系，更方便于对胃肠电节律变化的分析。

一、仪器设备

1. 记录仪　由前置放大器、滤波装置及模拟数字转换器等部件组成。有用于床边记录的生理记录仪和动态记录的便携式记录仪。用于人体检测的记录仪应达到一定的技术性能指标。输入阻抗≥5MΩ；抗干扰能力≥100dB；通频带：胃电记录时可调至0.01～0.1Hz；肠电记录时可调至0.1～0.3Hz。用交流电作电源时，应有可靠的接地装置。便携式记录仪带有数据储存器，可储存24h胃电信号资料。

2. 电极　体表胃肠电记录常用盘状银－氯化银电极，使用时应放在电极与皮肤之间放生理盐水湿棉球或电极糊。用于腔内黏膜表面或腔外浆膜表面胃肠电记录的可用带吸盘的铂金电极或银－氯化银电极，胃内酸度高，用于腔内胃电记录时应考虑电极的抗腐蚀性。用于肌层胃肠电记录的电极应为针线状，以便穿过浆膜进入肌层。

3. 计算机及专用分析软件　用于数据分析和储存。

二、体表胃电图（electrogastrogram，EGG）检测方法

（1）检查前停用影响消化道运动功能和分泌功能的药物72h以上，禁食12h。

（2）受试者平静仰卧于检查床上，放松，避免任何外界或自身干扰，如说话、深呼吸、吞咽、翻身等。

（3）电极放置方法：检测电极最好放置于B超确定的胃体、胃窦的体表投影部位。通常经验的放置部位是：胃窦点在胸骨柄与脐连线中点下或右1cm，胃体点在胸骨柄与脐连线中点上1cm，左侧旁开3～4cm，参考可电极置于右耳垂处或右前臂距腕关节2cm处。电极安放前应严格准备皮肤，体毛浓厚者应剃去放置电极处的体毛，然后用摩擦剂清洁皮肤，或用95%的酒精脱去皮脂，再用生理盐水清洗。盘状银－氯化银电极（先用生理盐水浸泡30min）与皮肤之间应放电极糊或生理盐水湿棉球，并用胶布固定。

（4）监视信号稳定后，记录空腹胃电信号15～60min，给予试验餐（450kcal），要求5min内完成，然后记录餐后胃电信号15～60min以上。记录过程必须用保证环境安静、温度适宜，避免强磁场干扰，旁人勿接近受检者身边。

三、结果分析

目前胃电尚无统一的观察指标。在完成胃电信号记录后，应先对时间信号曲线进行目测，删除人为

干扰的部分，观察波形特征，再行傅里叶频谱分析处理，下列指标可用于胃电图的评判。

1. 波形特征　正常胃电图为频率约3cpm的正弦波，波形较为规则整齐电压幅值变异不大，慢波上较少见负载小波。胃电节律紊乱时波形很不规则，频率快慢不一，幅值高低变化无常，可出现宽大的高幅波，或出现微小颤动波，或慢波上负载有各种形状的小波，甚至出现调幅波。

2. 平均频率及平均波幅　正常人胃电图平均频率为2.4～3.7cpm，平均波幅为50～300μV。目前认为此两项指标的结果在健康人与患者之间有较大的重复。

3. 餐后电压增幅　即餐后电压幅值增加百分比，餐后电压增幅＝（餐后平均波幅－餐前平均波幅）/餐前平均波幅，正常人多为正值，反映胃对进餐的反应。

4. 谱分布　一般的频谱分析所输出的图形是坐标图，以频率为横坐标、功率值为纵坐标，显示不同频段的功率值。正常人频谱图主峰突出（约位于3.0cpm处），旁频分量很少或有符合正态分布的旁频分量。胃电节律异常时可出现主峰左移或右移、多个主峰或无主峰。

5. 主频和主功率　主频也称峰值频率，即功率谱中功率最大处的频率，反映胃的主导频率。正常范围为0.04～0.06Hz（2.4～3.7cpm）。主频＜0.04Hz（＜2.4cpm）为胃电过缓，＞0.06Hz（＞3.7cpm）为胃电过速；主功率即主频处的功率值，其绝对值受诸多因素的影响，除与胃电振幅有关外，还与分析时所截取的频率范围有关。

6. 餐后/餐前功率比　此比值是一个相对值，其意义类似于餐后电压增幅，代表胃对进餐的反应强度。

7. 正常频率百分比　即频率范围为0.04～0.06Hz（2.4～3.7cpm）的慢波占总慢波的百分率。主要反映胃的电节律，正常人应大于70%。据此，频率范围＜0.04Hz（＜2.4cpm）者为过缓频率百分比，频率范围＞0.06Hz（＞3.7cpm）者为过速频率百分比。

8. 慢波频率不稳定系数　即慢波频率的标准差与平均数之比，反映慢波频率的变化，与胃电节律性有关。

四、临床应用及评价

目前胃电图异常与临床病理形态学诊断之间缺乏一致性，而探讨胃电图与胃运动功能之间的关系成为目前国内外关注的一个热门课题。探讨胃电图与胃运动功能之间的关系的常用研究方法是观察胃电的节律性和胃电信号对外加刺激（如进餐后给予药物等）的反应性。

正常的胃运动及排空功能必需以下几个要素：正常的胃慢波活动、胃电活动和机械收缩的耦联、正常的胃窦－幽门－十二指肠协调运动等。虽然胃电记录的结果与胃的运动之间缺乏一对一的关系，但正常的胃电节律是正常胃功能的基础，餐后电压幅值增加是胃电图的正常反应。一般认为：胃动过缓是原位病态起搏点节律异常或传导障碍，而胃动过速则常是异位起搏点低幅电活动所致。不管胃动过缓抑或胃动过速，均可导致胃动力低下及胃排空障碍。但胃电节律正常并不一定胃动力正常，因为胃的功能还与电－机械耦联和胃窦－幽门－十二指肠协调运动有关。临床上功能性消化不良及全身器质性疾病所致的消化不良者，常存在胃电节律紊乱或对试餐的反应低下（餐后胃电幅值不升反而降低），用促动力药治疗可使功能性消化不良患者的临床症状改善的同时伴有胃电图的改善。

关于胃电节律异常类型，从频率上可分为胃电节律过缓、胃电节律过速、混合性胃电节律紊乱及无胃电节律等；从发生的时间上可分为餐前紊乱餐后正常、餐前正常餐后紊乱及餐前餐后均紊乱等。

EGG因其非侵入性已成为临床研究胃电活动的主要方法，其操作简单，准确性和重复性得到认可，与胃运动关系也在不断研究中逐步得到认可。但由于体表胃电信号十分微弱，频率低，易受心电、肌电及呼吸运动的干扰，给记录和分析带来不少困难。目前主要存在设备的技术性能指标不统一、质量不稳定性、检查操作欠规范及观察指标的不一致等问题，更谈不上统一的正常值。

（吴义娟）

第六节 B超胃排空检查

超声脉冲通过不同密度的介质时产生不同程度的反射，当液体充满胃腔使其与周围组织的回声形成差异时，即可通过实时超声观察到胃腔。于进餐后动态监测不同切面的径线变化，可计算胃腔某一部分体积或面积，从而获得不同时间点上述指标的变化以了解胃排空功能。胃的体积或面积减少至进餐完毕时的一半所需的时间即为胃半排空时间。由于全胃体积的计算较为复杂及受影响的因素多，目前较多采用胃窦面积或胃窦体积法。又因面积或体积均是由径线计算获得，故只测胃单径变化也可反映胃体积和面积变化，但应注意体位对胃窦形态的影响。

一、方法

常用胃窦中点单切面积法。

（1）检查前一周内禁服影响胃肠运动药物。

（2）测定空腹状态胃窦中点单切面面积：患者取端坐位，避免腹部受压，探头置于上腹部与胃体长轴垂直，自上而下连续扫查，当显示胃窦、胃体、幽门在同一切面时，于胃窦中点处探头垂直转为纵切，即见椭圆形胃窦，在吸气末测量胃窦的上下径（A）和前后径（B），按椭圆面积公式计算胃窦切面面积（$\pi A \cdot B/4$）。

（3）5min 内摄入温水 500ml 或脂肪液体 500ml 或固－液体混合食物（液体 300ml，热量 1 046kJ），试剂温度 37℃。

（4）于试餐后即刻及每间隔 10min 测定同一切面胃窦面积变化，至恢复空腹状态为止。

（5）根据不同时间胃窦切面面积变化拟合胃排空曲线并计算胃半排空率。

二、注意事项

（1）检查者应为有经验的超声医师，每位受试者均由同一医师完成检查。

（2）固定部位探测，是获得准确数据的关键，首次确定探头部位后做好标记，以后每次测定均以此部位为准。

（3）测定时注意胃收缩和舒张时相，以舒张相较准确。

（4）为避免胃肠内气体影响，嘱受试者检查前 3d 内禁服产气食物。

三、临床应用及评价

实时超声测定胃液体排空，因与核素显像法有良好相关性，且经济、安全、可靠、易重复、不接受放射性物质、符合胃生理状态，可用于儿童和孕妇，故已较广泛被医师和受试者接受。该检查还可观察到胃收缩、舒张、胃壁蠕动、液体流通过幽门等情况，这些参数的定量及评价值得进一步探讨。但该法的缺点是：如胃腔内或邻近肠腔气体较多可影响检查结果；测定胃固体排空时影响因素更多，准确性差；每次扫描的部位稍有变化，即可影响结果的准确性。

（徐大洲）

第七节 肝功能试验异常及其检查程序

一、常用肝功能试验指标

1. 氨基转移酶（简称为转氨酶） 血清转氨酶包括丙氨酸氨基转移酶（ALT）和天冬氨酸氨基转移酶（AST），其升高是反映肝细胞损伤（炎症坏死）的标志。正常情况下，它们存在于肝细胞内，肝细胞膜发生损伤后，转氨酶“漏”出肝细胞，在随后的几个小时内，血清转氨酶出现升高。ALT 是反映肝细胞损伤相对特异的指标，而 AST 不仅存在于肝细胞内，也存在于骨骼肌和心肌中。肌肉损伤后，AST 可显著增加，而只有部分情况下才出现 ALT 升高。

2. 碱性磷酸酶（ALP）和γ－谷氨酰转移酶（GGT） 肝中的 ALP 存在于靠近毛细胆管的肝细胞膜上，其升高常提示有肝损伤。由于 ALP 也存在于骨骼和胎盘中，所以血清 ALP 升高，尚需除外正常骨骼生长（少年）、骨病或妊娠期；亦可检测 ALP 同工酶的浓度，以明确其升高是来源于肝损伤还是其他组织。

GGT 是一种存在于肝内毛细胆管的酶，其升高提示胆管损伤。其“肝特异性”较好，但由于很多药物可诱导 GGT 升高，故“肝疾病特异性”相对较低。

这两个酶均明显升高者主要见于胆管损伤和肝内外胆汁淤积，亦可见于占位性病变。单纯 ALP 明显升高可见于正常骨骼生长（少年）、骨病或妊娠期；而单纯 GGT 升高，可见于长期大量饮酒者、非酒精性脂肪性肝病及服用某些药物者。

3. 胆红素 胆红素是血红蛋白的代谢产物，不溶于水，能被肝细胞摄取。在肝细胞中，胆红素与葡萄糖醛酸结合生成单葡糖醛酸化合物和二葡糖醛酸化合物。胆红素与葡萄糖醛酸结合后胆红素能够溶于水，且被肝细胞分泌至胆管中。

血清胆红素分为结合胆红素和非结合胆红素。溶血、血肿再吸收等情况下，胆红素水平升高，且以非结合胆红素升高为主，结合胆红素占 20% 以下；而肝细胞损伤或胆管损伤时，血清胆红素升高以直接胆红素为主，结合胆红素占 50% 以上。由于结合胆红素溶于水，可通过尿排泌，所以高结合胆红素血症时可出现尿色加深；而肝外胆系梗阻时由于粪便缺少胆红素而颜色变浅。

4. 血清白蛋白和凝血酶原时间 白蛋白和凝血酶原时间是反映肝合成功能的重要指标，它们的明显异常提示可能存在严重肝病，应及时进行其他相关检查。

血清白蛋白的半衰期为 15～19d，因而在肝功能不良时，其血清水平不会立即下降，故此白蛋白降低主要见于慢性肝功能障碍。而严重全身性疾病如菌血症患者，血清白蛋白浓度相对快速下降，这是因为炎性细胞因子的释放和白蛋白代谢加快所致。如果没有明显肝损伤而出现低白蛋白血症，应考虑有泌尿系（如大量蛋白尿）和胃肠道（如蛋白丢失性肠病）丢失白蛋白的可能。

凝血酶原时间（PT）反映肝合成的凝血因子Ⅱ、Ⅴ、Ⅶ、Ⅹ的活动度。这些凝血因子的合成需要维生素 K，应用抗生素、长时间禁食、小肠黏膜病变或严重胆汁淤积导致脂溶性维生素吸收障碍，都可导致维生素 K 缺乏因而使 PT 延长。肝细胞损伤时，即使有充足的维生素 K，肝细胞合成的凝血因子也减少，故其 PT 延长反映的是肝合成功能障碍。如果补充维生素 K 后 2d 内 PT 延长得以纠正，则可以判断 PT 延长是由于维生素 K 缺乏所致；反之，则 PT 延长是肝细胞损伤引起肝合成功能障碍所致。PT 一般以秒表示或较正常对照者延长秒数来表示，而凝血酶原活动度（PTA）和国际标准化比（INR）是表示凝血酶原活力的另外两种方式。

二、以肝细胞损伤性为主的肝病

主要影响肝细胞的疾病可称为“肝细胞损伤性疾病”，它们主要表现为转氨酶水平升高。肝细胞损伤分为急性和慢性。急性肝炎可伴有不适、食欲减退、腹痛、黄疸。

转氨酶升高的变化模式有助于病因诊断。病毒和药物引起的急性肝炎，转氨酶显著升高，常超过 1 000U/L，而且 ALT 的升高大于 AST 升高。对乙酰氨基酚所致肝细胞损伤、缺血性肝炎或其他一些不常见病毒如疱疹病毒引起的肝炎，转氨酶升高常超过 3 000U/L。转氨酶暂时性升高可见于结石引起的暂时性胆管阻塞，转氨酶水平可升高达 1 000U/L，但是在 24～48h 内可显著下降。胰腺炎伴 AST 或 ALT 暂时性升高者，提示可能是胆结石造成的胆源性胰腺炎。酒精性肝炎患者转氨酶呈中度升高，一般不超过 400U/L，且 AST ∶ ALT＞2 ∶1；其胆红素升高更明显，与转氨酶升高水平并不成比例。值得注意的是，非酒精性脂肪性肝炎（NASH）所导致肝功能异常在临床生越来越常见，其特点是 ALT 和 AST 多为轻度到中度升高，可伴有 GGT 的轻度升高，而 ALP 基本正常，患者多有超重、肥胖、血脂、血糖、糖耐量异常和（或）胰岛素敏感性下降。

一般转氨酶水平持续升高超过6个月，称为“慢性肝炎”。与急性肝炎相比，慢性肝炎患者转氨酶多般呈中度增加（2~5倍正常上限）。慢性肝炎患者可能没有明显症状，也可能有时会出现乏力和右上腹痛。

乙型肝炎危险因素包括乙肝家族史（特别是母亲HBsAg阳性）、静脉注射毒品史、多个性伙伴、不安全注射或其他有创医疗或美容操作史。丙型肝炎的危险因素主要包括输血或血制品史、静脉注射毒品史。非酒精性脂肪性肝病的危险因素包括肥胖、2型糖尿病或高脂血症。详细询问病史有助于诊断药物性或酒精性肝病。自身免疫性肝炎可表现为急性或慢性肝炎，与其他病因所致慢性肝炎相比，自身免疫性肝炎患者转氨酶水平相对较高，常同时出现自身抗体、高球蛋白症血症、伴有其他自身免疫性疾病。

三、胆汁淤积性疾病

主要影响胆管系统的疾病称为“胆汁淤积性疾病”。胆汁淤积性疾病可影响中小胆管（如原发性胆汁性肝硬化）、大胆管（如胰腺癌所致的胆管阻塞）或两者兼而有之（如原发性硬化性胆管炎），一般均有ALP和GGT升高。虽然某些疾病引起胆红素升高可被称作“胆汁淤积”，但有些胆红素升高是由严重的肝细胞损伤（如急性肝炎）所引起的，不是经典意义上的胆汁淤积。

原发性胆汁性肝硬化常见于中年女性，多以疲乏或瘙痒为主诉。原发性硬化性胆管炎常并发溃疡性结肠炎，患者常无症状，但也可能会出现黄疸、乏力或瘙痒。结石引起的大胆管阻塞，常伴有转氨酶水平显著升高；如果患者出现肝功异常且有恶性肿瘤病史，则应考虑肝内占位性病变，同时也要考虑淀粉样变、结节病、淋巴瘤等浸润性疾病，其特点是ALP显著升高而胆红素水平正常。其他系统炎症如感染或免疫性疾病都会导致非特异性肝功异常，而这种异常可兼有胆汁淤积（ALP和GGT）和肝细胞损伤（ALT或AST）的改变。

四、黄疸

黄疸是胆红素升高所导致的皮肤黏膜黄染，一般当血清胆红素大于43μmol/L（2.5mg/dl）时可出现黄疸。首先需区分是以结合胆红素升高为主还是非结合胆红素升高为主。非结合胆红素升高的常见病因包括红细胞异常所致的溶血和Gilbert综合征。溶血性黄疸表现为血红蛋白下降和（或）网织红细胞升高、红细胞形态异常。Gilbert综合征是常染色体隐性遗传的先天性高非结合胆红素血症，其特点是孤立性非结合胆红素为主的升高，肝酶学检查正常、血红蛋白和网织红细胞计数正常；一般其总胆红素小于51μmol/L（3.0mg/dl），而结合胆红素小于5μmol/L（0.3mg/dl），禁食或罹患其他疾病时，胆红素水平可进一步升高。

结合胆红素升高为主更为多见，其病因也较复杂。应首先区分是胆管阻塞性和非胆管阻塞性疾病所致。Dubin－Johson综合征和Rotor综合征为常染色体隐性遗传的先天性高结合胆红素血症，其特点是孤立的结合胆红素升高，肝酶学检查正常，肝活检可确定诊断。病毒性肝炎病史、胆红素水平大于256μmol/L（15mg/dl）、转氨酶持续升高者，提示黄疸是由肝细胞损伤所致。应注意，急性肝细胞损伤患者，胆红素下降常迟于转氨酶水平的下降。如果出现腹痛、发热及胆囊触痛则提示为梗阻性黄疸。肝超声检查敏感、特异、无创、价廉，可以用来排除梗阻性黄疸。在大胆管阻塞的梗阻性黄疸患者，通常可见肝内胆管扩张，特别见于胆红素大于171μmol/L（10mg/dl）且黄疸持续超过两周者。但胆石引起的急性大胆管阻塞或一过性通过胆总管，胆管不一定扩张。如果临床上高度怀疑为阻塞性黄疸而超声检查并无异常，则应进一步行MRCP、ERCP等检查以明确诊断。

五、肝功能异常的检查程序

对肝功能异常的患者，首先应尽可能明确造成肝功能异常的病因。同一患者有可能存在多种造成肝功能异常的疾病，在诊断时需全面考虑。急性肝炎、慢性肝炎、胆汁淤积症和黄疸患者的诊断处理已如前所述。第一次出现肝酶学检查异常的患者大多无明显症状，而且其肝功能异常也是偶然被发现的。如果患者：①无肝病的危险因素；②肝酶小于正常值的3倍；③肝合成功能较好；④患者无不适主诉，可先观察几周至几个月后复查肝功能。如果复查结果仍为异常，则应考虑慢性肝炎或胆汁淤积的可能，并进行启动相应的检查程序。

患者也可能出现肝硬化或门脉高压。门脉高压大多数由肝硬化引起，但也有部分患者的门脉高压不是肝硬化所致，而是肝前性病变（如先天性肝纤维化和特发性门脉高压、门静脉血栓形成等）或肝后性病变（如布－加综合征、肝静脉血栓形成等）所导致的。肝硬化患者的评估与慢性肝炎和胆汁淤积患者相似。慢性乙型肝炎、慢性丙型肝炎、酒精性肝病、Wilson 病、遗传性血色病、α_1－抗胰蛋白酶缺乏等常导致肝硬化，可伴或不伴门脉高压。如果临床表现支持肝硬化诊断，则不一定要进行肝活检（除非希望通过组织病理学做出病因诊断）。

在评估肝功能检测结果时，一定要综合考虑患者的临床症状。一般来说，对于肝功异常小于正常值上限 2 倍的患者，如果患者无症状，白蛋白、凝血酶原时间和胆红素水平正常，可暂时随访观察。如肝功能持续异常，则应作进一步评估。图 2－1～图 2－3 为 ALT、碱性磷酸酶、结合胆红素异常的一般检查程序。

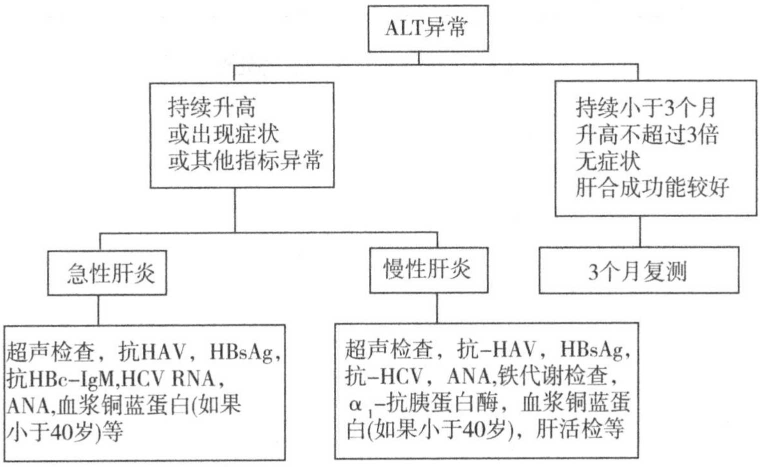

图 2－1　ALT 异常的处理

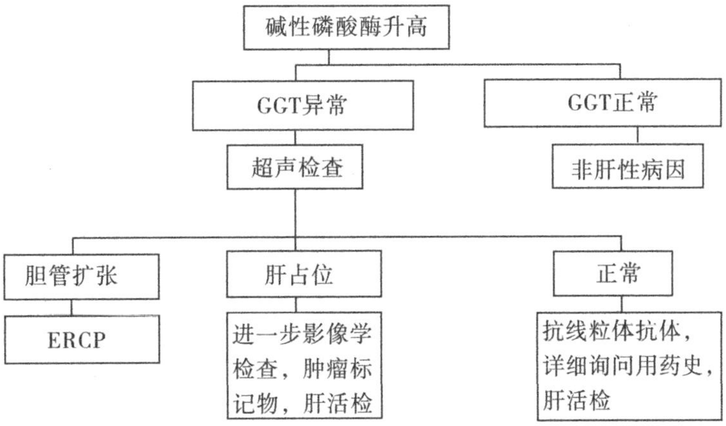

图 2－2　碱性磷酸酶异常的处理

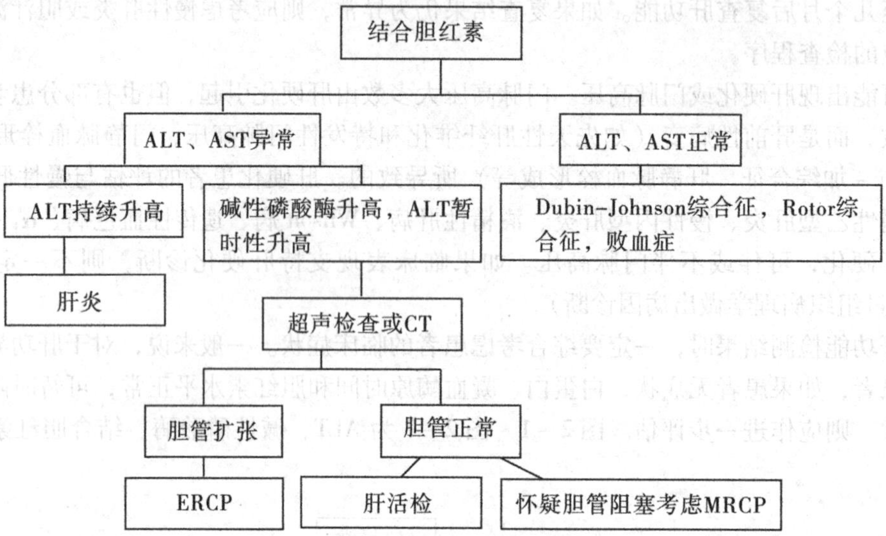

图 2-3 结合胆红素升高的处理

（徐大洲）

第三章

消化系统症状学

第一节　吞咽困难

一、概念

吞咽困难（dysphagia）是指进食时胸骨后发堵，食团通过障碍，停滞不下，或食团不能进入食管，停在口腔内。

正常吞咽动作的完成需要咽、食管的正常解剖结构和运动功能的完整。食管在功能上分为上食管括约肌（upper esophageal sphincter，UES）、食管体部和下食管括约肌（lower esophageal sphincter，LES）。食管的上段为横纹肌，下段为平滑肌，中间部分则由横纹肌和平滑肌组成。静息时，UES 和 LES 保持高的张力，起屏障作用，防止反流。吞咽时，咽和咽下部的横纹肌连续快速地收缩，将食团推进松弛的 UES，食团进入食管的上段，食管体部产生原发性蠕动收缩，将食团推向远段，同时 LES 松弛，食管体部和胃腔形成共同腔，食团进入胃内。中枢和周围神经在吞咽的启动和进行过程中起了综合食管各部分的动力作用。其中，脑干的吞咽中枢对食管各部分的动力有调节和控制作用。正常人在过急地吞咽大块食团时，偶尔可能发生发噎现象。

二、口咽性吞咽困难

口咽性吞咽困难是指食团难以从咽部进入食管，其病因分类见表 3－1。

表 3－1　口咽性吞咽困难的病因

病因	引起的疾病
神经肌肉疾病	（1）中枢神经系统疾病：脑血管意外、帕金森病、系统性硬化症、肌营养性侧索硬化病、脑干肿瘤、脊髓痨、Wilson 病、Huntington 舞蹈病 （2）周围神经系统疾病：糖尿病周围神经损害、延髓型脊髓灰质炎、周围神经病变 （3）运动神经终板疾病：重症肌无力 （4）肌肉病变：炎症性疾病、肌萎缩、原发性肌病、代谢性疾病、系统性红斑狼疮（SLE）
特发性 UES 功能障碍——UES 松弛不全性或 UES 失协调性	高张力（痉挛）、低张力（松弛）、环咽肌失弛缓症（上食管括约肌松弛不完全）
局部结构性病变	（1）咽食管交界处疾病：口咽部手术、近端食管先天异常、Zenker 憩室（UES 过早关闭）、口咽部及上食管肿瘤 （2）外源性压迫：甲状腺肿、颈部淋巴结肿大、颈椎病
口咽部炎症疾病	溃疡性口炎或咽炎、Vincent 口咽炎、咽白喉、咽结核、咽后壁脓肿
外科因素	（1）咽食管交界处和 UES 手术 （2）UES 神经离断 （3）局部手术后瘢痕 （4）局部放疗损伤

三、食管性吞咽困难

食管性吞咽困难是指食管内的食团通过障碍，由器质性和动力性疾病引起（表3-2）。

表3-2 食管性吞咽困难病因

病因	引起的疾病
食管机械性阻塞	食管或贲门肿瘤、食管癌、食管平滑肌瘤与肉瘤、食管炎性狭窄、先天性食管狭窄、食管息肉
食管解剖异常	食管憩室、食管蹼、短食管、血管畸形、先天性食管闭锁
食管运动障碍性疾病	食管反流与胃食管反流病、食管贲门失弛缓症、胃食管括约肌高压、环咽肌功能异常、咽及上食管张力缺乏与麻痹、弥漫性食管痉挛、系统性进行性硬化病、白塞病、Plummer-Vinson综合征、Epidermolysis bullosa（表皮松解大疱）
其他	食管异物、外压性食管狭窄、纵隔肿瘤、主动脉硬化弯曲、主动脉瘤、心脏扩大

四、诊断

（一）症状和体征

了解病史时应注意起病年龄、居住地、病程、饮食习惯、有无酗酒史及腐蚀剂损伤史等。还须注意吞咽困难出现的部位，引起吞咽困难的食物硬度，以及烧心、声音嘶哑、饮食反呛、食物反流入鼻腔、体重下降等症状。食管癌有明显的高发地区。儿童患者吞咽困难，常为先天性食管疾病或食管异物。中年以上患者的吞咽困难，呈渐进性从吞咽干食困难发展至咽下液质困难时，应疑有食管癌的可能。吞咽困难伴饮食反呛，提示病变累及后组颅神经（舌咽、迷走、舌下神经）；吞咽困难伴呃逆，常提示食管下端病变，如贲门癌、贲门失弛缓症、膈疝；吞咽困难伴单侧性喘鸣，常提示纵隔肿瘤压迫食管与一侧主支气管。吞咽时出现食团停顿感，即使为一过性感觉也提示食管功能障碍。患者常以“粘住”“停住”“挡住”“下不去”等诉说症状并以手指指示食物停留部位。吞咽食物而食物停顿是吞咽困难，但进食时胸骨后有块状感（癔球症）不是吞咽困难。不少患者把轻度吞咽困难认为是正常现象，主诉“咽下的食物太大了”，故除非仔细询问病史，患者多不会主动提出有吞咽困难存在。了解患者对吞咽困难的反应可为诊断提供有价值的线索。若咽下食物必须返回，或当用水冲下食物而突然返回液体时，应疑有器质性梗阻存在。若患者利用体位变化，反复下咽，或饮入液体等能迫使食物咽下，则可能为运动紊乱症。吞咽困难数月之内持续进行性加重，提示可能为癌肿所致管腔闭塞或活动性消化性食管炎所致的器质性食管狭窄。必须注意，食管癌最常见的症状是在6个月内，不停发展的进行性吞咽困难，甚至只能进流食。梗阻症状的出现表明癌已累及食管四周管壁，是癌晚期的征象。吞咽困难还可伴有固定的钻痛，多为纵隔受累征象。吞咽困难是食管癌最常见症状，对任何有吞咽困难者，必须要及早明确是否为癌所致。查体常有体重减轻，严重者导致营养不良。反流重的病例，可能有肺部体征。由恶性肿瘤所致者可有浅表淋巴结肿大以及转移表现。体时须注意营养状态，有无贫血、甲状腺肿或颈部包块、口咽部溃疡与阻塞性变和吞咽肌活动异常等。

（二）器械检查

1. 放射线检查　钡餐造影对确定有无机械性或动力性梗阻很有帮助。可鉴别是腔内梗阻或腔外压迫，并可发现有无食管病变的特征。对咽部和食管上部的病变，可连续摄片或摄成录像，对了解食管运动紊乱的相对静态变化极有帮助。放射线检查能清楚显示咽部和UES及食管上部在吞咽过程中的运动是否正常。贲门失弛缓症时可见食管体部扩张，有食物、分泌液及钡剂潴留。应特别注意观察食管末端，贲门失弛缓症可见光滑似圆锥状的鸟嘴形改变。若鸟嘴形有任何不规则改变，应仔细检查是否为贲门癌浸润，后者的临床表现与放射学改变和弛缓不能症十分相似。胸片可显示有无肺部炎性病变或恶性病变。脊椎摄片能显示有无增生，尤其是其前部，有的贲门失弛缓症患者可以有吞咽受阻的感觉。

2. 内镜检查　结合钡餐造影所见仔细观察可疑病变部位的黏膜色泽、运动改变十分重要。活检应注意从病变的周围及中央采取，用水吹开白苔坏死组织，标本方能有高的阳性结果。必要时可采用碘液局部喷洒，不着色处多为可疑病变区，可多处取活检，常可明确诊断。对可疑病例应做近期内镜随诊，以免漏诊。对食管肿瘤，不论良性恶性，超声内镜检查能确定病变是否来自黏膜下或食管外，并可了解病变的深度。

3. CT 检查　有助于发现肺部、肝脏的转移性病变以及纵隔淋巴结有无肿大。

4. 食管测压　可长时间观察食管运动功能，是直接测定食管下括约肌功能的唯一方法，食管药物兴奋试验对有胸痛而食管测压正常者可能有助于分析导致胸痛的病因。

5. 其他　可进行有关免疫学及肿瘤标志物的检查。

五、弥漫性食管痉挛

弥漫性食管痉挛（diffuse esophageal spasrn，DES）是以高压型食管蠕动异常为动力学特点的原发性食管运动障碍疾病。以慢性间歇性胸痛和吞咽困难为其临床特征。任何年龄均可发病，多见于 50 岁以上，男女无差异。临床上本病并不多见。DES 的病因与发病机制尚不明了。大多数患者有轻重程度不等的吞咽困难，具有慢性、反复发作的特点，对固体、液体饮食均感咽下困难；有时与情绪激动有关。胸痛为本病的另一个特征，位于胸骨后或胸骨下，疼痛性质轻重不等，轻者仅有不适或进食时疼痛，重者呈“绞痛样”发作，并向肩、颈、背部放射，酷似“心绞痛”。疼痛多在进食时或情绪紧张时发生，也可自发性发作，疼痛持续时间长短不一，长者可达 1 小时。舌下含硝酸甘油可缓解，或者进餐时饮水也可缓解疼痛，此点与心源性胸痛可鉴别。DES 胸痛发作时，多无心电图改变。此外，尚有吞咽痛、吞咽梗噎、体重下降、营养不良、反呛和支气管肺吸入。

X 线检查约 50% DES 患者阳性，表现为：①食管下段蠕动波减弱，示被动性扩张。②食管下段外形呈波浪状或明显的对称性收缩，严重典型病例食管外形呈弯曲状、螺旋状或串珠状钡柱。③电影食管荧光屏动态观察食管运动，食管下段明显有第三收缩，钡剂呈节段性潴留，有时由于强力第三收缩，使钡剂逆行向上。内镜检查有时可见食管痉挛征象，但无食管器质性疾病存在。食管测压是诊断 DES 的重要方法之一。DES 食管测压特点：①UES 压力及松弛功能正常。②食管体部蠕动异常：多发生在中、下段食管，出现高幅、宽大、畸形蠕动波，波幅 >150mmHg，收缩持续时间 >6 秒，出现多发性非传导性蠕动波（第三收缩），食管体部蠕动速度减慢 <0.8 ~ 1.5cm/s。③LES 水平压力及功能大多数正常，偶有高压和松弛不全。晚近用 24 小时食管压力监测法并与食管 pH 以及心电图同步进行监测，对确定 DES 等食管动力异常导致的胸痛确诊有重要意义。

诊断与鉴别诊断：DES 诊断有一定困难，由于其症状呈间歇发生，食管 X 线造影、食管测压，其阳性发现与症状有时并不一致，特别是有一部分患者无症状，则诊断更为困难。典型 DES 病例诊断要点见表 3－3。

表 3－3　DES 诊断要点

鉴别方法	特点
症状	（1）慢性、反复性、间歇性发作，非进行性加重的吞咽困难伴胸痛 （2）各年龄组均可见，50 岁以上多见
食管 X 线钡剂造影	（1）食管下段蠕动减弱 （2）食管外形呈“串珠样”或“螺旋样” （3）食管远端出现非蠕动收缩（第三收缩）
内镜	（1）无器质性病变发现 （2）镜下有时可见食管痉挛征象
食管测压	（1）UES、LES 水平功能及压力正常 （2）食管中下段出现高幅、畸形、宽大蠕动波 （3）非传导性收缩发生率 >30% （4）可见正常蠕动收缩波

DES 应与其他类型的食管运动性障碍性疾病相鉴别，DES 与贲门失弛缓症和“胡桃钳”食管关系

密切，因此更需鉴别（表3-4）。

表3-4 DES鉴别诊断

疾病	鉴别要点			
	吞咽困难	胸痛	食管钡透	食管测压
DES	++	+++	串珠状食管	异常蠕动、高幅（>150mmHg）、宽大（收缩时间>6s） 非传导第三收缩，有正常蠕动，LES压力正常（少数高压），松弛正常
贲门失弛缓症	+++	++~+	食管扩张下段狭窄呈鸟嘴样	失蠕动，高LES压力伴松弛不良或完全失弛
“胡桃钳”食管	+或-	+~++	多见阳性发现，偶有食管排空受阻	LES及UES水平正常，食管体蠕动正常，食管远端波幅≥120mmHg，收缩时间>5.5s

六、继发于全身疾患的食管运动障碍

有许多全身疾病可产生食管动力学异常（表3-5）。当这些疾病引起食管运动紊乱发生时，则可出现食管疾病症候群，如咽下困难、吞咽痛、自发性胸痛、烧心、反胃等。

表3-5 继发性食管运动障碍病因

病因	引起的疾病
中枢神经系统疾病	脑血管疾病、锥体外系退行性疾病、脱髓鞘疾病、脑干及小脑病变
周围神经病变	糖尿病、酒精中毒
食管黏膜内神经节受损	锥虫病、肿瘤浸润破坏
肌病	进行性肌营养不良、重症肌无力、多发性肌炎、皮肌炎
代谢性疾病	甲状腺功能亢进
食管黏膜炎症	胃食管反流、Barrett食管
结缔组织病	食管硬皮病

1. 食管硬皮病　硬皮病中食管损害发病机制尚不十分清楚。食管硬皮病时由于缺乏蠕动性收缩以及食管的低幅蠕动，食管排空迟缓，患者可出现吞咽困难，随着病情进展，排空缓慢，吞咽困难已逐渐加重。当LES功能障碍时，可出现烧心、反酸、反胃等胃食管反流症状，严重者并发反流性食管炎、上消化道出血。由于咽下困难，热量摄入不足，导致体重下降、营养不良及贫血。诊断要点包括：食管动力学异常，以低幅蠕动、蠕动丧失和LES受损为主要特征，24小时食管pH监测，证实有病理性GFRD。

2. 糖尿病食管　糖尿病并发周围神经病变，累及食管运动异常者，称糖尿病食管，临床上可伴有或不伴有食管症状。糖尿病食管和胃肠运动障碍等可引起烧心、胸痛、液体或固体咽下困难、反酸、便秘、腹泻、腹痛、恶心呕吐、吸收不良、肠胀气、嗳气以及腹胀等。食管测压证实存在食管幅动异常，特别“兔耳样”收缩波的出现，即可诊断糖尿病食管运动障碍。

（徐大洲）

第二节　烧心

一、病因与发病机制

烧心（heart burn）多见于胃食管反流病、胃炎和溃疡病，为酸性心反流物对食管上皮下感受神经末梢的化学性刺激所致。

关于烧心的发生机制仍在广泛研究中，目前尚不完全明了。但为众多学者共识的是胃食管反流病

（GERD）烧心的发生与酸暴露有关。动物模型和人在酸暴露组织通过电子传递显微照像（transmlssion electron photomicrography）见细胞内间隙扩大，提出反流病是因食管上皮细胞渗透性增加，因食管上皮知觉神经位于细胞间隙内，上皮细胞渗透性增高可解释非糜烂性反流（NERD）病的烧心症状，这个学说只能解释部分 NERD 患者症状和酸反流间的相关性。

食管接受过多的酸或十二指肠－胃－食管反流成分的刺激是引起烧心症状的主要原因然而 NERD 患者进行 24 小时 pH 监测时有 33%～50% 为正常的试验结果。这些资料提出多数 NERD 患者即使生理性酸暴露足以引起典型的烧心症状，也就是说这些患者对生理性酸反流呈高度敏感，有人将这种烧心称为功能性烧心。上消化道内镜异常的患者烧心症状较多（65%），pH 监测与正常内镜相比，内镜（－）pH 监测异常者 32.5%，内镜和 pH 监测均正常者 20% 患者有烧心症状。一般糜烂性食管炎患者与 NERD 患者相比症状阳性指数较高，而若患者上消化道内镜和 24 小时 pH 监测均正常者，症状阳性指数（26%±10.7%）比内镜异常者（症状阳性指数 85%±4.6%）也低；内镜正常，pH 监测异常症状指数为 70%±7.1%。以上资料说明 NERD 患者内镜异常、24 小时 pH 监测异常的阳性率低，症状指数也低，此意味着 NERD 患者对酸高度敏感，因此，生理量酸反流，或也可能非酸物质刺激性食物即可触发烧心发生。动物模型证明传入神经敏感，酸暴露食管的神经末梢可能直接通过敏感的化学感受器或通过炎症途径介导，在低痛阈时引起。NERD 患者食管化学感受器对酸敏感性增高，证明有疼痛知觉改变。

NERD 或糜烂性食管炎（EE）患者也可有对机械性刺激感受性增高。可通过食管内气球膨胀试验进行检测。Trimble 等对有烧心和过多酸反流的患者做内镜和（或）24 小时食管 pH 监测，与有烧心而 24 小时 pH 监测正常的患者作比较，结果证明后者食管气球膨胀和知觉不适呈低容量阈。此研究提出，患者有典型的烧心但缺乏酸过多的证据，也证明了此种患者对酸刺激的高度敏感性。但另一个报告 NERD、糜烂性食管炎患者与正常对照组比较并未证明有机械性刺激敏感性增高。有关文献提出，人长期食管酸暴露在化学和机械敏感性上的作用有所不同。食管慢性暴露于酸过多时可影响化学敏感性但不影响机械敏感途径，患者仅有典型 GERD 症状未证明有过多酸反流，证明是机械敏感性增高。酸反流事件仅 <20% 有烧心症状。新近证明，十二指肠内脂肪可增加食管内酸而引起烧心。此外，应激和心理状态也是 NERD 患者产生症状的重要因子，精神刺激可使酸反流增加，减少应激则可使反流症状改善，此是通过脑－胃肠道相互作用所致。低氧血症可引起大范围的食管事件导致烧心与疼痛发生。此外，焦虑、社交能力差在烧心的发生上也可能起一定的作用。图 3－1 总结了 NERD 患者烧心发生的模式图。有些患者的烧心由酸反流过多或患者对酸敏感性增高引起，而另一些人则由非酸相关物质刺激食管引起。中枢神经因子如应激、周围因子如十二指肠内脂肪可增加食管内知觉敏感性而导致烧心发生。

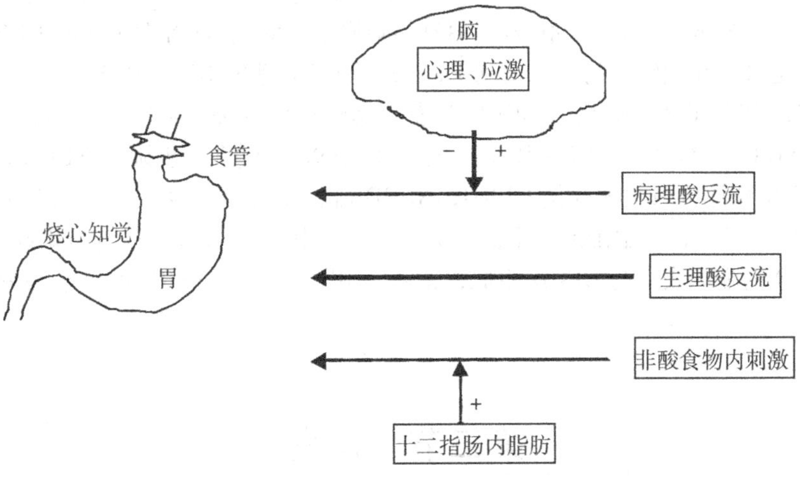

图 3－1　NERD 患者烧心发生模式图

二、诊断与鉴别诊断

因为烧心是一个症状，不是一个独立疾病，因此必须找出导致烧心的病因才能有效地治疗，以达到消除烧心症状的目的。据调查统计，50%胃食管反流病患者有此症状。一些溃疡病患者也主诉烧心，提示也有胃食管反流。其特点为上腹部或胸骨后的一种湿热感或烧灼感，典型表现多出现在饭后1～2小时，可伴有吐酸水或苦水，并可因饮食或体位的改变而加重。引起烧心的危险因素包括女性、年龄>65岁、过度肥胖、吸烟、精神压力、不良饮食习惯。饮酒可增加胃酸分泌；吸烟破坏胃对于酸的自然保护作用；过度肥胖可增加胃部压力，使胃反酸的可能性增加；服用抗胆碱能药物，可降低食管括约肌压力，从而增加发生胃食管反流的可能性。有关烧心的症状分级见表3-6。

表3-6 烧心的症状分级

症状	分级	表现
无	0	无烧心
轻	1	偶尔烧心
中	2	需就医
重	3	影响日常生活

进餐量大或喜进半流质食物，症状越明显，常同时反流出带有酸、苦味的消化液，间或有食物。天气寒冷，特别是在冷季节，更易发作。病史长者可达十余年或数十年。烧心随体位改变而加重，仰卧、侧卧（尤其是右侧卧位）向前屈身弯腰、做剧烈运动、腹腔压力升高（如举重、用力大便）皆能引起发作。立位、饮水或服抗酸剂均可使烧灼感减轻或短时缓解，睡眠时反流较多的患者，夜间常为烧心、反流困扰。因深睡时食管无活动，清除反流物较慢，也无动力作用帮助清除，又缺乏唾液的中和作用，故夜间反流频繁的患者，食管组织的损坏较重。烧心程度与病变程度不一定相关，如并发Barrett食管，即使反流严重，一般也无烧心症状，食管黏膜因慢性炎症而增厚或瘢痕形成，感觉减退，烧心症状反而减轻；食管炎在形成管腔狭窄后，亦可阻止反流，使烧心症状减轻。引起烧心症状的疾病如慢性胃炎、反酸、吞咽困难等，可从症状、体征、X线或内镜所见进行鉴别。

近年随着食管pH监测和内镜的普遍开展，将反流性食管炎分为糜烂性食管炎和非糜烂性食管炎两大类。

GERD时具有GERD症状而内镜（阴性），对此类患者称为内镜（阴性）GERD或非糜烂性反流病（nonerosive reflux distase，NERD）。对NERD目前尚无一致的定义，一般是指由食管反流引起GERD的典型症状>3个月，烧心症状可被生理性酸反流所致，而在内镜（阴性）的GERD患者中发生。新近研究显示，70%GERD为NERD，另一个报告应用抗酸剂研究，Robinson等发现50%GERD患者为NERD。但此两种类型之间是可以互相转化的。意大利Pace等报告33例NERD随访6个月，用抗酸剂和（或）促动力药，随访结果58%患者有症状，其中15%发生糜烂性食管炎，40%为无症状且可停药观察。20世纪80年代报告NERD流行率为30%～50%，至20世纪90年代进一步确定NERD流行率增高，欧洲多个国家52个研究单位评价收集806例GERD，NERD流行率为54.5%，且发现爱尔兰和英国有较高的流行率（84%和63.4%），而德国流行率低，为38.2%。国内报告NERD流行率高达73.9%，French报告为81%。NERD的临床表现与GERD相似，治疗也相同。有关NERD的预后及临床意义有待进一步研究。

（徐大洲）

第三节　反食

一、概述

反食（regergitation）是指患者无恶心、干呕，无腹部收缩，不用力的情况下，食管或胃内容物上溢，涌入口咽部而言。大多数胃食管反流患者有此症状。Postlethwait 统计 5 000 例胃食管反流患者有 44% 有反食症状。空腹时反食为酸性胃液反流，称为“反酸”，但也有胆汁、胰液流出。饭后反食，反流物则为少量未消化食物，在口腔和咽部遗有一种味酸和苦味。进食、用力或改变体位，特别严重的是在卧位或弯腰时，更易发生反食。发生于睡眠时的反食，常不被患者察觉，醒来可见枕上留有胃液或胆汁痕迹。

反食是因为食管下端括约肌的功能障碍，同时有胃及食管的逆蠕动，以致胃内容物反流到口腔，多为功能性，也可因器质性病变引起，如不完全幽门梗阻、贲门失弛缓症、食管癌、食管良性狭窄、食管巨大憩室、裂孔疝等，均可发生反食症状。

二、诊断

（一）病史

应仔细了解病史的长短，反食是否进行性加重，是否与体位、情绪有关，是否伴有吞咽困难、吞咽疼痛、烧心、嗳气、呃逆，反流物的味道及有无黏液、血液及未消化食物。有无腹痛、腹胀、体重下降等。询问睡眠、食欲有无改变。有无暴饮暴食史。

（二）反食特征与分级

反食时胃或食管内容物反流到口腔，不伴有恶心，亦不费力，同时常伴有烧心、嗳气。反食多在卧位时发生，特别严重的是在睡眠时发生，此时反食内容物则可误吸到肺内，引起阵发性咳嗽、吐痰、哮喘，亦可引起肺炎甚至肺脓肿发生。根据反食症状的轻重分为 3 级（表 3－7）。

表 3－7　反食的症状分级

症状	分级	临床表现
无	0	无反食
轻度	1	偶尔反食
中度	2	改变体位或用力时出现
重度	3	有误吸，表现为慢性夜间咳嗽或反复发作的肺炎

（三）辅助检查

1. 是否存在异常的胃食管反流　可采用上消化道钡餐造影、食管同位素扫描、标准酸反流试验验、食管 pH 监测。

2. 是否有胃黏膜损害或新生物　可行上消化道钡剂双重对比检查、黏膜电位差测定、内镜检查及活检、超声内镜检查有无腔内外肿物。

3. 反胃是否由反流引起　采用酸灌注试验、食管 pH 监测。

三、鉴别诊断

（一）与呕吐鉴别

呕吐常有前驱症状，如恶心或同时有自主神经功能紊乱的症状，如流涎、心悸、出汗、失眠、记忆力减退等。而反食则不费力，也没有其他伴随症状。

（二）根据反食时伴随症状鉴别

1. 反流伴有吞咽困难　见于贲门失弛缓症、食管癌、贲门癌、食管良性狭窄、食管憩室。

2. 反食伴有梗噎感　见于食管癌、贲门癌、食管良性狭窄。

3. 反食伴有腹胀　见于幽门不完全梗阻、急性胃扩张。

4. 反食伴有声音嘶哑　见于食管上端憩室、食管癌。

（三）根据反流物的性质进行鉴别

若反流物为酸性则为胃内容物，多见于溃疡病、慢性胃炎、幽门不完全梗阻、伴发胃扩张。若反流物为中性或碱性则为食管内容物，多见于食管癌、贲门失弛缓症、食管良性狭窄、食管憩室。反流物为不消化食物并伴有臭味，多见于巨大食管憩室。反流物若带有血液，多见于食管癌、食管憩室。

四、治疗

主要是治疗原发病，如食管反流病和溃疡病的治疗。而改变生活方式的辅助治疗也十分必要。这些措施可减轻症状、防止复发。首先，注意体位方法，包括餐后保持直立位，避免用力提重物，勿穿紧身衣服，睡觉时抬高床脚并垫高上半身。卧床时因重力关系可加快食管反酸的清除，减少食管黏膜暴露在酸中的时间。若同时用质子泵抑制剂，对减轻反食更为有效。其次，戒烟和停止过量饮酒。吸烟及过量饮酒者都能使食管下端括约肌压力降低，减弱对酸的清除力，延长黏膜暴露于酸中的时间，还可直接影响上皮细胞功能。吸烟不仅增加胃食管反流还可引起幽门括约肌功能不全和十二指肠胃反流，增加胃内胆汁和溶血卵磷脂的浓度，从而妨碍食管病损的愈合。第三，改变饮食成分和习惯，采取以下措施：①饮食：减少每餐食量和脂肪酸摄入量，避免吃巧克力和薄荷制剂。上述物质都可降低食管下端括约肌静水压，并致胃膨胀，从而增加了反流的频率。饮食应以高蛋白、高纤维、低脂肪为主。②饮料：避免饮咖啡、茶可乐等饮料。它们均可刺激酸分泌而产生反食。③睡前勿食：避免睡前2～3小时加餐，以减少因晚间进食刺激胃酸分泌，同时防止仰卧时胃内食物及酸性胃液的反流。④避免服用促反流的药物：如抗胆碱能药、茶碱、安定、钙通道阻滞剂、β－肾上腺素能激动剂、α－肾上腺素能拮抗剂、黄体酮、多巴胺、鸦片类和前列腺素等均可使反流发生。同时，钙通道阻滞剂、抗胆碱能药、多巴胺还能使食管收缩力减弱，增加反食的发生。

（徐大洲）

第四节　胸痛

一、胸痛的病因与诊断

胸痛（chest pain）是临床上常见的症状，其临床意义因病因不同而有很大差异。如急性心肌梗死时胸痛，常提示疾病发生，有重要诊断意义。又如胸膜肥厚粘连的牵拉痛，随呼吸而变化，但其临床意义不大。

可引起胸痛的病因很多，主要由胸壁病变和胸腔脏器疾病引起，缺血性心脏病和呼吸系统疾病是引起胸痛的最常见原因，神经、肌肉病变和骨骼及关节病变为引起胸痛的第二常见原因。近年临床研究发现由消化系统疾病，尤其是反流性食管炎引起的胸痛病例显著增多。此外，膈下脓肿、肝内炎症或肝癌、肝囊性病变、胆系疾病、脾疾病均可引起胸痛。

胸痛的诊断从以下几方面获得。

（一）疼痛的性质与部位

由胸壁疾病所致的胸痛常固定于病变部位，且局部多有明显压痛；反流性食管炎常在胸骨后痛，伴有压榨感；胸膜炎所致胸痛在胸部呼吸扩张较大的部位，如胸侧部较明显；肝胆疾病及膈下疾病引起的胸痛多位于下胸，可为刺痛、胀痛；空腔脏器穿孔可为刀割样痛；肋间神经痛呈阵发性灼痛和刺痛；心绞痛主要在胸骨后及心前区常常有压迫发闷或紧缩感。

（二）疼痛时间及影响疼痛的因素

胸痛可为阵发性或持续性。食管疾病疼痛常于吞咽食物时发作或加剧。反流性食管炎为胸骨后痛，向咽喉或口放射，最常见于餐后，由于某种原因平躺、躯体弯曲过度或猛烈的抬举而发生，常因急剧进餐，吃柑橘、辛辣食品、高脂肪餐和饮酒后发生。心绞痛常由体力劳动或情绪激动，如愤怒、焦急等激发，饱食和寒冷也可引起发作。一般在3～5分钟逐渐消失，很少超过15分钟，可几天或每周发作1次，也可能1天发作多次。胸壁疾病所致胸痛常有局部压痛或胸廓活动时加剧。脊神经后根疾病所致疼痛则于转身时加剧。

（三）疾病伴随症状

不同疾病可有不同的伴随症状，如呼吸系统疾病常伴有咳嗽、吐痰、呼吸困难。食管疾病所致胸痛常伴有吞咽困难。胃食管反流病时常伴有反酸、烧心、呃气等症状。肺梗死、原发性肺癌的胸痛常伴有少量咯血。上述这些症状有诊断和鉴别诊断价值。

（四）病史

应仔细询问了解已往有无心脏、肺、支气管、肝脏及食管疾病史，具有重要的诊断价值。

（五）体格检查、实验室与特殊检查

除认真系统全面查体外，必要时配合血常规、痰培养、血生化、X 线、心电图、B 超、CT 等以协助诊断。

二、非心源性胸痛

反复发作的胸骨下或胸骨后疼痛怀疑“心绞痛”的患者，经冠状动脉造影等检查，约 1/4 患者并无阳性发现，称为非心源性胸痛（non－cardiac chest pain，NCCP）。其中大约 50% 胸痛的直接原因与食管疾病有关。

（一）病因与发生机制

胃食管反流与胃食管反流病是最常见的原因，胸痛与异常 pH 有关。现已证实胸痛与酸反流直接参与有关。由于酸反流引起食管黏膜、神经、肌肉损害，继发食管运动异常而引起胸痛；或患者对酸的超敏感性所致食管动力紊乱，如见于食管体部高幅性蠕动性收缩、“胡桃夹”食管、弥漫性食管痉挛、强力型贲门失弛缓症、高压型食管下括约肌，以及一些非特异性食管均可引起胸痛。部分 NCCP 的发生，除食管因素外，可能还有心脏因素存在。因在药物诱导试验引起胸痛的过程中，胸痛发生的同时，发现有食管异常收缩和心肌缺血的心电图改变。

（二）诊断与鉴别诊断

1. 临床表现　NCCP 时胸痛特点与心绞痛极相似。表现为胸骨后或胸骨下（剑突下）挤压性绞痛。疼痛可向下颌、颈部、上肢或背部放射，部分患者疼痛发作与进食、体力活动和体位（如卧位和弯腰）有关。口服抑酸剂和硝酸甘油，部分患者可使疼痛缓解。反流性食管炎患者多有反酸，因此胸痛常在夜间发作。此类患者有烧心、反酸、上腹部烧灼感、吞咽困难或吞咽痛等。GERD 所致的胸痛，部分患者有食管外表现，如咳嗽、吐痰、呼吸困难、哮喘、声嘶、喉痉挛、球状感等表现，诊断时应与相关疾病相鉴别。

2. NCCP 时心脏 B 超　无明显异常，冠状动脉造影阴性。可与心源性胸痛相鉴别。

3. 24 小时 pH 监测　如胸痛由 GERD 所致，约 75% 患者 pH 值降低，提示胸痛发作与 pH 值降低有明显关系。

4. 食管测压　LES 压力降低（正常 0～65mmHg），LES 松弛时间延长（正常 2～7 秒）有利于 GERD 诊断。

5. 其他　内镜、挑拨试验、放射线检查等均有诊断与鉴别诊断价值。

6. 鉴别诊断　GERD 应与食管溃疡、食管癌、食管憩室或息肉、感染性食管炎相鉴别。胸痛为突出表现时应与其他非心源性胸痛和心源性胸痛，如缺血性心脏病、肺部疾病、胸膜疾病胸壁疾病等相鉴别。

（田　瑗）

第五节　恶心与呕吐

一、概述

恶心与呕吐（nausea and vomiting）是临床上常见的症状。恶心是一种可以引起呕吐冲动的胃内不适感，常为呕吐的前驱表现。呕吐则是通过胃的强力收缩迫使胃内容物经口排出的病理生理反射。恶心为上腹部不适、紧迫欲呕吐的感觉，并伴有迷走神经过度兴奋的症状，如皮肤苍白、流涎、出汗、血压下降及心动徐缓等。恶心与呕吐两者可相互伴随或不相伴随。严重或长期呕吐，可引起水、电解质紊乱、酸碱失衡和营养障碍。反复的剧烈呕吐可引起胃食管贲门黏膜撕裂综合征（Mallory - Weiss 综合征），出现不同程度的出血；严重者甚至食管破裂（Boerhaave 综合征）。神志清醒者可因呕吐物吸入而引起肺炎，甚至窒息死亡。

可引起呕吐的病因很多，根据急缓分为急性呕吐和慢性呕吐。急性呕吐见于感染性疾病、疼痛、药物及毒素、颅内疾患、高位小肠梗阻、内脏炎症、缺血或穿孔、胃潴留等。慢性呕吐见于神经过敏性疾病（包括神经性厌食症及善饥症）、妊娠、代谢性疾病、儿童周期性呕吐或者假性肠梗阻等。

二、发生机制

呕吐是一个复杂的反射动作，其过程包括恶心、干呕与呕吐 3 个阶段。恶心时胃张力和蠕动减弱，十二指肠张力增强，可伴有或不伴有十二指肠液反流，干呕时胃上部放松而胃窦部短暂收缩；呕吐时胃窦部持续收缩，贲门上升并开放，腹肌收缩，膈肌下降，腹压增加，迫使胃内容物急速而猛烈地从胃反流经食管、口腔而排出体外。与此同时，声门反射性关闭，呼吸停止，软腭、舌骨、喉头抬举，关闭鼻咽与会厌通道，以防胃内容物进入鼻腔及呼吸道。这种复杂性而协调的反射动作是在延髓的呕吐中枢完成的。呕吐受延髓呕吐中枢和化学感受器触发区（cherrioreceptor trigger zone，CTZ）的调节。

呕吐的传入神经冲动来自 3 个方面：①末梢神经刺激：由咽、胃肠道、肝脏、胰腺、胆管、腹膜、肠系膜血管、冠状动脉、心脏、泌尿生殖系统等脏器通过迷走神经和交感神经系统的内脏传入神经，直接兴奋呕吐中枢。②中枢神经刺激：由视、嗅、味觉等神经反射，精神因素的影响，或脑部炎症、肿瘤、血管性病变，通过大脑皮质、延髓的神经冲动，直接兴奋呕吐中枢。③CTZ 刺激：由药物或代谢产物影响化学感受器触发区，触发神经冲动，传至呕吐中枢而使其兴奋引起呕吐。功能性呕吐患者中枢的感受阈一般较低。

呕吐运动的传出神经包括膈神经（支配膈肌）、脊髓神经（支配肋间肌及腹肌）、迷走神经传出纤维（支配咽喉肌）及迷走神经与交感神经内脏支传出纤维（支配胃肠平滑肌），通过协调运动，构成呕吐运动。

三、诊断

（一）病因

根据病因呕吐分为中枢神经性呕吐和反射性呕吐两种。消化系统疾病引起反射性呕吐，见于：

1. 胃及十二指肠疾病　感染或化学刺激引起的急性胃肠炎、慢性胃炎、消化性溃疡活动期、急性穿孔、幽门梗阻、大量出血、胃黏膜脱垂、急性胃扩张、胃扭转、肠系膜上动脉压迫所致十二指肠淤积、糖尿病神经病变或迷走神经切断术后的胃潴留和 Zollinger - Ellison 综合征。

2. 小肠与结肠疾病　急性肠炎、急性阑尾炎、机械性肠梗阻、绞窄性疝、急性出血坏死性肠炎、急性克罗恩病、Meckel 憩室炎、腹型过敏性紫癜、缺血性结肠炎和胃大部切除术后倾倒综合征。

3. 肝胆胰疾病　急性肝炎、慢性活动性肝炎、肝硬化、肝癌破裂、急性与慢性胆囊炎、胆石病、胆管蛔虫病和急性胰腺炎。

4. 腹膜与肠系膜疾病　急性腹膜炎、膈下脓肿、大网膜扭转、急性肠系膜淋巴结炎和肠系膜动脉栓塞。

（二）诊断

1. 病史　如下所述。

（1）呕吐与进餐的关系：骤起集体发病，应首先考虑食物中毒。活动性消化性溃疡病变位于幽门时，因该处有充血、水肿、痉挛，常可导致餐后呕吐。在餐后较久或积数餐之后才出现呕吐，见于消化性溃疡、胃癌、十二指肠病变或肠系膜上动脉压迫等引起的幽门、十二指肠慢性梗阻；也可见于糖尿病性神经病变、迷走神经切断术后引起的胃潴留。

（2）呕吐发生的时间：晨间呕吐在育龄女性应想到早孕反应，有时也见于尿毒症或慢性乙醇中毒。鼻窦炎时脓性分泌物刺激咽部，常有晨起恶心与干呕。夜间呕吐多见于幽门梗阻，这是由于日间多次进餐，有大量胃潴留，入夜时胃平滑肌已受明显牵涉而构成较强的传入神经冲动，兴奋呕吐中枢，引起呕吐。

（3）呕吐物性质：幽门梗阻的呕吐物含有隔餐或隔日食物，呈腐酵气味，一般不含胆汁。呕吐物中有多量胆汁者见于频繁剧烈呕吐、十二指肠乳头以下的十二指肠和空肠梗阻、胃空肠吻合术后。大量呕吐见于病程较长的幽门梗阻或急性胃扩张。呕吐物有粪臭提示小肠低位梗阻、麻痹性肠梗阻、有近端肠腔内细菌大量繁殖、胃结肠瘘等。

（4）腹痛：恶心与呕吐伴有腹痛者，可见于与急腹症相关的疾病，须认真进行鉴别诊断。有时腹痛可在呕吐之后获得暂时缓解，提示消化性溃疡、急性胃炎或高位肠梗阻；但在胆囊炎、胆石症、急性胰腺炎等，则呕吐多不能使腹痛得到缓解。

（5）其他：详细了解月经史、手术史、服药史、肝炎史、疾病史等可为恶心与呕吐诊断提供可靠的线索。

2. 体格检查　患者的精神状态、意识状态及营养状况。须检查有无发热、毒血症、酸中毒、呼吸酮味、尿味、肝臭，有无巩膜和皮肤黄染。应检查心肺情况，腹部检查重点应注意有无胃型、肠型、蠕动波和逆蠕动波，腹部有无压痛或肌卫，有无肝脾大、腹块、振水音等。

3. 辅助检查　应根据不同病因选择有利于诊断的辅助检查，如对呕吐物进行性状、镜下观察。怀疑食物中毒时，取呕吐物做细菌培养。疑为化学或药物中毒时对呕吐物行毒物分析，总之，对不同的病因有选择性地采用必要的辅助性检查，以便及时做出诊断。

（田　瑗）

第六节　消化不良

一、分类

消化不良（dyspepsia）是一种常见的症状，是指持续增长性或反复发作性的上腹部不适，伴有餐后饱胀、腹部胀气、嗳气、早饱、畏食、恶心、呕吐、大便不成形或腹泻、烧心、胸骨后痛及反酸等。根据其发生原因不同分为器质性和功能性两大类。

（一）器质性消化不良

除消化系统疾病可引起消化不良外，许多系统疾病也常引起消化不良。

1. 消化系统疾病　包括食管炎、食管癌、消化性溃疡、胃癌、胃切除术后、卓－艾综合征、结肠癌、溃疡性结肠炎、慢性肠道感染（细菌性、霉菌性、寄生虫）、肠细菌失调、小肠内细菌异常繁殖、胆囊炎、胆石病、慢性肝外胆管阻塞，胰腺炎、胰腺癌、胰腺囊性纤维化，肝炎、肝硬化，肝癌、原发性胆汁性肝硬化，淋巴管阻塞（包括肠淋巴管扩张症）、Whipple 病、淋巴细胞瘤、双糖酶缺乏症等。

2. 心血管疾病　见于缩窄性心包炎、充血性心力衰竭、肠系膜血管功能不全等。

3. 内分泌及代谢性疾病　包括糖尿病、甲状腺功能减退、甲状腺功能亢进、肾上腺皮质功能不全、甲状旁腺功能减退、垂体功能亢进或减退、类癌综合征、电解质紊乱等。

4. 免疫性疾病　包括非热带性口炎性腹泻、克罗恩病、自身免疫性肝炎、桥本甲状腺炎等。

5. 其他　如药物（非类固醇抗炎药、抗生素、洋地黄）、慢性中毒（工业、农药、金属）、酒精等。

（二）功能性消化不良

指通过各项检查未发现有消化系统及全身器质性疾病，而有消化不良表现者（参见本书功能性消化不良）。

二、临床表现

（一）器质性消化不良

具有原发病的临床表现、体征、实验室检查和特殊检查可见。

（二）功能性消化不良

消化不良是一组常见的消化道综合征，约 1/3 的人群患过此病，占消化门诊患者的 20% ~30%。病因尚不十分明确。临床上有持续性、反复发作的上腹部不适，餐后饱胀，腹部胀气，嗳气、厌食、恶心、呕吐、反酸等症状。经胃镜、胃肠 X 线造影、B 超等检查，除外胃肠和全身器质性病变，可诊断功能性消化吸收不良（参见本书功能性消化不良）。

（三）发酵性消化不良

系由肠内有糖类的异常分解所致，大便呈水样或糊状，多泡沫，呈酸性反应，每日数次至十几次，伴有肠鸣、腹胀与排气增多；如为成形便，则大便量多，多泡沫，状如发酵的面团。大便镜检可发现大量未消化的淀粉粒，用卢戈碘液可染成深蓝、蓝色、棕红等不同颜色。此外，卢戈碘液又可染出大量嗜碱性细胞，如酪酸梭状芽孢杆菌、链状球菌等。双糖酶缺乏症可出现原发性（遗传性或家族性）或继发性（获得性）双糖酶缺乏，包括乳糖酶、蔗糖酶缺乏。非热带性和热带性口炎性腹泻、节段性肠炎、肠道病毒和细菌感染、梨状鞭毛虫病、无 β 脂蛋白血症、囊性纤维化和溃疡性结肠炎都不能耐受乳糖或有乳糖酶缺乏，使双糖类在小肠积聚而引起消化不良。

（四）腐败性消化不良

系因肠内有蛋白质异常分解所致。大便溏，呈碱性反应，黄棕色，有特殊臭味。见于各种细菌感染性肠炎等。

（五）小肠细菌生长过度综合征

由于细菌在小肠繁殖引起吸收不良综合征。临床上以腹痛和痉挛、腹胀、脂肪泻与腹泻、体重减轻和营养不良为特征。患者常有糖类吸收不良、蛋白营养不良和维生素缺乏。细菌与内因子竞争摄取食物中的维生素 B_{12}，由维生素 B_{12} 缺乏引起巨幼红细胞性贫血。细菌过度生长影响胆盐代谢，使胆盐浓度降低、非结合胆盐浓度增高和结合胆盐浓度降低，致使肠内微胶粒形成障碍，从而导致吸收不良。

（六）胃次全切除术后消化不良

BillrothⅡ式胃次全切除术比 BillrothⅠ式易于出现脂肪酸泻，脂肪流失量通常为 7 ~10g/d。危重脂肪泻患者常有肠道脂肪消化障碍。各种胃次全切除术、迷走神经干切除术或幽门成形术的患者都可引起消化吸收不良，此与十二指肠释放胰泌素、胆囊收缩素 – 促胰酶素减少，并使胰腺分泌酶的反应受到抑制、胆盐代谢异常、肠道通过时间缩短等因素有关。

（七）短肠综合征

广泛的肠切除常可引起短肠综合征。一般来说，营养物的吸收受切除小肠部位和范围、是否保留了回盲瓣以及残存肠道适应性等影响，只要保留了近端十二指肠、回肠的后一半和回盲瓣，切除 40% ~50% 的小肠对吸收功能的影响不大，因此，不一定引起腹泻和吸收不良。

三、诊断

（一）病史

了解有无引起腹胀、腹鸣、早饱、恶心、呕吐、烧心等消化不良的疾病史，尤其是了解有无胃肠、肝胆及胰腺的疾病史。

（二）查体

应着重了解有无体重减轻、贫血、维生素缺乏、低蛋白血症等。

（三）实验室检查

1. 粪便中脂肪测定　脂肪定量分析是诊断脂肪泻简单而可靠的试验。正常人 24 小时内粪便排出的脂肪酸量 $<6g$，或脂肪酸吸收系数 $>94\%$；用 ^{14}C – 三酰甘油吸收试验，正常人每小时呼吸排出标记物大于给予量的 3.5%。

2. 胃肠道 X 线检查　胃和结肠检查常可提供重要的诊断线索。对发现胃回肠吻合术异常、硬皮病、Zollinger – Ellison 综合征、溃疡性结肠炎和肠瘘等均有重要意义。

3. 维生素 B_{12} 吸收的 Schilling 试验　回肠末端病变，胰腺外分泌功能不全的患者也常有维生素 B_{12} 吸收障碍。Schilling 试验也有助于小肠细菌过度生长，特别是盲袢综合征、硬皮病和多发性小肠憩室。如盲袢综合征时 Schilling 试验的第一、二部分异常。适当的抗生素治疗后 Schilling 试验可恢复正常。

4. 小肠活检　对吸收不良性疾病的诊断与鉴别诊断很有价值。

5. 胰泌素和其他胰腺试验　可了解胰腺功能是否健全。

6. 呼吸试验　^{14}C – 甘氨胆酸和 ^{14}C – 木糖呼吸试验对细菌过度生长有诊断价值。

（田　瑗）

第七节　腹胀

腹胀（abdominal disterition）是由于多种原因所引起的腹腔内胃肠道大量气体积聚或胃肠功能紊乱而无大量胃肠道积气，按其发生原因分为器质性腹胀和功能性腹胀两大类。正常人每天约有 600mL 气体从直肠内排出。气体主要成分有氮气、氧气、氢气、甲烷及二氧化碳等。氮气是肠道内的主要气体，主要由吞咽入胃或血液弥散而来。腹胀患者每天约有 400mL 氮气停留在肠道内。氢气主要由未吸收的碳化氢或蛋白质通过结肠细菌作用而产生。来自结肠细菌的代谢还可产生甲烷（CH_4）。小肠上部盐酸与重碳酸盐中和时可产生二氧化碳，结肠内细菌可致双糖类和脂肪酸产生二氧化碳，二氧化碳也可因摄入谷类和其他未被吸收的低聚糖而产生。腹胀可为人的主观感觉，也可为客观检查所见。可为生理性的，如晚期妊娠，肥胖者腹壁脂肪堆积等；但临床上大多为病理性的，如胃肠胀气、大量腹腔积液、腹腔内巨大肿物所致的腹胀。腹胀本身对人体无多大危害，由器质性所致者除去病因后常可恢复。

一、功能性腹胀

所谓功能性腹胀为功能性胃肠功能紊乱，无器质性胃肠病可查。国外学者报道，有 25% 男性和 30% 女性有腹胀，而在便秘的人群中 32% 有腹胀的症状，伴有腹部胀满、腹鸣及排气多等伴随症状。腹胀的发病机制尚不明了，腹胀的感觉可发生于胃或肠的任何部位，且因个体的耐受力不同而程度也不同。有学者认为，腹胀不是因为气体过多引起消化道扩张，而是因为肠道运动增加所致，腹胀与内容物转运缓慢有关，也可能与心理因素有关。

（一）病因与发病机制

1. 咽入胃内的空气过多　通常情况下胃肠道存有少量气体，约 150mL，其中胃内气体不超过 80mL，每吞咽一次有 2 ~ 3mL 气体进入胃内，如进食过快、唾液分泌过多、嚼口香糖及吸烟、饮碳酸饮料，则有可能引起咽下的空气过多。

2. 食豆类食物过多　低聚糖、木苏糖、棉子糖等在豆类含量较多，过多地食入后未消化和吸收的部分被肠道的细菌分解而产生氢气，导致腹胀。

3. 晚期妊娠　妊娠晚期子宫过大或压迫胃肠道，也可以产生腹胀。

（二）诊断与鉴别诊断

（1）病史在3个月以上，并能排除功能运动性疾病：如肠易激综合征、功能性消化不良。

（2）能排除功能运动性疾病：如肠易激综合征、功能性消化不良。

（3）腹胀与消化不良无关，也无器质性胃肠疾病或全身性疾病。

具有以上三点的基础上，患者胃肠胀满不适，或有嗳气或排气过多伴有腹部胀满者，并可排除器质性病因者即可诊断。

诊断功能性腹胀时，应与器质性腹胀相鉴别。应寻求有无导致腹胀的器质性病因，与功能性腹胀进行鉴别。

（1）胃肠道器质性病变：急性胃扩张、幽门梗阻、肠梗阻、肠麻痹、顽固性便秘、胃肠道恶性肿瘤以及呼吸衰竭、心力衰竭、毒血症、败血症等。

（2）胃肠道功能障碍：是因腹胀而就诊的主要原因，这类患者经临床检查未发现器质性病变，主要是由于胃肠道运动不协调、顺应性降低以及肌电活动异常所致。常见者有功能性消化不良（functional dyspepsia，FD），胃轻瘫（gastroparesis），肠道易激综合征（irritable bowel syndrome），习惯性便秘，肝、脾区综合征（hepatic or splenic flexure syndrome）和胃肠功能异常性疾病，如吞气症（aerophagia）、结肠假性梗阻（Ogilvie syndrome）等。

（3）全身疾病对胃肠道的影响：糖尿病，甲状腺功能减退症，硬皮病，电解质紊乱：如低血钾，慢性肾脏和肺脏等器官的严重病变也可累及胃肠道，造成积气增多，出现腹胀。

（4）药物的影响：应用抑制肠蠕动的药物，如抗胆碱类药物、麻醉药物和钙通道阻滞剂等可诱发或加重腹胀，一旦停药后大多数腹胀可逐渐缓解。

如能排除上述因素，患者有腹胀时则可多考虑为功能性者。

二、器质性腹胀

若因器质性病因引起，则腹胀常持续而顽固，并可有渐进性加重的特征。

1. 胃排空迟延　胃排空包括液体和固体排空。现已可用核素法、X线法、插管法和超声法正确了解胃体和固体食物的排空速率。引起胃排空延迟的病因有功能性消化不良、慢性胃炎、消化性溃疡、特发性胃轻瘫、糖尿病胃轻瘫、神经性畏食、胃迷走神经干切断加幽门成形术后、胃术后胆汁反流、肥厚性幽门梗阻、胃窦癌、胃息肉、胃黏膜脱垂等。远端胃功能障碍时，由于研磨食物的功能受损，表现为固体食物排空延迟；而近端胃功能障碍时，由于胃腔内压力降低，固体及液体排空均延迟。临床上表现为食欲不振、餐后持续上腹饱满、恶心、呕吐及腹痛等。

此外，一些药物如鸦片、抗胆碱能制剂、左旋多巴、β－肾上腺素能药（异丙基肾上腺素、舒喘宁等）、氢氧化铝、乙醇也可引起胃排空延迟。电解质代谢紊乱，如低钾、低钙、低镁血症，一些全身性疾病，如甲状腺功能低下症、尿毒症、肝性脑病、高血糖、酸中毒等均可有胃排空延迟。凡有胃排空延迟的疾病或因素均可出现程度不等的腹胀。

2. 小肠疾病　见于肠梗阻，其中包括机械性肠梗阻、急性小肠假性梗阻、慢性特发性小肠假性梗阻、动力性及缺血性肠梗阻、小肠便秘、糖类吸收障碍，尤其是乳糖吸收障碍，进食淀粉可使腹胀加重。此外，还有麻痹性肠梗阻、小肠肿瘤、小肠功能性消化不良、空肠憩室病、肠易激综合征、Crohn病、放射性小肠结肠炎、急性肠炎、肠结核等。

3. 大肠疾病　见于各种原因引起的便秘、溃疡性结肠炎、巨结肠、溃疡性直肠炎和左半结肠炎、肛周Crohn病和急性结肠性梗阻（Ogilvie综合征）。巨结肠的主要特征是结肠性扩张，有时表现为结肠过长。患者主要表现为慢性便秘。在严重病例中，由于结肠胀气（慢性结肠假性梗阻）可引起腹痛和腹胀。直肠脱垂、结肠息肉、大肠癌和腺瘤、结肠梗阻、结肠憩室也可出现腹胀。

4. 全身性疾病　糖尿病酮症、尿毒症、低钾、低钙、低镁血症、垂体功能低下、甲状腺功能低下、甲状腺功能亢进症、嗜铬细胞瘤、进行性系统性硬皮病、皮肌炎、肌强直性营养不良等可出现腹胀。根据上述疾病的相应临床表现及有关化验检查和特殊检查，不难做出诊断。

5. 神经病变　见于神经节瘤病、自主神经病、脑血管意外、脑肿瘤、帕金森病、脊髓创伤、多发性侧索硬化、马尾肿瘤、脑脊膜膨出等。

6. 其他　肝硬化、肝胆系统肿瘤、腹膜炎或感染性毒血症、肠系膜血管栓塞或血栓形成等均可以引起腹胀。

三、诊断

关于功能性腹胀，若病史在 3 个月以上，并能排除功能运动性疾病，如功能性消化不良、肠易激综合征、腹胀与消化不良无关，也无器质性胃肠病或全身性疾病时，患者胃肠积气过多，临床上有嗳气和排气过多，并伴有腹部胀满者则可以诊断。

器质性腹胀，则常有原发病存在，且由不同病因引起的疾病其临床表现各异。腹胀常为伴随症状，而非主要表现。必要时行胃肠动力功能检查以协助诊断。在诊断时应注意排除腹腔积液、腹内包块、膀胱充盈等引起的非充气性腹胀。

四、治疗

（一）病因治疗

对器质性腹胀应重视原发病的治疗，以免贻误病情，因为单纯性腹胀本身对机体的生命并无多大威胁。如由胃排空迟延所致者应明确原因，针对性不同疾病进行病因治疗。

（二）功能性腹胀

如考虑为与心理因素有关，应注意解除患者的思想顾虑与焦虑，多给予精神上的鼓励，免除语言、环境对患者的不利影响。也可以适当用些抗抑郁药如黛安神治疗。伴便秘时给予乳果糖等通便治疗或用蒙托石可使腹胀得到减轻。

（三）对症治疗

口服助消化吸收剂，如米曲菌胰酶、复方消化酶、胰酶肠溶胶囊等对消化不良和腹胀有一定的疗效，尤其是肠源性腹胀效果尤佳。对无梗阻性胃源性腹胀可用促胃动力学药，如为力苏、莫沙比利（加斯清、瑞琪）、吗丁啉等，治疗后可减少嗳气，促使胃幽门开放和胃排空，同时有通便作用，故对便秘的腹胀患者有治疗作用。肛管排气、松节油热敷有一定疗效。对腹胀患者可行胃肠减压，并给予吸氧，因吸氧可使肠内溶解度降低，取代不易吸收的氮，从而使腹胀减轻。对动力减退性腹胀可用新斯的明 15mg，3 次/d 口服或 0. 5mg 肌内注射，无效时可用高渗盐水灌肠。对动力增强性腹胀，可用抗胆碱能药、地巴唑及镇静剂等。近年提倡用蒙托石 6g，3 次/d，饭前口服治疗腹胀。蒙托石为全消化道黏膜保护剂，有固定率细菌，对酵解过程中产生的氢气有吸附能力，从而治疗腹胀。池肇春等用蒙托石治疗腹胀 30 例，有效 56. 1%，显效 33%，无效 9. 9%，总有效率 89. 1%。

中医药学认为，腹胀是由肝郁气滞、气机失调所致，治宜疏肝理气。常用方剂为柴胡疏肝散合平胃散加减。方剂：柴胡 9g，香附 9g，川芎 6g，白芍 9g，枳实 6g，陈皮 9g，厚朴 6g，苍术 9g，茯苓 12g，大腹皮 12g。若腹胀甚加木香，纳差加麦芽、神曲。此方适用于功能性腹胀。

（田　瑗）

第八节　腹痛

一、急性腹痛

急性腹痛具有起病急、变化快的特点，内、外、妇、儿临床各科均可引起。

（一）病因

引起急性腹痛的疾病分为腹腔内脏器病变与腹腔外（全身疾病）两大类。

1. 腹膜急性炎症　腹膜有炎症时，可引起相应部位的疼痛，具有以下特点：①疼痛定位明确，一般位于炎症所在部位；②疼痛呈持续性锐痛；③因体位改变、加压、咳嗽或喷嚏而加剧，患者被迫静卧；④局部压痛、反跳痛与肌紧张；⑤肠鸣音消失。

2. 腹腔内脏器急性炎症　如急性胃炎、急性胆囊炎、急性胰腺炎、急性肝炎等。

3. 空腔脏器梗阻或扩张　腹内空腔脏器阻塞引起的典型疼痛为阵发性或绞痛性。在病情加重时空腔脏器扩张也可引起持续性疼痛。

4. 脏器扭转或破裂　腹内有蒂器官（卵巢、胆、脾、妊娠子宫、肠系膜、大网膜等）扭转时，可引起剧烈的绞痛或持续性疼痛，有时并发休克。脏器急性破裂，如肝破裂、脾破裂、异位妊娠破裂等，疼痛急剧并呈持续性，常有内出血征象，严重时发生休克。

5. 腹腔血管阻塞　如肠系膜血管血栓形成或夹层动脉瘤和腹主动脉瘤将要破裂时。

6. 中毒与代谢障碍　中毒与代谢障碍所致的腹痛特点是腹痛剧烈而无明确定位，症状虽剧烈而腹部体征轻微，有原发病的临床表现与实验室证据。可引起急性腹痛的中毒及代谢障碍性疾病有铅中毒、血卟啉病、尿毒症与糖尿病酮症酸中毒等。

7. 变态反应性疾病　如过敏性紫癜、腹型风湿热等。

8. 胸腔疾病牵涉痛　胸腔疾病如下叶肺炎、肺梗死、急性心肌梗死与食管疾病均可引起腹部牵涉痛。症状可类似急腹症，但腹部一般无压痛。胸部体征、X 线胸片与心电图的阳性结果有助明确诊断。

（二）诊断

结合问诊、体格检查、实验室与器械检查，必要时还须进行剖腹探查，方能明确诊断。

1. 问诊　重点注意如下几方面。

（1）起病诱因与既往史：急性胃肠炎、急性胰腺炎、消化性溃疡急性穿孔多因暴食而诱发。胆绞痛往往发作于高脂肪餐后。育龄妇女停经后的急性腹痛须注意异位妊娠破裂。既往有腹腔手术史或腹腔结核史者应注意急性机械性肠梗阻。患有高血压动脉硬化者应注意急性心肌梗死与夹层动脉瘤，以及肠血管栓塞。

（2）起病方式：突起疼痛者，常见于胆管蛔虫、胃穿孔及心肌梗死。其他如结石嵌顿、急性梗阻、肠血管栓塞、急性炎症等也呈急性起病，但疼痛开始较轻，在 10 余分钟到半小时内增剧到高峰，与前者略有不同。

（3）腹痛性质：小肠病变如炎症或梗阻和胆管蛔虫引起的急性腹痛多呈阵发性绞痛；而持续性剧痛伴阵发性加剧者，多为炎症伴有管道痉挛或结石嵌顿，如胰腺炎、胆结石、肾结石等；仅有持续性剧痛者，多为炎症而无管道痉挛，如腹膜炎、肝脓肿、内出血等。

（4）腹痛部位与疾病的关系：一般腹痛部位即为病变部位，但也有不符合者：①痛在腹中线部，而病变在侧腹或胸腔（如阑尾炎的早期或心肌梗死等）。②痛在侧腹部，而病变在胸腔或脊柱（如肺炎、脊神经受压或炎症所致的刺激性疼痛）。

（5）腹痛与其他症状的关系：①发热与腹痛：发热在先，腹痛在后者，多为不需手术的内科疾病所致。反之，先腹痛后发热，多属需手术的外科疾病。②腹泻与腹痛：腹泻伴腹痛者，须注意急性胃肠炎、细菌性食物中毒、急性出血坏死性肠炎等。③腹痛与血尿：多见于泌尿系统疾病。④腹痛伴呕吐：急性腹痛伴呕吐、腹胀、肛门停止排气排便，应注意肠梗阻。

（6）急性腹痛的放射痛：急性胰腺炎的疼痛可向左腰背部放射，胆囊炎、胆石症的疼痛可向右肩背部放射，输尿管结石绞痛常向会阴部或大腿内侧放射。

2. 体格检查　有所侧重而又系统的体格检查有助于急性腹痛的病因诊断。特别注意患者腹痛时的体位，有否黄疸、发热，心肺有否阳性体征。腹部检查是重点，注意腹式呼吸是否存在、有无胃肠型或蠕动波。腹部压痛、肌紧张与反跳痛是腹膜炎的指征。腹部压痛最明显处往往是病变所在，如麦氏点压痛往往提示急性阑尾炎，墨非征阳性提示胆囊疾患。叩诊发现肝浊音界缩小或消失，是急性胃肠穿孔或高度肠胀气的指征。腹移动性浊音阳性则提示腹腔内积液或积血。听诊发现肠鸣音亢进、气过水声、金属音，是肠梗阻的表现；若肠鸣音明显减弱或消失，则提示肠麻痹。对疑有腹腔内出血者，应及早行腹腔穿刺予以确诊。

3. 辅助检查　血、尿常规及淀粉酶、血生化、X 线胸腹部透视或摄片、心电图检查是病因未明的急生腹痛患者的必检项目，可以筛选大部分的腹痛常见病因。根据具体病情再选择其他检查，如 B 超、CT 等。

（三）治疗

准确、全面询问病史与体格检查，抓住主要矛盾，进行诊断与治疗。特别注意以下几点：对伴有休克等危重征象者，应先进行抗休克等抢救措施，而不要忙于做有关检查；对有腹腔内出血、肠梗阻或腹膜刺激征等征象者，应紧急处理，并请外科医生进行诊治；先考虑常见病，后考虑少见病。诊断未明确前，特别是未排除外科急腹症时，禁用吗啡、哌替啶等麻醉药；部分患者早期症状、体征不典型，应严密观察，及时做有关检查，以求尽早明确诊断。

二、慢性腹痛

慢性腹痛是指起病缓慢、病程长或急性起病后时发时愈的腹痛。

（一）病因

引起慢性腹痛的原因很多，可为单一因素，也可为多种因素共同参与：①腹腔慢性炎症：如结核性腹膜炎、慢性胰腺炎、慢性盆腔炎等；②化学性刺激：如消化性溃疡；③腹腔或脏器包膜的牵张：各种原因引起的肝大、手术后或炎症后遗的腹膜粘连；④脏器慢性扭转或梗阻：如慢性胃扭转、肠粘连引起的腹痛；⑤中毒与代谢障碍：铅中毒、血卟啉病、尿毒症；⑥肿瘤压迫或浸润；⑦神经精神因素：功能性消化不良、肠易激综合征、胆管运动功能障碍等。

慢性腹痛的部位大多和罹患器官的部位相一致，而中毒与代谢障碍，以及神经精神因素引起的慢性腹痛则部位不固定或范围较广泛。

（二）诊断

需结合病史、体格检查、实验室及器械检查资料，做出正确诊断。

1. 过去史　急性胰腺炎、急性胆囊炎、腹部手术等病史，对提供慢性腹痛的病因诊断有帮助。

2. 腹痛的部位　腹痛的部位与相应部位的器官往往有关系。

3. 腹痛的性质　饥饿或夜间出现的上腹部烧灼样痛是十二指肠溃疡的特征性症状；结肠、直肠疾病常为阵发性痉挛性腹痛，排便后疼痛常可缓解。

4. 腹痛与体位的关系　胃黏膜脱垂症患者左侧卧位可使疼痛减轻或缓解，而右侧卧位则可使疼痛加剧；在胃下垂、肾下垂与游动肾患者，站立过久及运动后疼痛出现或加剧，在前倾坐位或俯卧位时出现。良性十二指肠梗阻餐后仰卧位可使上腹痛加重，而俯卧位时缓解。

5. 腹痛与其他症状的关系　如下所述。

（1）慢性腹痛伴发热：提示有炎症、脓肿或肿瘤的可能性。

（2）慢性腹痛伴呕吐：慢性上腹部疼痛伴呕吐宿食应注意幽门梗阻（溃疡病或胃癌引起）；若呕吐物含胆汁成分，则应注意各种原因引起的十二指肠壅积症。

（3）慢性腹痛伴腹泻：多见于肠道慢性炎症，也可见于肿瘤、肠易激综合征或慢性肝脏或胰腺疾病。若伴腹泻血便，应注意慢性细菌性痢疾、溃疡性结肠炎、克罗恩病，特别注意排除结肠癌。

（4）慢性腹痛伴有包块：可见于腹腔内肿瘤、炎症性包块、慢性脏器扭转。若左下腹包块表面光滑、时有时消，应注意痉挛性结肠或粪块。

根据患者的具体情况，选择恰当的实验室与器械检查，进行全面分析，一般可做出正确的诊断。对经过各项检查仍未发现器质性病变而做出功能性腹痛（如肠易激综合征、功能性消化不良等）的患者，仍应定期追踪复查，以免遗漏器质性疾病的诊断。

（三）治疗

针对病因进行治疗及对症治疗。

（田　瑗）

第九节　急性腹泻

一、概述

急性腹泻（acute diarrhea）是指排便次数增多，并呈不同程度的稀便或水样便。往往伴有肠痉挛所致腹痛，病程在2个月之内。正常人排便次数因人而异，每日1~2次或2~3日一次均属正常。但排便的水量每日不应超过200ml，粪便成形，不含有异常成分。肠黏膜分泌旺盛，肠吸收减少，肠蠕动亢进，致使肠腔内渗出增多，渗透压过高为急性腹泻的主要发病机制。腹泻主要取决于大肠的蠕动、分泌与吸收功能的失调，在小肠单独病变时可无腹泻。小肠炎所致的腹泻，其特点是大便每天3~6次，可无腹痛，常有腹鸣，大便呈稀糊状或水样，量多，常因混有胆汁而呈黄绿色。结肠炎所致腹泻，大便次数多，每日10~15次或更多，量少，伴下腹痛或里急后重，大便常混有黏液和脓、血。

二、病因

引起急性腹泻的病因很多，可归纳为以下几个方面：

（一）急性食物中毒

（1）沙门菌属性食物中毒。

（2）金黄色葡萄球菌性食物中毒。

（3）副溶血弧菌性食物中毒。

（4）致病性大肠杆菌性食物中毒。

（5）变形杆菌性食物中毒。

（6）空肠弯曲菌食物中毒。

（7）耶尔森菌感染食物中毒。

（8）真菌性食物中毒。

（9）嗜盐菌性食物中毒。

（二）急性肠道感染

（1）病毒性胃肠炎。

（2）急性细菌性痢疾。

（3）急性阿米巴痢疾。

（4）霍乱。

（5）类志贺毗邻单胞菌腹泻。

（6）小肠细菌过度生长综合征。

（7）急性血吸虫病。

（8）白色念珠菌性肠炎。

（三）急性中毒

1. 植物类急性中毒　如下所述。

（1）发芽马铃薯中毒。

（2）乌头中毒。

（3）白果中毒。

（4）毒蕈中毒。
（5）油桐子中毒。
（6）苍耳子中毒。
（7）其他植物中毒。
2. 动物类急性中毒　如下所述。
（1）河豚鱼中毒。
（2）动物肝脏中毒。
（3）其他。
3. 药物急性中毒　如下所述。
（1）洋地黄类中毒。
（2）利福平中毒。
（3）磺胺类药物中毒。
（4）高锰酸钾中毒。
（5）锑剂中毒。
（6）亚甲蓝中毒。
（7）抗生素相关性肠炎。
4. 农药中毒　如下所述。
（1）有机磷中毒。
（2）有机汞杀菌剂中毒。
（3）有机砷杀菌剂中毒。
（4）氯酸钠中毒。
5. 工业急性中毒　如下所述。
（1）汞中毒。
（2）铬中毒。
（3）镉中毒。
（4）钡中毒。
（5）镁中毒。
（6）铜中毒。
（7）磷中毒。
（8）酚中毒。
（9）萘中毒。
（10）氯乙醇中毒。
（11）有机氟中毒。
（12）其他。

（四）全身性疾病

（1）各种感染性疾病
A. 病毒感染性疾病。
B. 细菌感染性疾病。
C. 螺旋体病。
D. 真菌感染。
E. 原虫感染性疾病。
F. 蠕虫感染性疾病。
（2）代谢与内分泌疾病
A. 甲状腺功能亢进危象。

B. 甲状腺功能低下危象。

C. 糖尿病酮症。

D. 慢性肾上腺皮质功能减退危象。

（3）肿瘤。

（4）急性脏器衰竭。

（5）自身免疫性疾病。

三、诊断与鉴别诊断

急性腹泻起病急骤，每天排便可达10次以上，粪便量多而稀薄，常含病理成分，如致病性微生物、食入的毒性物质、红细胞、脓细胞、大量脱落的肠上皮细胞，排便时常伴腹鸣、肠绞痛或里急后重。由于肠液为弱碱性，大量腹泻时可引起脱水、电解质紊乱与代谢性酸中毒。伴重度脱水者见于霍乱或副霍乱、沙门菌食物中毒。伴里急后重者见于急性痢疾、慢性痢疾急性发作、直肠癌等。伴明显体重减轻者见于消化系肿瘤。

诊断急性腹泻时应重视流行病学调查。急性腹泻发生于夏秋季者，多见于病毒性肠炎、急性细菌性痢疾、细菌性食物中毒、伤寒或副伤寒、霍乱或副霍乱等。急性食物中毒有吃不洁食物史，常集体发生、潜伏期短。菌群失调与菌交替症有长期应用抗生素病史。血吸虫病有严格的地区性与疫水接触史。

体格检查应注意患者有无发热、失水、皮疹、黄疸、关节肿痛、腹部包块等。实验室的检查包括血、尿、粪三大常规，大便涂片培养对诊断与鉴别诊断价值极大。急性腹泻患者一般不做X线和内镜检查。

从病史、流行病学特征、查体和有关实验室检查可将不同原因所致的腹泻进行鉴别诊断。

四、植物类急性中毒引起腹泻

1. 发芽马铃薯中毒　食入未成熟的或发芽马铃薯后数十分钟或数小时发病，首先出现消化道症状，咽喉部及口腔有烧灼感和痒感，继之腹上区烧灼、疼痛，伴有恶心、呕吐、腹痛、腹泻，偶有黏液血便等。严重者高热、全身痉挛、昏迷和呼吸中枢麻痹。反复吐泻重者可有脱水、酸中毒和血压下降。

2. 乌头中毒　中毒与乌头碱有关。可使中枢神经与周围神经先兴奋而后抑制、麻痹。迷走神经兴奋则表现为恶心、呕吐、流涎、腹痛和腹泻，少数可有血样便，有里急后重，酷似痢疾。此外，尚有神经系统、循环系统和呼吸系统表现，如四肢麻木、痛觉减弱或消失、心悸、心律失常、急性肺水肿等。

3. 白果中毒　成人食白果20～30粒，3～5岁儿童食10～15粒即可引起中毒。白果中毒多发生于儿童，年龄越小，中毒症状越重。潜伏期1～12小时不等，最长可达16小时。早期有消化道症状，表现为恶心、呕吐、腹痛、腹泻及食欲不振，继之出现烦躁不安、惊厥、肢体强直、昏迷、瞳孔散大等神经系统症状，也可引起呼吸困难或肺水肿。部分患者有末梢神经功能障碍，表现为两下肢轻瘫或完全性弛缓性瘫痪。

4. 毒蕈中毒　可引起胃肠炎型中毒的毒蘑菇在我国有80余种，主要有黄黏盖牛肝、毛头乳菇、毒红菇、虎斑蘑等。潜伏期较短，一般在食后10分钟至2小时发病。轻、中度中毒者，出见恶心、呕吐、上腹不适、流涎；较重的中毒患者可有腹痛、腹泻、大便为水样便，大便中有黏液及红细胞，无里急后重。重症病例发生呕血、便血、黄疸、抽搐，如发生急性肝衰竭或急性肾衰竭者预后不良。

5. 油桐子中毒　油桐子的主要成分桐酸约占90%，对肠道有强烈的刺激作用，可引起恶心、呕吐和腹泻，有剧烈腹痛，粪便中可带血液。中毒严重者伴有继发性脱水和酸中毒。肝受累可致中毒性肝病，神经系统症状有头痛、烦躁、惊厥以至发生昏迷和休克。亚急性中毒时胃肠症状较轻，常在食用期间出现食欲不振、恶心、呕吐、腹上区不适及烧灼感、腹泻。胃肠道症状持续3～41天后出现全身症状，包括乏力、双下肢水肿、四肢酸痛及发软、发麻。多有不同程度的体温增高，少数患者有贫血和心力衰竭。

6. 苍耳子中毒　苍耳的叶、幼苗及其果实有毒。果实含苍耳苷，种子含毒蛋白、毒苷等，叶含苍耳内酯、隐苍耳内酯等，可损害心、肝、肾，同时可引起消化及神经系统功能障碍。

一般食后2~3天发病，快者食后4小时，慢者长达5天发病。早期症状有头痛、头晕、全身不适、恶心、呕吐，呕吐物呈咖啡色，并有轻度腹胀，常伴有腹泻。误吃较大量时出现神经精神症状、口渴、尿少，继之出现广泛出血、黄疸和昏迷。严重者发生中毒性脑病，甚至出现腹腔积液。不少患者于中毒后5~7天出现肝脏肿大，质软，有压痛，肝功能轻、中度改变，胆红素和ALT常增高。

五、动物类急性中毒

1. 河豚鱼中毒　河豚鱼含河豚毒素，为一种非蛋白质的神经性毒素，其毒性较氰化钠大1 000倍。多于食后0.5~2小时发病，首先发生胃部不适、恶心呕吐、腹痛、腹泻、大便可带血，随后出现全身麻木、四肢无力、肌肉软瘫、呼吸困难、血压下降、昏迷，最后可因呼吸中枢麻痹或房室传导阻滞而死亡。

2. 动物肝脏中毒　最主要的是鲨鱼肝中毒，鳇鱼、鳕鱼、马鲛鱼的肝也可引起中毒，其他动物，如狗、狼、狍、猪、貂、熊肝亦可引起急性中毒。可能是由维生素A代谢产物维生素A酸或其他衍生物所致。食后0.5~9小时发生恶心、呕吐、腹痛、腹泻、头晕、无力、发热、畏寒、心动过速、眼结膜充血及皮肤潮红。

3. 其他　地龙、水蛭、蜂蜜、马峰蛹等中毒后常引起腹痛、腹泻，有时大便带血。

六、抗生素相关性肠炎

目前认为抗生素相关性肠炎（antibiotic associated colitis）由艰难梭状杆菌（Clostridium diffcile）所致，它是一种革兰阳性专性厌氧菌。它不是肠道正常菌群，而是从周围环境中获得。如本菌已存在于消化道，几乎只在接受抗生素治疗时该菌才异常增殖，继而发生感染。所有抗生素几乎均可诱发本病。常引起本病的抗生素有苄星青霉素、氯霉素、头孢菌素类、氨苄西林、林可霉素、克林霉素、利福平等。以氨苄西林和克林霉素所致者为最多见。一般是口服抗生素比注射给药更易诱发本病。

本病多发生在老年患者。有1/2~2/3患者的肠炎发生于抗生素治疗后4~10天；也可在用药1~2天后即发病，近1/3患者发生在停药后1周内，最长可在停药后6周发生。临床主要表现为腹泻，严重程度不等，可分为轻型、中型和重型，每日腹泻3~4次至20余次不等，主要为水泻、黏液便，5%~10%的患者可发生血便，中型和重型患者水样便中可见漂浮的伪膜。其次为腹痛，同时可伴有发热和外周白细胞增高，可被误诊为急腹症。严重病例出现全身中毒症状，表现为脱水、电解质紊乱、低血压甚至发生休克、DIC，常可并发中毒性巨结肠、肠出血或肠穿孔而危及生命。直肠镜或纤维结肠镜检查所见，在肠壁上散在米粒样隆起，大小为1~10mm，白色或微黄，圆形或卵圆形，边界清楚，周边黏膜略有水肿，可能合成片状绿色或棕色的伪膜而脱落，脱落处呈阿弗他溃疡。伪膜由黏膜碎片、中性粒细胞等炎症细胞、纤维素和上皮细胞组成。

七、急性农药中毒引起腹泻

1. 有机磷中毒　引起毒蕈样症状时，抑制心血管系统出现心率缓慢、血压下降；胃肠平滑肌收缩而致腹痛、腹泻、恶心、呕吐；膀胱逼尿肌收缩而出现尿失禁；汗腺和唾液腺分泌增加，出现大汗、流涎；支气管腺体分泌增加和平滑肌收缩，引起痰液增多、呼吸困难、双肺大量湿啰音；双侧瞳孔缩小等。

2. 有机汞杀菌剂中毒　急性中毒时潜伏期短，初期表现为头痛、头晕、全身无力、睡眠欠佳、口干、出汗、流涎、食欲不振、腹痛、腹泻、恶心、口内金属味等。后期出现心、肝、肾等脏器受损征象。

3. 有机砷杀菌剂中毒　由消化道引起的中毒，以急性胃肠炎症状为主。起初口内有金属味，以后可有腹上区不适、恶心、呕吐、腹痛、腹泻、水样黏液便或米汤样大便，有时混有血，并有里急后重、口渴、肌肉抽搐等，重者有兴奋、谵妄、四肢痉挛、昏迷、休克等。

4. 氯酸钠中毒　氯酸钠为天然性除莠剂。误服吸收中毒时表现恶心、呕吐、腹痛、腹泻、乏力、头痛、眩晕、四肢麻木、呼吸困难、发绀。甚者可发生谵妄、痉挛、休克及急性肾衰竭。肝脏损时表现肝大和黄疸。

八、工业急性中毒引起腹泻

1. 汞中毒　误服汞的化合物可经消化道中毒，表现恶心、呕吐、食欲不振、剧烈腹痛、腹泻、呕吐物中有血液，大便为黏液便或血便，并含有脱落的肠黏膜。有明显的口腔症状，口中有金属味，流涎齿龈黏膜肿胀、疼痛、充血或形成溃疡。其他尚有泌尿系统和神经系统症状。

2. 铬中毒　金属铬一般不引起中毒，以六价铬毒性最大。铬盐多由消化道进入体内。经消化道中毒者，大量铬盐引起呕吐、腹痛、腹泻、便血、烦躁、呼吸急促、血压下降，严重者引起休克、昏迷或因肾衰竭而致死。

3. 镉中毒　在镀镉器皿内调制或贮存酸性食物及饮料，或误服镉化合物可引起中毒。表现为恶心、呕吐、腹痛、腹泻和里急后重感，重者有头痛、眩晕、感染障碍，甚至抽搐。

4. 钡中毒　误服可溶性钡盐可引起急性中毒，最初出现恶心、呕吐、腹泻、腹绞痛，伴有头晕、头痛、复视、肌肉颤动、抽搐。严重中毒时有进行性肌麻痹，周身发麻，肢体活动困难，呼吸麻痹出现呼吸困难。心电图有窦性心动过速、早搏、心室颤动等改变。

5. 镁中毒　经消化道而致中毒者，可引起胃部剧痛、呕吐、水泻、烦躁、呼吸困难、发绀，重者心跳减慢、血压下降、昏睡、昏迷等。

6. 铜中毒　误服后多在15分钟至1小时发病，有头痛、头晕、全身乏力、口腔黏膜蓝染、口内金属味、呕吐、恶心、剧烈腹痛和腹泻，并可发生呕血和黑便。较重者有发热、心动过速、血压降、昏迷、痉挛等症状，部分患者有肝损害，也可发生急性肾衰竭。

7. 磷中毒　误服黄磷及其制品引起的中毒，先感咽喉、食管及腹上区烧灼样疼痛，继之恶心、呕吐、呕血、便血等，中毒严重者，可有肝肾衰竭及谵妄、昏迷等表现。

8. 酚中毒　经消化道中毒者，有口腔、咽喉、食管及胃部烧灼感，口腔黏膜糜烂，并有口渴、恶心、呕吐、呕吐物为棕黑色，腹痛、腹泻、血便、呼吸有酚味，常有肝、肾损害。

9. 萘中毒　误服中毒者有恶心、呕吐、腹泻、少尿、血尿、贫血、黄疸、排尿疼痛等。重者可发生惊厥及昏迷。

10. 氯乙醇中毒　吸入中毒早期有头晕、嗜睡、恶心和呕吐。数小时后出现剧烈头痛、呼吸困难、烦渴、腹泻、共济失调、血尿、谵妄、休克和昏迷，重者发生脑水肿、肺水肿、呼吸衰竭。

11. 有机氟中毒　八氟异丁烯中毒后数小时即有咳嗽、胸痛、胸闷，并伴有头痛、头晕、恶心、呕吐、腹泻等，甚至可发生肺炎或肺水肿。

九、全身性疾病

（一）各种感染性疾病

全身各种感染性疾病，由于高热、毒素、胃肠功能障碍等因素均有可能引起腹泻。

1. 病毒感染性疾病　如流行性感冒、病毒性肝炎、肠道病毒感染、脑炎、流行性出血热发热期、艾滋病急性期、麻疹等。

2. 细菌感染性疾病　如大叶性肺炎、败血症、伤寒与副伤寒、葡萄球菌感染、厌氧菌感染、结核病、布鲁杆菌病、细菌性食物中毒。

3. 螺旋体病　如钩端螺旋体病、回归热。

4. 真菌感染　如肠道念珠菌病、播散性组织胞浆病。

5. 原虫感染性疾病　如阿米巴病、肠滴虫病、疟疾、黑热病。

6. 蠕虫感染性疾病　如血吸虫病、华支睾吸虫病、并殖吸虫病、肝变形吸虫病、姜片虫吸虫病、钩虫病、蛔虫病、类圆线虫病、毛圆线虫病、广州管圆线虫病、旋毛虫病、绦虫病。

（二）代谢与内分泌疾病

如甲状腺功能亢进危象、甲状腺功能低下危象、糖尿病酮症、慢性肾上腺皮质功能减退危象等。

（三）肿瘤

如食管癌、胃癌、大肠癌、肝癌、胰腺癌等。

（四）急性脏器衰竭

脑功能衰竭、肾衰竭、肝功能衰竭、呼吸功能衰竭。

（五）自身免疫性疾病

见于过敏性胃肠炎、白塞病、系统性红斑狼疮、风湿病等。

（六）肠型急性放射病

急性放射病是人体一次或在短时间（数日）内多次受到大剂量射线照射后引起的全身性疾病，以胸透的严重损伤为基本病变，以频繁严重腹泻以及水、电解质紊乱为主要临床表现，称为肠型急症放射病。照射后早期即出现胃肠道症状，表现严重呕吐、腹泻、腹痛及血水便等为肠型急性放射病的突出表现。照射后早期症状与损伤的程度有关，照射后小肠隐窝细胞有再生并能修复受损伤的肠道黏膜者为轻度肠型急性放射病，不能修复肠黏膜者为重度肠型放射病。

（刘丽芳）

第十节　慢性腹泻

一、病因

腹泻持续或反复超过 2 个月称为慢性腹泻（chronic diarrhea）。主要由慢性消化系统疾病引起，且常常是器质性病因引起，一些全身性慢性疾病和功能性疾病也可引起腹泻。

慢性腹泻的病因主要有以下几种：

（一）消化系统疾病

（1）肠源性慢性腹泻

A. 慢性肠道细菌性疾病（包括慢性痢疾、溃疡型肠结核、肠菌群失调）。

B. 肠肿瘤（主要包括大肠癌、类癌综合征、恶性淋巴瘤、平滑肌肉瘤及其他肿瘤）。

C. 肠吸收功能障碍。

D. 肠寄生虫病。

E. 放射性肠炎。

F. 原因不明的肠炎（包括局限性肠炎、溃疡性结肠炎等）。

（2）胃源性慢性腹泻。

（3）胰源性慢性腹泻。

（4）肝、胆疾病所致慢性腹泻。

（二）内分泌代谢疾病

主要包括甲状腺功能亢进症，慢性肾上腺皮质功能减退，垂体前叶功能减退，甲状腺功能退症，甲状旁腺功能减退症，糖尿病，尿毒症，水、电解质平衡失调。

（三）慢性中毒

主要包括慢性金属中毒、慢性酒精中毒、慢性药物中毒、慢性工业中毒及其他中毒。

（四）免疫性疾病

主要包括嗜酸粒细胞性胃肠炎、低丙种球蛋白血症、系统性红斑狼疮、硬皮病、自身免疫性肝炎、桥本甲状腺炎、免疫球蛋白 A 重链病、皮肌炎等。

（五）功能性疾病

主要包括植物神经性功能紊乱、精神病、肠易激综合征等。

二、发病机制

（一）肠排空加快

此种情况肠内容物的量正常而蠕动增加。见于神经兴奋性异常增高（如肠易激综合征）、异常的化学物质刺激（如类癌综合征）、肠道慢性炎症（如慢性结肠炎、肠结核）及肠内容物停留时间过短（如短肠综合征）。

（二）食物在肠内消化不良

可见于倾倒综合征、慢性胰腺疾病、大部分肠切除术后等。

（三）对被消化的食物吸收不良

见于原发性与继发性吸收不良综合征。

由于引起慢性腹泻的病因多种多样，为了了解其原因应当详细地询问病史，认真仔细查体，做一些必要的化验或特殊检查，如结肠镜、X 线钡餐透视、钡灌肠、CT、B 超等，以便做好鉴别，做出正确诊断后，进行合理的治疗。

三、慢性肠道感染性腹泻

见于慢性阿米巴痢疾、溃疡型肠结核、慢性血吸虫病、贾第虫病等。

小袋纤毛虫病（balantidiasis）是结肠小袋纤毛虫寄生在人体结肠引起的原虫病。人误食被其包囊污染的食物或水而受到感染。本病急性型少见，慢性型以反复发作的周期性腹泻，或腹泻与便秘交替出现为特点。发作时，每日排便 2 ~5 次，呈粥样或水样便，常有黏液，多无脓血，常伴有腹部不适、腹胀或腹痛。病程可迁延多年。粪便镜检能找到结肠小袋纤毛虫滋养或包囊。

等孢球虫病（isosporiasis，coccidioisis）为贝氏等孢球虫或人等孢球虫感染人体肠道所至感染贝氏等孢球虫的卵囊后即寄生于肠黏膜上皮细胞，引起黏膜损伤或糜烂。约于感染后 1 周引起腹痛、腹泻、恶心呕吐、黏液便等消化道症状。每日腹泻数次不等，多为黄白色黏液便，重者可有血便。一般起病急，有发热、头痛、全身乏力。本病预后良好，多数被感染者能自行康复。

隐孢子虫病是人畜共患的寄生虫病。人是由于吞食隐孢子虫的卵而受到感染，寄生于人体的虫种主要是微小隐孢子虫。慢性腹泻多见于免疫功能缺损者。通常症状多，病情重且持续时间长，病程在 20 日至 2 年。有些患者表现为持续霍乱样水泻，使体液大量丢失，失水量一般在 3 ~6L/d，失水过多可导致循环衰竭而死亡。除腹泻外可有厌食、恶心、腹痛、全身乏力低热及营养不良等。

能引起慢性腹泻的蠕虫病尚有华支睾吸虫病、姜片虫病、钩虫病、鞭虫病、类圆线虫病、毛圆线虫病等。凡遇慢性腹泻时均应考虑有上述疾病所致的可能。

四、胃源性慢性腹泻

胃源性慢性腹泻见于各种胃病，如萎缩性胃炎、胃癌、恶性贫血、胃切除术后等所致的胃酸缺乏。胃源性腹泻主要表现为腐败性消化不良。大便每日多次，多在晨起或餐后，常无肠绞痛，大便呈深褐色而带泡沫，糊状便多于水样便，具有刺鼻的恶臭，有时患者嗳气时有臭蛋样臭气。

胃大部切除术并发症引起腹泻者见于：①错误的胃回肠吻合：即将小肠误认为上段空肠将胃与末端回肠进行胃肠吻合，错误吻合后致使小肠全部废用，食物进胃后直接入吻合口经末端回肠至结肠迅速排空，引起营养吸收障碍和水、电解质平衡失调。临床上表现为进食后即出现腹泻，每日 3 ~5 次或更多一些，粪便呈糊状或水样，以及含有未消化的食物，呕吐粪便样内容物或嗳气时有粪样的臭味。体重不断下降，并出现贫血、水肿、营养不良，钡餐检查可以确诊。②倾倒综合征：胃大部切除术后，由于丧失了幽门括约肌的调节作用，食物由胃迅速排出进入上段空肠，又未经胃肠液混合稀释仍保留在高渗溶液状态，将大量细胞外液吸收到肠腔，使血容量骤然减少，而肠腔突然膨胀，释放 5 - HT，肠蠕动加速，牵拉系膜刺激腹膜后神经丛引起病状。早期倾倒综合征多在进食后立即或 10 分钟后发生。典型症状有上腹部膨胀，恶心呕吐、肠鸣音增强、腹泻、心悸、脉快出汗、发热、乏力、头昏、苍白等。立位和坐位时症状加重，卧位可减轻症状。③碱性反流性胃炎：胃大部切除术后，由于丧失了幽门括约肌，胆汁持续反流入胃，胆盐、溶卵磷脂破坏胃黏膜屏障，H^+ 逆扩散，引起胃黏膜充血、水肿、炎症、出血、糜烂等病变。由于低胃酸易引起消化不良与腹泻。

五、胰源性腹泻

胰源性腹泻是指由于胰腺外分泌不足或缺乏，而引起消化和吸收不良所致的腹泻，常表现为脂肪泻，多见于慢性胰腺炎与胰腺癌的晚期。

慢性胰腺炎时胰脂肪酶分泌减少，当减少到低于正常的 10% 时则可出现脂肪痢。严重者大便带油状，甚至可见油滴。患者大便每天至多 3 ~ 4 次，亦无伴发腹绞痛。如有绞痛，则可有腹泻，排气增多，这是由于糖类在肠腔内发酵，还可有细菌的过度繁殖所致。

胰腺癌伴胰功能不全时可有腹泻。胰腺外分泌功能不足造成脂肪消化功能障碍也见于胰腺的良、恶性肿瘤，如胰腺囊肿、胰腺肉瘤、胰腺囊腺瘤和胰腺囊腺癌等。

六、肝与胆管疾病

肝与胆管疾病引起慢性腹泻，多见于肝内胆汁淤积性黄疸患者。由于胆盐的减少或缺乏使巨小肠吸收发生障碍，引起各种临床症状。腹泻为最常见的早期症状之一，是间歇性或轻度大便量增加，大便量多，不成形，为淡棕色或黄色，呈恶臭，表面有油腻状的光泽。早期或轻症患者大便次数略多或正常，可伴有乏力、倦怠、精神不振、腹部不适、腹胀和肠鸣，也可有食欲不振、腹痛、发热、肝大、质地软或中等度硬，表面可有结节，如严重腹泻，则可造成脱水和电解质紊乱。因缺乏胆汁，大便呈陶土色。

肝硬化患者，尤其是病毒性肝炎伴肝硬化患者，常有消化吸收功能障碍，肝硬化失代偿期直肠黏膜水肿，消化吸收功能障碍进一步加重，患者常有慢性腹泻或消化不良表现。

七、不典型结肠炎

见于胶原性结肠炎、淋巴细胞性结肠炎、憩室性结肠炎等。

胶原性结肠炎是一个临床病理综合征，其特征有：①慢性水样腹泻和痉挛性腹痛；②结肠直肠组织病理学有特征性改变，包括上皮下胶原带，固有层有明显的慢性炎症和上皮内淋巴细胞浸润。主要发生在女性，女：男为 9 ∶ 1，多在 50 岁以后发病。慢性水样腹泻为主要症状，每日 5 ~ 10 次，持续 5 ~ 20 年，一日排便量 400 ~ 5 000ml，腹泻常发生在夜间，伴有广泛痉挛性腹痛，17% ~ 40% 患者有自身免疫疾病，如关节炎、重症肌无力、甲状腺炎等，低脂饮食对腹泻有效，药物可用易蒙停，用激素、SASP 或 5 - ASA、甲硝唑、克拉霉素可治疗腹泻。

淋巴细胞性结肠炎临床特征与胶原性结肠炎相似，以慢性水样泻为主要症状，平均每天 5 次，持续平均 3 年。尚有轻的、间歇性、广泛痉挛性腹痛，多发生在中年，也是女性多见。治疗与胶原性结肠炎相似。淋巴细胞性结肠炎可转变为胶原性结肠炎，因此，淋巴细胞性结肠炎可能是胶原性结肠炎的前驱损害。

八、全身性疾病

（一）内分泌代谢疾病

见于甲状腺功能亢进症、慢性肾上腺皮质功能减退症、脑垂体功能减退症、甲状旁腺功能低下症、糖尿病、类癌综合征等。甲状旁腺功能低下症时的腹泻是因消化液分泌减少，引起消化吸收不良所致。糖尿病性腹泻与内脏植物神经变性有关，腹泻多发生在夜间，此与夜间迷走神经张力高有关，故又称夜间腹泻。

（二）小肠辐射损伤

小肠是对电离辐射最敏感的器官之一。腹部肿瘤接受放射时，可导致小肠及大肠的辐射损伤。根据Berthrong统计，接受50～60Gy总剂量的腹部放疗患者，其小肠放射损伤的发生率为20%～30%；60Gy以上者，可达1/3或更高。临床上表现为恶心、呕吐、腹痛、水样泻等。如果放射损伤较重，可出现晚期并发症，临床症状有腹痛、恶心、呕吐、血性腹泻、脂肪泻、营养障碍、消瘦等表现。

（三）肠易激综合征

肠易激综合征（IBS）的病因与精神因素、肠道动力学改变、饮食因素、肠道感染因素等有关。腹泻为慢性间歇性，但亦可为持续性，或与便秘交替出现，大便多呈糊状，有时为稀水状可带一些黏液，但不含血液。大便容量较少，患者常在清晨起床后或早餐后排便，有急迫感，多在1小时内连续排便3～4次，腹泻多伴有腹痛，排便后腹痛随之减轻或消失。

（刘丽芳）

第十一节　便秘

健康人排便习惯多为1d 1～2次或1～2d 1次，粪便多为成形或为软便，少数健康人的排便次数可达每日3次，或3d 1次，粪便可呈半成形或呈腊肠样硬便。便秘（Constipation）是指排大便困难、粪便干结、次数减少或便不尽感。便秘是临床上常见的症状，发病率为3.6%～12.9%，女性多于男性，男女之比为1∶1.77～1∶4.59，随着年龄的增长，发病率明显增高。便秘多长期存在，严重时影响患者的生活质量。由于排便的机制极其复杂，从产生便意到排便的过程中任何一个环节的障碍均可引起便秘，因此便秘的病因多种多样，但临床上以肠道疾病最常见，同时应慎重排除其他病因。

一、病因和发病机制

（一）排便生理

排便生理包括产生便意和排便动作两个过程。随着结肠的运动，粪便被逐渐推向结肠远段，到达直肠。直肠被充盈时，肛门内括约肌松弛，肛门外括约肌收缩，称为直肠肛门抑制反射。直肠壁受压力刺激并超过阈值时产生便意。睡醒及餐后，结肠的动作电位活动增强，更容易引发便意。这种神经冲动沿盆神经传至腰骶部脊髓的排便中枢，再上传到丘脑达大脑皮质。若条件允许排便，则耻骨直肠肌、肛门内括约肌和肛门外括约肌均松弛，两侧肛提肌收缩，盆底下降，腹肌和膈肌也协调收缩，腹压增高，促使粪便排出。

（二）便秘的病因

以上排便生理过程中任何一个环节的障碍均可引起便秘，病因主要包括肠道病变、全身性疾病和神经系统病变（表3-8）。此外，还有些患者便秘原因不清，治疗困难，又称为原发性便秘、慢性特发性或难治性便秘。

表3-8　便秘的病因

肠道	结肠梗阻：腔外（肿瘤、扭转、疝、直肠脱垂）、腔内（肿瘤、狭窄）
	结肠肌肉功能障碍：肠易激综合征、憩室病
	肛门狭窄/功能障碍
	其他：溃疡病、结肠冗长、纤维摄入及饮水不足
全身性	代谢性：糖尿病酮症、卟啉病、淀粉样变性、尿毒症、低钾血症
	内分泌：全垂体功能减退症、甲状腺功能减退症、甲状腺功能亢进症合并高钙血症、肠源性高血糖素过多、嗜铬细胞瘤

续 表

	肌肉：进行性系统性硬化病、皮肌炎、肌强直性营养不良
	药物：止痛剂、麻醉剂、抗胆碱能药、抗抑郁药、降压药等
神经病变	周围神经：Hirschsprung 病、肠壁神经节细胞减少或缺如、神经节瘤病、自主神经病
	中枢神经：肠易激综合征、脑血管意外、大脑肿瘤、帕金森病、脊髓创伤、多发性硬化、马尾肿瘤、脑脊膜膨出、精神/人为性因素

二、诊断

首先明确有无便秘，其次明确便秘的原因。便秘的原因多种多样，首先应除外有无器质性疾病，尤其是有报警症状时，如便血、消瘦、贫血等。因此，采集病史时应详细询问，包括病程的长短、发生的缓急、饮食习惯、食物的质和量、排便习惯、是否服用引起便秘的药物、有无腹部手术史、工作是否过度紧张、个性及情绪，有无腹痛、便血、贫血等伴随症状。体格检查时，常可触及存留在乙状结肠内的粪块，需与结肠肿瘤、结肠痉挛相鉴别。肛门指检可为诊断提供重要线索，如发现直肠肿瘤、肛门狭窄、内痔、肛裂等，根据病史及查体的结果，确定是否需要进行其他诊断性检查。

（一）结肠、直肠的结构检查

1. 内镜　可直观地检查直肠、结肠有无肿瘤、憩室、炎症、狭窄等。必要时取活组织病理检查，可帮助确诊。

2. 钡剂灌肠　可了解直肠、结肠的结构，发现巨结肠和巨直肠。

3. 腹部平片　能显示肠腔扩张、粪便存留和气液平面。

（二）结肠、直肠的功能检查

对肠道解剖结构无异常，病程达 6 个月以上，一般治疗无效的严重便秘患者，可进一步做运动功能检查。

1. 胃肠通过时间（GITT）测定　口服不同形态的不透 X 线标志物，定时摄片，可测算胃肠通过时间和结肠通过时间，有助于判断便秘的部位和机制，将便秘区分为慢通过便秘、排出道阻滞性便秘和通过正常的便秘，对后 2 种情况，可安排有关直肠肛门功能检查。

2. 肛门直肠测压检查　采用灌注或气囊法进行测定，可测定肛门内括约肌和肛门外括约肌的功能。痉挛性盆底综合征患者在排便时，肛门外括约肌、耻骨直肠肌及肛提肌不松弛。Hirschsprung 病时，肛门直肠抑制反射明显减弱或消失。

3. 其他　包括肛门括约肌、直肠壁的感觉检查，肌电记录及直肠排便摄片检查等。

（三）其他相关检查

在询问病史及查体时，还应注意有无可引起便秘的全身性疾病或神经病变的线索，如发现异常，则安排相应的检查以明确诊断。

三、治疗

应采取主动的综合措施和整体治疗，注意引起便秘的病理生理及其可能的环节，合理应用通便药。治疗措施包括：

（1）治疗原发病和伴随疾病。

（2）改变生活方式，使其符合胃肠道通过和排便生理：膳食纤维本身不被吸收，能使粪便膨胀，刺激结肠运动，因此对膳食纤维摄取少的便秘患者，通过增加膳食纤维可能有效缓解便秘。含膳食纤维多的食物有麦麸、水果、蔬菜、大豆等。对有粪便嵌塞的患者，应先排出粪便，再补充膳食纤维。

（3）定时排便，建立正常排便反射：定时排便能防止粪便堆积，这对于有粪便嵌塞的患者尤其重要，需注意训练前先清肠。另外，要及时抓住排便的最佳时机，清晨醒来和餐后，结肠推进性收缩增加，有助于排便。因此，应鼓励、训练患者醒来和餐后排便，使患者逐渐恢复正常的排便习惯。

（4）适当选用通便药，避免滥用造成药物依赖甚至加重便秘：容积性泻剂能起到膳食纤维的作用，使粪便膨胀，刺激结肠运动，以利于排便。高渗性泻剂，包括聚乙烯乙二醇、乳果糖、山梨醇及高渗电解质液等，由于高渗透性，使肠腔内保留足够的水分，软化粪便，并刺激直肠产生便意，以利于排便。刺激性泻剂，如蓖麻油、蒽醌类药物、酚酞等，能刺激肠蠕动，增加肠动力，减少吸收，这些药物多在肝脏代谢，长期服用可引起结肠黑便病，反而加重便秘。润滑性泻剂，如液状石蜡能软化粪便，可口服或灌肠。

（5）尽可能避免药物因素，减少药物引起便秘。

（6）手术治疗：对 Hirschsprung 病，手术治疗可取得显著疗效。对顽固性慢通过性便秘，可考虑手术切除无动力的结肠，但应严格掌握手术适应证，必须具备以下几点：①有明确的结肠无张力的证据；②无出口梗阻的表现，不能以单项检查确诊出口梗阻性便秘；③肛管收缩有足够的张力；④患者无明显焦虑、抑郁及其他精神异常；⑤无肠易激综合征等弥漫性肠道运动的证据；⑥发病时间足够长，对发病时间短的或轻型患者，首选保守治疗，长期保守治疗无效才考虑手术治疗。

四、Hirschsprung 病（先天性巨结肠）

先天性巨结肠是由于胚胎时期肠管肌层副交感神经细胞自头端向尾端迁移过程中出现障碍所致。由于无神经节细胞的肠管无正常的肠蠕动波，因此对扩张反应表现为整体收缩，从而导致功能性肠梗阻。1888 年 Hirschsprung 系统描述该病以“结肠扩张与肥大引起新生儿便秘”为特征，因此国际上命名该病为 Hirschsprung 病，翻译为无神经节性巨结肠、肠无神经节症等。

发病率：性别差异很大，男女比为 3 ：1 ~ 4 ：1。5% ~ 10% 的病例有家族史，以女性患者为甚。

临床分型：神经细胞的缺如总是起始于肛门，而以不同的距离终止于近端肠管。临床上按照无神经节细胞肠管延伸的范围分为五型：①短段型：肠无神经节症仅累及直肠末端，约占该病的 10%；②普通型：病变累及乙状结肠，约占 75%；③长段型：病变累及降结肠以上，约占 10%；④全结肠型：全结肠及部分末段回肠受累，约占 5%；⑤全肠无神经节细胞症：罕见。

病理生理：正常肠管的运动是由肌间神经丛的神经节细胞支配，并与副交感神经纤维即节后胆碱能神经元相连接形成肌间 Auerbach 神经丛，自主地发动和调节肠管蠕动。本病的无神经节细胞肠管的肠壁肌间神经丛和黏膜下神经丛的神经节细胞缺如，丧失了对副交感神经的调节，直肠环肌不断地受副交感神经兴奋影响，经常呈痉挛状态；同时副交感神经纤维增生，释放乙酰胆碱增多，胆碱酯酶活性增强，导致肠管呈持续痉挛状态。临床上表现为功能性肠梗阻症状。

（一）诊断

1. 临床表现　如下所述。

（1）胎粪排出延迟：约 90% 病例出生后 24h 内无胎粪排出或仅排出极少量，2 ~ 3d 后方排出少量胎粪，严重者甚至延迟至生后 10d 以上，因而出现肠梗阻症状，当胎粪排出后症状多能缓解。

（2）便秘、腹胀：经常出现慢性便秘或间歇性便秘，继之出现进行性腹胀、食欲不振、腹泻、乏力、生长发育不良等。

（3）呕吐：约 60% 病例出现胆汁性呕吐，其严重程度与便秘和腹胀程度成正比。临床上所见病变肠管越短，腹胀、呕吐等症状越明显。

2. 辅助检查　如下所述。

（1）肛门检查：对短段型，肛门指诊可探及直肠内括约肌痉挛和直肠壶腹部的空虚感；对普通型，食指可达到移行区而感到有一缩窄环。指检同时可激发排便反射，当手指退出时，有大量粪便和气体随手指呈喷射状排出。对长段型，可用肛管检查，当肛管顶端进入扩张肠段后同样有大量稀便和气体由肛管溢出。

（2）影像学检查：①腹部 X 线平片：为新生儿肠梗阻的常规检查，显示广泛的肠腔扩张、胀气，有液平面及呈弧形扩张的肠袢，直肠内多数不充气。②钡剂灌肠 X 线片：是目前最常用的方法，可观察到肛管、直肠、乙状结肠及各段结肠的形态及蠕动。通常无神经节肠管呈痉挛状，其结肠袋袋形消失，变平直，无蠕动，有时因不规则异常的肠蠕动波而呈锯齿状；扩张段肠腔扩大，袋形消失，蠕动减弱；移行段多呈猪尾状，蠕动到此消失。在24～48d后重拍腹部正位X线片，可见肠道钡剂滞留，这种延迟拍片比最初检查时更能清楚显示移行段及异常的不规则蠕动波。

（3）直肠内测压检查：正常小儿直肠扩张时，内括约肌表现为松弛现象。因此，当安置双腔测压管于齿状线上方5～6cm处扩张气囊时，可看到肛门管的收缩波，2～3s后，即见内括约肌压力下降现象，然后慢慢恢复到基线。巨结肠患儿当直肠扩张时并不出现内括约肌压力下降，反而表现为明显的收缩压力增高。但是由于新生儿的直肠内括约肌反射尚未建立，因此除了年长患儿外，这种检查很少应用。

（4）直肠活检：是最准确的确诊方法。正常的直肠壁内，副交感神经纤维细而少，胆碱酯酶活性低。先天性巨结肠症直肠壁内，无髓的副交感神经纤维释放乙酰胆碱酯酶增多，活性增强，副交感神经纤维增多并变粗，直肠活检表现为黏膜及黏膜下 Meissner 神经丛、肌间 Auerbach 神经丛内特征性的神经节细胞缺如及神经干增生。

（二）鉴别诊断

首先应与先天性肛门、直肠闭锁和狭窄，以及新生儿器质性肠梗阻等相鉴别。此外，尚需与下列疾病进行鉴别：

（1）胎粪塞综合征或胎粪性肠梗阻：多发生在未成熟儿，由于胎粪过于黏稠而填塞直肠下端。表现为胎粪排出延迟、腹胀，但很少呕吐。通过开塞露诱导或温盐水灌肠排出胎粪后，粪便即可自行排泄，不遗留任何后遗症状。

（2）特发性便秘：其症状与先天性巨结肠相似，但较轻缓，并常有污粪表现，而先天性巨结肠患儿的便秘无污粪表现。病理切片检查，肠壁的神经组织完全正常。

（3）内分泌巨结肠：多见于甲状腺功能减退等疾病，应用甲状腺素等治疗可以改善便秘。

（4）高镁血症、低钙血症、低钾血症等。

（三）治疗

婴幼儿先天性巨结肠病情变化很多，如不及时治疗，婴儿期有80%的患儿将因并发非细菌性非病毒性小肠结肠炎而死亡。目前建议在新生儿期即开展巨结肠根治手术。

新生儿期便秘首先进行肛门检查，在排除肛门狭窄等导致的器质性便秘后，进行温盐水低压灌肠，严重时留置肛管持续排出结肠内的积气、积液，缓解便秘导致的腹胀。

手术的主要原则：切除大部或全部无神经节肠管，保留其周围支配盆腔器官的神经，在齿状线上0.5cm处行有神经节肠管与直肠吻合术。术前必须进行充分的肠道准备，包括至少2周的每日温盐水低压灌肠、口服甲硝唑和庆大霉素肠道杀菌、术前1d清洁灌肠等。传统的手术均通过下腹部切开进行，近年来，经腹腔镜途径成为一种新的可供选择的方法。单纯经肛门黏膜切除术仅适用于短段型巨结肠，对于全结肠病变的患者，需行回肠造瘘术。

（刘丽芳）

第十二节　消化道出血

消化道出血（Gastrointestinal bleeding）是临床常见的症状。根据出血部位分为上消化道出血和下消化道出血。上消化道出血是指屈氏韧带以上的食管、胃、十二指肠和胰胆等病变引起的出血；胃空肠吻合术后的空肠上段病变所致出血亦属此范围。屈氏韧带以下的肠道出血称为下消化道出血。临床根据失血量与速度将消化道出血分为慢性隐性出血、慢性显性出血和急性出血。80%的上消化道出血具有自限性，急性大量出血死亡率约占10%；主要是持续性出血和反复出血者；60岁以上患者出血死亡率占30%～50%；而下消化道出血死亡率一般不超过5%。

一、病因和分类

消化道出血可因消化道本身的炎症、机械性损伤、血管病变、肿瘤等因素引起，也可因邻近器官的病变和全身性疾病累及消化道所致。现按消化道解剖位置分述如下。

（一）上消化道出血的病因

临床上最常见的出血病因是消化性溃疡、食管胃底静脉曲张破裂、急性糜烂出血性胃炎、胃癌，这些病因占上消化道出血的80%～90%。

（1）食管疾病：食管炎（反流性食管炎、食管憩室炎）、食管溃疡、食管肿瘤、食管贲门黏膜撕裂综合征、食管裂孔疝；器械检查或异物引起的损伤、放射性损伤、强酸和强碱引起的化学性损伤。

（2）胃、十二指肠疾病：消化性溃疡、急慢性胃炎（包括药物性胃炎）、胃黏膜脱垂、胃癌、急性胃扩张、十二指肠炎、残胃炎、残胃溃疡或癌、淋巴瘤、胃肠道间质瘤、息肉、血管瘤、神经纤维瘤、膈疝、胃扭转、憩室炎、钩虫病、杜氏病（Dieulafoy lesion）以及内镜诊断、治疗操作后引起的损伤。

（3）胃肠吻合术后的空肠溃疡和吻合口溃疡。

（4）门静脉高压、食管胃底静脉曲张破裂出血、门脉高压性胃病、门静脉阻塞、肝静脉阻塞（Budd－Chiari综合征）。

（5）上消化道邻近器官或组织的疾病

A. 胆管出血：胆管或胆囊结石、胆道蛔虫症、胆囊或胆管癌、肝癌、肝脓肿或肝血管病变破裂出血，由十二指肠乳头部流入肠道。

B. 胰腺疾病累及十二指肠：胰腺脓肿、胰腺囊肿出血破裂、重症胰腺炎、胰腺癌等。

C. 胸或腹主动脉瘤破入消化道。

D. 纵隔肿瘤或脓肿破入食管。

（6）全身性疾病所致消化道出血

A. 血液病：白血病、再生障碍性贫血、血友病、血小板减少性紫癜等。

B. 尿毒症。

C. 结缔组织病：血管炎、系统性红斑狼疮、结节性多动脉炎等。

D. 应激：严重感染、手术、创伤、休克、肾上腺糖皮质激素治疗及某些疾病如脑血管意外、肺源性心脏病、重症心力衰竭等引起的应激性溃疡和急性糜烂出血性胃炎等。

E. 急性感染性疾病：流行性出血热、钩端螺旋体病、败血症。

（二）下消化道出血病因

据国内资料分析，引起下消化道出血的最常见病因主要为大肠癌和大肠息肉，其次是肠道炎症性疾病和血管病变，憩室引起的出血少见。近年来，血管病变作为下消化道出血病因的比例在上升。在西方国家，消化道憩室和血管病变是下消化道出血最常见病因，其次是结肠肿瘤和炎症性肠病。

1. 肛管疾病　痔、肛裂、肛瘘。

2. 直肠疾病　直肠的损伤、非特异性直肠炎、直肠肿瘤、邻近恶性肿瘤或脓肿侵入直肠。

3. 结肠疾病　细菌性痢疾、阿米巴痢疾、溃疡性结肠炎、憩室、血管畸形、结肠息肉、结肠肿瘤等。

4. 小肠疾病　40岁以下的患者以小肠肿瘤、Meckel憩室、杜氏病、克罗恩病多发。40岁以上者多见于血管畸形，非甾体类抗炎药物（Non－steroidal anti－inflammatory drugs，NSAID）相关的小肠疾病。急性出血坏死性肠炎、肠套叠、肠扭转也可引起消化道出血。

二、临床表现

消化道出血的临床表现取决于出血病变的性质、部位、失血量与速度，与患者的年龄、心肾功能等全身情况也有关。

（一）呕血、黑便和便血

呕血、黑便和便血是消化道出血特征性临床表现。上消化道急性大量出血多数表现为呕血，如出血后血液在胃内潴留，因经胃酸作用变成酸性血红蛋白而呈咖啡色；如出血速度快而出血量多，呕血的颜色呈鲜红色。小量出血则表现为大便隐血试验阳性。黑便或柏油样便是血红蛋白的铁经肠内硫化物作用形成硫化铁所致，常提示上消化道出血。但如十二指肠部位病变的出血速度过快时，在肠道停留时间短，大便颜色会变成紫红色。右半结肠出血时，大便颜色为暗红色；左半结肠及直肠出血，大便颜色为鲜红色。在空回肠及右半结肠病变引起小量渗血时，也可有黑便。

（二）失血性周围循环衰竭

消化道出血因失血量过大，出血速度过快，出血不止可致急性周围循环衰竭，临床上可出现头昏、乏力、心悸、冷汗、黑矇或晕厥；皮肤灰白、湿冷；体表静脉瘪陷；脉搏细弱、心率加快、血压下降，甚至休克，同时进一步可出现精神萎靡、烦躁不安，甚至反应迟钝、意识模糊。老年人器官储备功能低下，即使出血量不大，也可引起多器官功能衰竭。

（三）贫血

慢性消化道出血可能仅在常规体检中发现有原因不明的缺铁性贫血。较严重的慢性消化道出血患者可能出现贫血相关临床表现，如：疲乏困倦、活动后心悸头昏、皮肤黏膜、甲床苍白等。急性大出血后早期因有周围血管收缩与红细胞重新分布等生理调节，血红蛋白、红细胞和血细胞比容的数值可无变化。此后，大量组织液渗入血管内以补充失去的血浆容量，血红蛋白和红细胞因稀释而数值降低。这种补偿作用一般在出血后数小时至数日内完成，平均在出血后32h，血红蛋白可稀释到最大限度。失血会刺激造血系统，血细胞增殖活跃，外周血网织细胞增多。

（四）氮质血症

可分为肠源性、肾性和肾前性氮质血症三种。肠源性氮质血症指在大量上消化道出血后，血液蛋白的分解产物在肠道被吸收，以致血中氮质升高。肾前性氮质血症是由于失血性周围循环衰竭造成肾血流暂时性减少，肾小球滤过率和肾排泄功能降低，以致氮质潴留。在纠正低血压、休克后，血中尿素氮可迅速降至正常。肾性氮质血症是由于严重而持久的休克造成肾小管坏死（急性肾衰竭）或失血更加重了原有肾病的肾损害，临床上可出现尿少或无尿。

（五）发热

大量出血后，多数患者在24h内常出现低热，可持续数日。可能由于血容量减少、贫血、周围循环衰竭、血分解蛋白的吸收等因素导致体温调节中枢的功能障碍。同时要注意寻找其他因素，如合并其他部位感染。

三、诊断

（一）临床表现

1. 消化道出血的识别　一般情况下呕血和黑便常提示有消化道出血，但在某些特定情况下应注意鉴别。首先应与鼻出血、拔牙或扁桃体切除而咽下血液所致者加以区别。也需与肺结核、支气管扩张、支气管肺癌、二尖瓣狭窄所致的咯血相区别。此外，口服动物血液、骨炭、铋剂和某些中药也可引起大便发黑，应注意鉴别。

少数消化道大出血患者在临床上尚未出现呕血、黑便而首先表现为周围循环衰竭，因此凡患者有急性周围循环衰竭，除排除中毒性休克、过敏性休克、心源性休克或急性出血坏死性胰腺炎，以及子宫异位妊娠破裂、自发性或创伤性肝、脾破裂、动脉瘤破裂、胸腔出血等疾病外，还要考虑急性消化道大出血的可能。直肠指检有助于较早发现尚未排出的血便。有时尚需进行上消化道内镜的检查。

2. 出血严重程度的估计和周围循环状态的判断　临床上对出血量的精确估计比较困难，每日出血量 >5 ~ 10mL 时，大便隐血试验可呈现阳性反应；每日出血量达 50 ~ 100ml 以上，可出现黑便。胃内积血量250～300ml时，可引起呕血。一次出血量不超过400ml时，一般无全身症状；出血量超过500ml，失血又较快时，患者可有头昏、乏力、心动过速和血压过低等表现，严重性出血指3小时内需输血1 500ml才能纠正其休克。持续性的出血指在24h之内的2次胃镜所见均为活动性出血。对于上消化道出血的估计，主要根据血容量减少所致周围循环衰竭的临床表现，特别是对血压、脉搏的动态观察。根据患者的血红细胞计数、血红蛋白及血细胞比容测定，也可估计失血程度。

3. 出血是否停止的判断　有下列临床表现，应认为有继续出血或再出血，须及时处理：①反复呕血，甚至呕血转为鲜红色，黑便次数增多，大便稀薄，色呈暗红色，伴有腹鸣亢进。②周围循环衰竭的表现经积极补液输血后未见明显改善，或虽有好转而又恶化；中心静脉压仍有波动。③红细胞计数、血红蛋白测定、血细胞比容持续下降，网织红细胞计数持续增高。④补液与尿量足够的情况下，血尿素氮持续或再次增高。

4. 出血病因和部位诊断　消化性溃疡患者80%～90%都有慢性、周期性、节律性上腹疼痛或不适史，并在饮食不当、精神疲劳等诱因下并发出血，出血后疼痛可减轻，急诊或早期胃镜检查可发现溃疡出血灶。有服用非甾体类消炎药（NSAID）/肾上腺皮质激素类药物史或处于应激状态（如严重创伤、烧伤、手术、败血症等）者，其出血以急性胃黏膜病变为可能。呕出大量鲜血而有慢性肝炎、血吸虫等病史，伴有肝掌、蜘蛛痣、腹壁静脉曲张、脾大、腹腔积液等体征时，以门脉高压伴食管胃底静脉曲张破裂出血为最大可能。应当指出的是，肝硬化患者有上消化道出血，不一定都是食管胃底静脉曲张破裂出血所致，有一部分患者出血可来自于消化性溃疡、急性糜烂出血性胃炎、门脉高压性胃病、异位静脉曲张破裂出血等。45岁以上慢性持续性大便隐血试验阳性，伴有缺铁性贫血、持续性上腹痛、厌食、消瘦，应警惕胃癌的可能性。50岁以上原因不明的肠梗阻及便血，应考虑结肠肿瘤。60岁以上有冠心病、心房颤动病史的腹痛及便血者，缺血性肠病可能大。突然腹痛、休克、便血者要立即想到动脉瘤破裂。黄疸、发热、腹痛伴消化道出血时，胆源性出血不能除外。

（二）特殊诊断方法

1. 内镜检查　内镜检查是消化道出血定位、定性诊断的首选方法，其诊断正确率达80%～94%，可解决90%以上消化道出血的病因诊断。内镜下诊断活动性出血是指病灶有喷血或渗血（Forrest Ⅰ型），近期出血是指病灶呈黑褐色基底、粘连血块、血痂或见隆起的小血管（Forrest Ⅱ型）。仅见到病灶，但无上述表现，如能排除其他出血原因，也考虑为原出血灶（Forrest Ⅲ型）。内镜检查发现病灶后，应取活组织检查或细胞刷检，以提高病灶性质诊断的正确性。重复内镜检查，注意观察盲区可能有助于发现最初内镜检查遗漏的出血病变。胃镜检查可在直视下观察食管、胃、十二指肠球部直至降部，从而判断出血的部位、病因及出血情况。一般主张在出血24～48h内进行检查，称急诊胃镜。急诊胃镜最好在生命体征平稳后进行，尽可能先纠正休克、补足血容量，改善贫血。侧视镜则利于观察十二指肠乳头的病变；检查时注射纳洛酮有助于发现胃肠道血管扩张症。结肠镜是诊断大肠及回肠末端病变的首选检查方法。超声内镜、色素内镜、放大内镜均有助于提高对病变的检出率和诊断准确性。探条式小肠镜因操作费时，患者痛苦，现已很少应用，推进式小肠镜可检测至屈氏韧带以下50～150cm，但对不明原因消化道出血诊断率波动较大。双气囊小肠镜，具有操作相对简便、患者痛苦减少等特点，可经口或结肠插入，如操作人员技术熟练，理论上能检查整个肠道，最大优点在于通过活检进行诊断，并可以在内镜下进行治疗。主要应用于怀疑小肠出血的患者，诊断率为43%～80%（平均64%），诊断和治疗的成功率55%～75%；与胶囊内镜诊断的一致率为61%～74%。胶囊内镜是一种全新的消化道图像诊断系统。当常规胃、肠镜检查阴性而疑有小肠疾病时，可作为患者检查方法的第三选择。因其良好的安全性、无创性，已被广泛应用于消化道检查。对小肠腔内溃疡、不明原因消化道出血病因诊断均有较高的敏感性和特异性。胶囊内镜对病灶的探测能力是推进式小肠镜的2倍以上。缺点包括：①肠道检查的不完全性，该比例现已大大降低。②约1%的胶囊发生滞留。

小肠检查中应用胶囊内镜还是双气囊小肠镜检查，目前尚有争议。专家一致认为能够满足患者需要的才是最佳选择。但多数人认为，“只要有可能，还是应该首选胶囊内镜”。

2. X线钡剂检查　仅适用于出血已停止和病情稳定的患者。食管吞钡检查可发现静脉曲张。钡灌肠检查可发现40%的息肉及结肠癌。小肠分段钡灌造影对不明原因消化道出血的诊断价值远不如胶囊内镜（阳性率分别为6%和42%），除非临床提示有小肠梗阻。

3. 放射性核素显像　静脉注射^{99m}Tc标记的自体红细胞后，作腹部放射性核素显像扫描，以探测标记物是否从血管外溢，对不明原因消化道出血的诊断作用有限。但对Mechel憩室合并出血有一定诊断价值。

4. 血管造影　选择性血管造影对急性、慢性或复发性消化道出血的诊断及治疗具有重要作用。在活动性出血的情况下，即出血速率>0.5mL/min时，发现出血病灶的阳性率较高。也是发现血管畸形、血管扩张、血管瘤等病变的可靠方法。

5. 剖腹探查　各种检查均不能明确原因时应剖腹探查。术中内镜是诊断不明原因消化道出血的重要方法。可在手术中对小肠逐段进行观察和透照检查，肠壁血管网清晰显露，对确定血管畸形、小息肉、肿瘤等具有很大价值，但并发症较明显。

四、治疗

（一）一般治疗

卧床休息，严密监测患者生命体征，如心率、血压、呼吸、尿量及神志变化，必要时行中心静脉压测定。观察呕血及黑便情况。定期复查血红蛋白浓度、红细胞计数、血细胞比容与血尿素氮。对老年患者视情况实施心电监护。保持患者呼吸道通畅，必要时吸氧。大量出血者宜禁食，少量出血者可适当进流食。插胃管可帮助确定出血部位，了解出血状况并可通过胃管给药止血；及时吸出胃内容物，预防吸入性肺炎。

（二）补充血容量

及时补充和维持血容量，改善周围循环，防止微循环障碍引起脏器功能障碍。防治代谢性酸中毒是抢救失血性休克的关键。但要避免输血输液量过多而引起急性肺水肿，以及对肝硬化门静脉高压的患者门静脉压力增加诱发再出血，肝硬化患者尽量少用库存血。

（三）消化道大出血的止血处理

1. 口服止血剂　消化性溃疡的出血是黏膜病变出血，采用血管收缩剂如8%去甲肾上腺素8mg冰盐水分次口服，可使出血的小动脉收缩而止血。此法不主张在老年人使用。

2. 抑制胃酸分泌　胃酸可降低血小板功能，因此需要强烈抑制胃酸分泌，使胃内pH维持大于6，才能使血小板发挥止血功能。静脉给予质子泵抑制剂对急性胃黏膜病变及消化性溃疡出血具有良好的防治作用。如奥美拉唑40mg，潘妥拉唑40mg，埃索美拉唑40mg，每日1~2次静脉注射。

3. 生长抑素及其类似物（奥曲肽）　这类药物通过收缩内脏血管和减少内脏血流量，来控制急性出血。可用于质子泵抑制剂治疗无效的溃疡病或由于肝硬化食管胃底静脉曲张破裂大出血。对弥漫性肠道血管扩张等病变所致的出血，内镜下治疗或手术治疗有困难，或治疗后仍反复出血，也有一定疗效。

4. 其他药物　雌激素/孕激素联合治疗弥漫性肠道血管扩张疗效不肯定。

5. 内镜直视下止血　可在出血病灶旁注射药物如1%乙氧硬化醇、高渗盐水、1：10 000肾上腺素。内镜下局部喷洒药物，如5%孟氏液、8mg/dl去甲肾上腺素、凝血酶等，对各种病因引起的出血，均有一定的疗效。内镜下金属钛夹止血治疗，主要适用于血管直径<2~3mm的病灶出血，止血疗效确切可靠。内镜直视下可以对病灶进行高频电灼血管止血，适用于持续性出血者。此外还可在内镜直视下进行激光、热探针、氩气刀及微波、射频等治疗。

6. 介入治疗　选择性动脉造影，在动脉内输注血管加压素可以控制90%的憩室和血管发育不良的出血，但可能有心血管方面的不良反应。应用高选择性的微球或明胶海绵微体栓塞能够有效止血，并可减少插管引起的风险和血管加压素的全身反应。

7. 三腔二囊管压迫止血　随着医疗技术的发展，药物和内镜治疗都能够有效地控制静脉曲张破裂出血，因而三腔二囊管压迫（balloon tamponade，BT）止血在临床的应用越来越少。然而，在出血迅猛，药物和内镜治疗失败的情况下，BT 却可以迅速控制出血，为进一步的处理赢得宝贵的时间。

不同生产厂家的三腔二囊管略有不同，但都包含食管囊和胃囊两个囊，充气后可以分别针对胃底和食管加压，另有三个腔，其中两个分别通向胃囊和食管囊，用以充气和放气，另外一个腔直接通向胃内，可以用来灌洗或引流。

放置 BT 管的绝对禁忌证包括出血停止和近期胃食管连接部手术史，相对禁忌证有：充血性心力衰竭、心律失常、呼吸衰竭、不能肯定曲张静脉出血的部位（肝硬化患者上消化道大出血例外）。

BT 管应由有经验的医师放置，可以经口或经鼻插入，插管方法类似鼻胃管插管法。插入深度约为距门齿 45cm，判断头端位于胃内后，给胃囊缓慢充气 250 ~ 300ml，轻轻牵拉感觉有阻力并且患者没有胸痛或呼吸困难，说明胃囊位置正确，也可以用 X 线帮助确定位置。胃囊充气后用约 1 000g 的物体牵拉压迫止血，同时患者床头抬高 15 ~ 20cm，定期观察引流腔引流出的液体量及其性状，必要时抽吸胃内容物以判断止血效果。胃囊压迫一段时间后如果出血仍然持续，则开始充气食管囊，充气过程中用压力计监测，保持囊内压力在 25 ~ 45mmHg，继续观察出血情况。应每隔 6 ~ 8h 给食管囊放气 1 次，观察 20min，如有持续出血则再次充气加压，总放置时间不超过 24h，胃囊一般每 12h 放气 1 次，保持时间不超过48 ~ 72h。一旦临床判断出血停止，先将食管囊放气，观察无出血后再松弛胃囊，之后保留三腔二囊管 24h，无活动性出血可以拔管。

BT 的止血率在 30% ~ 94% 之间，止血成功率的差别与患者病情、插管时机选择和操作者的经验有关。常见并发症为食管和胃黏膜坏死乃至溃疡，严重并发症包括胃囊移位导致呼吸窘迫、食管破裂。患者床头应常备剪刀，一旦出现呼吸窘迫考虑到胃囊移位可能，立即剪断并拔除三腔二囊管。食管破裂为致死性并发症，发生率约为 3%，食管裂孔疝患者相当容易发生，需要格外警惕，近期接受硬化剂治疗的患者食管穿孔破裂的危险性很高，不宜采用 BT 压迫止血。

8. 内镜治疗　目前常用于曲张静脉出血的内镜止血方法包括硬化剂注射、曲张静脉结扎和组织胶注射闭塞血管。

（1）硬化剂治疗：Crafoord 和 Freckner 在 1939 年首次将硬化剂注射治疗（Endoscopic injection sclerotherapy，EIS）用于控制曲张静脉出血，20 世纪 70 年代以后内镜下 EIS 逐渐受到重视，并被证实为曲张静脉破裂急性出血有效止血手段。EIS 止血的机制为黏膜下注射硬化剂以后引起局部组织炎症和纤维化，最终形成静脉血栓堵塞血管腔，反复多次 EIS 能够闭塞曲张静脉并造成食管壁内层的纤维化，预防再次出血。EIS 价格便宜，使用方便，急诊止血的有效率可达 90% 以上，但在曲张静脉消失前再出血的发生率为 30% ~ 50%，多次硬化治疗会增加并发症的发生率。另外，现有资料表明 EIS 治疗并不能降低肝硬化患者的死亡率。

常用的硬化剂有十四烷酸钠、5% 鱼肝油酸钠、5% 油酸氨基乙醇、无水乙醇和 1% 乙氧硬化醇等。注射方法包括静脉内注射、静脉旁注射和联合注射，不同内镜中心采用的硬化剂、注射方法和随诊流程可能会有所差异。然而，由于所有的食管静脉曲张都发生于胃食管连接部上方 4 ~ 5cm 之内，硬化剂注射也都集中针对这个部位进行。

一般首次内镜检查发现曲张静脉就开始 EIS，没有活动性出血情况下从胃食管连接部上方左侧壁开始，环周依次对每根曲张静脉注射硬化剂，如发现活动性出血，则应先在出血部位远端和近端相邻部位分别注射，待出血控制后再注射其他静脉。每个注射点硬化剂用量一般为 1 ~ 2ml，每次治疗的注射总量随硬化剂种类及曲张静脉数量大小而不同。两次 EIS 间隔时间由 4 天至 3 周不等，间隔时间越长，静脉硬化所需时间越长，但食管溃疡发生率随之降低，目前一般认为间隔 7 ~ 10d 疗效较好。

不同研究报道 EIS 的并发症发生率大不相同，分布在 10% ~ 33% 之间，这种差异可能与不同的患者入选标准和操作者经验有关。术后即时并发症为胸骨后疼痛、吞咽困难和低热等症状，多在 2 ~ 3d 内消失，其余并发症包括出血（注射后针孔渗血和后期溃疡出血）、溃疡（发生率 22% ~ 78%）、穿孔（发生率 1% ~ 2%）和继发食管狭窄（发生率 3%）。EIS 术后应定期监测生命体征和出血症状，禁食 8h 后可以予以流食，同时给予抑酸药和黏膜保护剂口服，适量使用抗生素 2 ~ 3d。近来也有报道在 EIS 前后应用非选择性 β - 受体阻滞剂可以增加其疗效及安全性。

（2）曲张静脉结扎治疗：1986 年由美国的 Stiegmann 医师首先开始应用内镜下曲张静脉结扎（endosopic variceal ligation，EVL）治疗，它能够使曲张静脉内形成血栓，继发无菌性炎症、坏死，最终导致血管固缩或消失、局部食管壁内层纤维化，但对固有肌层没有影响。与 EIS 相比，EVL 消除曲张静脉速度更快，急诊控制出血成功率达到 90% 以上，并发症和死亡率较低，尤其产生食管深溃疡乃至穿孔的风险很低。但费用较高，术后曲张静脉复发率仍然高达 35% ~47%，而且对食管壁深层静脉曲张及有交通支形成的患者，单纯 EVL 疗效欠佳，需要联合 EIS。

EVL 需要特殊的设备——结扎器，可以分为单环结扎器和多环连发结扎器两类，临床应用以后者更为方便。多环连发结扎器由透明帽（外套多个橡胶圈）、牵拉线和旋转手柄组成，每个结扎器上备有橡胶圈 4 ~8 个不等，常用为 5 环或 6 环结扎器。

操作时将安装好结扎器的内镜送入曲张静脉附近，确定结扎部位以后，持续负压吸引将曲张静脉吸引至透明帽内，然后通过旋转手柄牵拉橡胶圈使其释放，脱落的橡胶圈将套扎在成球状的曲张静脉根部，然后选择下一个部位重复上述操作。

一般每条静脉需要套扎 1 ~2 个部位，从齿状线附近曲张静脉远端开始，环周逐条静脉结扎，结扎区域为齿状线上方 4 ~7cm 以内，一般每位患者需要 5 ~8 个橡胶圈。活动性出血静脉则应直接套扎出血部位或与之紧邻的远端。

EVL 的应用也有其局限性：①由于透明帽的存在，影响内镜视野。②轻度曲张静脉或细小静脉很难充分吸入透明帽内，不易结扎。③食管壁深层曲张静脉和有交通支形成患者疗效不佳。④伴有重度胃底静脉曲张破裂出血者，EVL 之后会诱发胃底静脉破裂出血，不宜进行单纯 EVL。

与 EVL 相关的并发症包括出血、食管溃疡、术后菌血症等，但发生率较 EIS 为低。应用单环结扎器时需要在食管内插入外套管，而外套管放置不当，可以引起食管损伤，严重者可能出现食管穿孔、大出血乃至食管撕裂等，操作时应格外小心。

（3）组织胶注射闭塞血管：N－丁基－2－氰丙烯酸酯（N－butyl－2－cyanoacrylate），又称为组织胶，是一种液体黏合剂，它在遇到血液等生物介质后能够在 20s 内迅速凝固，因而将其注射入曲张静脉以后可以机械性阻塞血管。1984 年 Gotlib 首先将组织胶注射用于食管静脉曲张的治疗，至今已达 20 余年，临床证实其控制出血的有效率可以达到 93% ~100%，尤其对胃底静脉曲张出血疗效更为显著，另外还可以用于治疗十二指肠和结肠的易位曲张静脉出血。

组织胶也是通过硬化剂注射针直接进行曲张静脉内注射，注射到血管外会引起组织坏死，有继发穿孔的危险。为避免组织胶在注射导管内过早凝固，须用碘化油稀释，比例为 0.5 ：0.8，加入碘化油还可以保证在 X 线下监测组织胶注射情况。推荐每点注射量为0.5 ~1ml，每次治疗总注射量取决于曲张静脉的大小和分布情况。

组织胶注射引起的并发症相对较少，包括疼痛、一过性发热、菌血症和栓塞等。其中静脉内注射继发的血管栓塞是最严重的并发症，目前陆续有一些相关病例的个案报道，栓塞部位包括肺、脾、脑和盆腔脏器。还有个别医师报道由于血管旁注射引起食管瘘发生，但是非常罕见。严格控制组织胶每点的注射量可以减少栓塞的发生，目前建议对于食管曲张静脉每点最大注射量为 0.5ml，而胃底较大的曲张静脉注射量不超过 1ml。

组织胶与内镜外层接触或被吸引人工作孔道会损伤内镜，因而需要有经验的内镜医师和护士配合操作，在注射后 20s 内医师不能按压吸引按钮。

9. 经颈静脉肝内门腔分流术　经颈静脉肝内门腔分流术（Transjugular intrahepatic portosystemic shunt，TIPS）由 Richter 首先用于门脉高压患者治疗，主要操作包括局部麻醉下经右颈静脉穿刺，通过上腔静脉和下腔静脉置管于肝静脉，用穿刺针经肝静脉通过肝实质穿刺入门静脉，球囊导管扩张肝静脉和门静脉之间的肝实质，并置入一个膨胀性金属支架，最终沟通肝静脉和门静脉，达到降低门静脉压力的目的，并且还可以经过这个通道插管到门静脉，对曲张的胃冠状静脉进行栓塞治疗。

TIPS 并不是曲张静脉出血的首选治疗手段，然而，对于药物和内镜治疗失败的患者，TIPS 可以有效止血并挽救患者生命，为进一步治疗争取时间。有经验的放射科医师操作止血成功率为 95% ~

100%，然而，TIPS术后6~12个月之内有15%~60%患者会出现支架狭窄或堵塞，再出血的发生率将近20%。另外，TIPS还可以用于改善门脉高压的其他症状，包括难治性腹腔积液、门脉高压性胃病、肝硬化导致的胸腔积液等。

TIPS的并发症包括肝功能恶化、肝性脑病（25%）、支架堵塞、充血性心力衰竭或肺水肿、肾衰竭、弥散性血管内凝血、溶血性贫血（10%）、感染、胆管出血、腹腔积血和心脏刺伤等，其中危及生命的严重并发症为急性肝缺血、肺水肿、败血症、胆管出血、腹腔积血和心脏刺伤，总发生率为1%~2%。TIPS急性期死亡率为1%~2%，急诊手术的死亡率远远高于择期手术者（升高10倍）。术后患者的预后与其肝功能水平显著相关，一年存活率在50%~85%之间。

（四）手术处理

（1）食管胃底静脉曲张出血：经非手术治疗仍不能控制出血者，应考虑做经颈静脉肝内门体分流术（TIPS）。如做急诊门体静脉分流手术或断流术死亡率较高。择期门腔分流术的手术死亡率低，有预防性意义。由严重肝硬化引起者亦可考虑做肝移植术。

（2）溃疡病出血：当上消化道持续出血超过48h仍不能停止；24h内输血1 500mL仍不能纠正血容量、血压不稳定；保守治疗期间发生再次出血者；内镜下发现有动脉活动出血而止血无效者，中老年患者原有高血压、动脉硬化，出血不易控制者应尽早行外科手术。

（刘丽芳）

第十三节　黄疸

黄疸是指皮肤、巩膜与黏膜因胆红素沉着而引起的黄染。正常血清总胆红素浓度为1.7~17.1μmol/L，其中直接胆红素低于3.7μmol/L。当总胆红素浓度超过34μmol/l时，临床上即可出现黄疸。如血清胆红素浓度超过正常范围而肉眼看不见黄疸时，称为隐性黄疸。

在黄疸的诊断中，首先应与假性黄疸鉴别。当摄入过量的胡萝卜素（如胡萝卜、柑橘、木瓜、南瓜等）或肝脏有病变致使胡萝卜素转化为维生素A的过程发生障碍，使血中胡萝卜素增高和皮肤发黄，或服用大剂量米帕林也可使皮肤发黄，但均无血清胆红素浓度的增高，可与真性黄疸鉴别。

一、病因分类

可分为溶血性黄疸、肝细胞性黄疸、胆汁淤积性黄疸和先天性黄疸，以前三者多见。

二、诊断步骤

（一）溶血性黄疸、肝细胞性黄疸与胆汁淤积性黄疸的鉴别

分清黄疸的基本类型是黄疸鉴别的首要步骤。三者在实验室检查的鉴别参见表3-9。

表3-9　溶血性、肝细胞性与胆汁淤积性黄疸在实验室检查鉴别

	溶血性黄疸	肝细胞性黄疸	胆汁淤积性黄疸
非结合胆红素	明显增加	中度增加	轻或中度增加
结合胆红素	轻度增加	中度增加	明显增加
结合胆红素/总胆红素	<20%	>35%	>60%
尿胆红素	--	++	+++
尿胆原	明显增加	增加	减少或消失
转氨酶活性	轻度增加	明显增加	增加
血碱性磷酸酶	正常	增加	明显增加
血总胆固醇	正常	正常或减少	明显增加

（二）溶血性黄疸的病因与特点

1. 病因　凡能引起红细胞大量破坏而产生溶血现象的疾病，都能发生溶血性黄疸：①先天性溶血性贫血：如遗传性球形红细胞增多症、血红蛋白病等。②后天性获得性溶血性贫血：如自身免疫性贫血、异型输血后溶血、新生儿溶血症、遗传性葡萄糖-6-磷酸脱氢酶缺乏、恶性疟疾、药物及蛇毒引起的溶血等。

2. 溶血性黄疸的特征　可出现寒战、发热、腰痛部疼痛等急性溶血性的临床表现；①黄疸一般为轻度，呈柠檬色。②皮肤无瘙痒。③血清总胆红素升高，一般不超过85μmol/L，以非结合胆红素为主，尿中尿胆原增加，尿胆红素阴性。④有不同程度的贫血表现，周围血网织红细胞增多，骨髓检查可见红细胞系统增生活跃，血清铁及尿内含铁血黄素增加。

3. 溶血性黄疸的病因鉴别诊断　主要依赖血液学检查，如在遗传性球形红细胞增多症，有红细胞脆性增加；地中海贫血时则红细胞脆性减低，血红蛋白电泳出现异常；抗人球蛋白试验（coombs 试验）在自体免疫性溶血性贫血及新生儿溶血性贫血时呈阳性反应。

（三）肝细胞性黄疸的病因与特点

1. 病因　各种原因引起的肝细胞破坏，均可因肝细胞摄取、结合和排泄胆红素能力障碍，血中非结合胆红素与结合胆红素浓度升高而发生黄疸。常见病因有急性和慢性病毒性肝炎、肝硬化、肝癌；急性传染病如钩端螺旋体病、伤寒；败血症；化学药品和药物中毒，如乙醇、异烟肼、利福平、6-巯基嘌呤等。

2. 肝细胞性黄疸的特点　①皮肤和黏膜呈浅黄至深金黄色。②血中结合胆红素与非结合胆红素均升高。③尿中胆红素阳性，尿胆原尿中排出量也可增多。④血清转氨酶明显增高。⑤患者的消化道症状明显，如恶心、呕吐、胃纳下降、厌油腻、乏力等，严重者伴有出血倾向。

3. 肝细胞性黄疸的病因鉴别诊断　如下所述。

（1）病史：损害肝功能药物的使用史、长期烈性酒酗酒史、病毒性肝炎史或与现症患者的密切接触史有助于提示病因。

（2）病原学检查：如各型肝炎病毒标记物检测，黄疸型传染性单核细胞增多症的嗜异性凝集反应，钩端螺旋体病的血清凝集溶解试验与补体结合试验均有助于病原学检查。

（3）器械检查：B 超检查、CT 扫描、磁共振成像等检查有助于肝内占位性病变的诊断；内镜或 X 线吞钡检查如发现食管或胃底静脉曲张，有助于诊断肝硬化。

（四）胆汁淤积性黄疸的病因和特点

1. 病因　可分为肝外阻塞、肝内阻塞和肝内胆汁淤积性黄疸三种。

（1）肝外阻塞性胆汁淤积：引起胆总管内阻塞的有胆石症、胆管蛔虫、胆管壁炎症、癌肿浸润、手术后胆管狭窄等；胆管外阻塞的有壶腹周围癌、胰头癌、肝癌、肝门或胆总管周围淋巴结因癌肿转移性肿大而压迫胆管。

（2）肝内阻塞性胆汁淤积：包括肝内泥沙样结石、华支睾吸虫病、硬化性胆管炎、原发性肝癌侵犯肝内胆管或形成癌栓等。

（3）肝内胆汁淤积：如病毒性肝炎、药物性肝损害（如氯丙嗪、甲睾酮和口服避孕药等所致）、妊娠期特发性黄疸和原发性胆汁性肝硬化等。

2. 胆汁淤积性黄疸的特点　①皮肤呈暗黄、黄绿或绿褐色，多有瘙痒。②血清胆红素增高，以结合胆红素增高为主。③尿胆红素阳性，尿胆原减少或缺如。④血清胆固醇、碱性磷酸酶、γ-谷氨酰转肽酶升高。

3. 胆汁淤积性黄疸的病因鉴别诊断　如下所述。

（1）病史：反复的胆绞痛史、疼痛发作时伴寒战、发热、黄疸提示胆管结石合并感染；无痛性进行性黄疸，伴纳差、消瘦提示胰头癌的可能；应用氯丙嗪、甲睾酮、避孕药后出现的淤积性黄疸应注意药物性肝损害；发生于中年妇女的长期持续性黄疸、伴有瘙痒及免疫系统功能紊乱者提示原发性胆汁淤积性肝硬化。

（2）实验室检查：粪或十二指肠引流液发现华支睾吸虫卵提示华支睾吸虫感染；血甲胎蛋白浓度升高提示原发性肝细胞肝癌；血 IgM 增高、线粒体抗体阳性提示原发性胆汁淤积性肝硬化。

（3）器械检查：①超声波检查：对肝外胆管阻塞引起的黄疸与肝内胆汁淤积的鉴别有帮助，前者可见胆总管和肝内胆管扩张，而且对肝外胆管阻塞的病变部位与性质也有诊断价值。②X 线检查：胃肠钡餐、十二指肠低张造影对胰头癌有诊断价值，可见十二指肠肠曲增宽或十二指肠降部充盈缺损。逆行胰胆管造影（ERCP）能诊断阻塞部位，对胆管结石胰腺癌等有诊断价值。经皮肝穿刺胆管造影（PTC）能清楚显示肝内、外整个胆管系统，可区分肝外胆管阻塞与肝内胆汁淤积性黄疸。CT 能显示肝脏、胆管与胰腺等脏器的图像，对肝胆和胰腺疾病引起黄疸的鉴别有重要价值。

（五）先天性非溶血性黄疸

指肝细胞对胆红素的摄取、结合及排泄有先天性缺陷所致的黄疸。临床上较少见，可发生于出生至成年期，以青年多见。

1. Gilbert 综合征　多发生于青年男性，是由于肝细胞对胆红素的摄取障碍或肝细胞内葡萄糖醛酸转移酶的活力降低所致。其特点是：血中非结合胆红素增高；慢性间歇性轻度黄疸，可有家族史，全身情况好；肝功能试验正常，胆囊显影良好；肝活组织检查无异常。

2. Dubin－Johnson 综合征　由于肝细胞对结合胆红素的排泄障碍所致。其特点是：多发生于青少年，可有家族史；血中以结合胆红素增高为主；口服胆囊造影不显影；腹腔镜检查肝脏外观呈绿色，肝活组织检查可见肝细胞内有特异的棕褐色颗粒，有确诊价值。

3. Rotor 综合征　是由于肝细胞摄取游离胆红素和排泄结合胆红素先天性缺陷所致。其特点是：血中结合胆红素增高；胆囊显影良好，少数不显影；肝组织无异常色素，小叶结构基本正常。

4. Crigler－Najjar 综合征　病因是肝组织缺乏葡萄糖醛酸转移酶，不能形成结合胆红素。血中非结合胆红素大量增加，常引起新生儿核黄疸，预后很差，较少生存至成年。

三、治疗

根据病因治疗。

（张建新）

第四章

食管疾病

第一节　胃食管反流

胃食管反流病（gastroesophageal reflux disease，GERD）是一种因胃和（或）十二指肠内容物反流入食管引起胃灼热、反流、胸痛等症状和（或）组织损害的综合征，包括食管综合征和食管外综合征。食管综合征有典型反流综合征、反流胸痛综合征及伴食管黏膜损伤的综合征，如反流性食管炎（reflux esophagitis，RE）、反流性狭窄、Barrett 食管（barrett's esophagus，BE）及食管腺癌。食管外综合征有反流性咳嗽综合征、反流性喉炎综合征、反流性哮喘综合征及反流性蛀牙综合征，还可能有咽炎、鼻窦炎、特发性肺纤维化及复发性中耳炎。

根据内镜下表现的不同，GERD 可分为非糜烂性反流病（nonerosive renux disease，NERD）、RE 及 BE，我国 60% ~70% 的 GERD 表现为 NERD。

一、病因和发病机制

与 GERD 发生有关的机制包括：抗反流防御机制的削弱、食管黏膜屏障的完整性破坏及胃十二指肠内容物反流对食管黏膜的刺激等。

（一）抗反流机制的削弱

抗反流机制的削弱是 GERD 的发病基础，包括食管下括约肌（lower esophageal sphincter，LES）功能失调、食管廓清功能下降、食管组织抵抗力损伤、胃排空延迟等。

1. LES 功能失调　LES 功能失调在 GERD 发病中起重要作用，其中 LES 压力降低、一过性食管下括约肌松弛（transient lower esophageal sphincter relaxation，TLESR）及裂孔疝是引起 GERD 的三个重要因素。

LES 正常长 3 ~4cm，维持 10 ~30mmHg 的静息压，是重要的抗反流屏障。当 LES 压力 <6mmHg 时，即易出现胃食管反流。即使 LES 压力正常，也不一定就没有胃食管反流。近来的研究表明 TLESR 在 GERD 的发病中有重要作用。TLESR 系指非吞咽情况下 LES 发生自发性松弛，可持续 8 ~10 秒，长于吞咽时 LES 松弛，并常伴胃食管反流。TLESR 是正常人生理性胃食管反流的主要原因，目前认为 TLESR 是小儿胃食管反流的最主要因素，胃扩张（餐后、胃排空异常、空气吞入）是引发 TLESR 的主要刺激因素。裂孔疝破坏了正常抗反流机制的解剖和生理，使 LES 压力降低并缩短了 LES 长度，削弱了膈肌的作用，并使食管蠕动减弱，故食管裂孔疝是胃食管反流重要的病理生理因素。

2. 食管廓清功能下降

（1）食管：健康人食管借助正常蠕动可有效清除反流入食管的胃内容物。GERD 患者由于食管原发和继发蠕动减弱，无效食管运动发生率高，有如硬皮病样食管，致食管廓清功能障碍，不能有效廓清反流入食管的胃内容物。

（2）胃：胃轻瘫或胃排空功能减弱，胃内容物大量潴留，胃内压增加，导致胃食管反流。

（二）食管黏膜屏障

食管黏膜屏障是食管黏膜上皮抵抗反流物对其损伤的重要结构，包括食管上皮前（黏液层、静水层和黏膜表面 HCO_3^- 所构成的物理化学屏障）、上皮（紧密排列的多层鳞状上皮及上皮内所含负离子蛋白和 HCO_3^- 可阻挡和中和 H^+）及上皮后（黏膜下毛细血管提供 HCO_3^- 中和 H^+）屏障。当屏障功能受损时，即使是正常反流亦可致食管炎。

（三）胃十二指肠内容物反流

胃食管反流时，含胃酸、胃蛋白酶的胃内容物，甚至十二指肠内容物反流入食管，引起胃灼热、反流、胸痛等症状，甚至导致食管黏膜损伤。难治性 GERD 常伴有严重的胃食管反流。Vaezi 等发现，混合反流可导致较单纯反流更为严重的黏膜损伤，两者可能存在协同作用。

二、流行病学

GERD 是一常见病，在世界各地的发病率不同，欧美发病率为 10% ~20%，在南美约为 10%。亚洲发病率约为 6%。无论在西方还是在亚洲，GERD 的发病率均呈上升趋势。

三、病理

RE 的病理改变主要有：食管鳞状上皮增生，黏膜固有层乳头向表面延伸，浅层毛细血管扩张、充血和（或）出血，上皮层内中性粒细胞和淋巴细胞浸润，严重者可有黏膜糜烂或溃疡形成。慢性病变可有肉芽组织形成、纤维化以及 Barrett 食管改变。

四、临床表现

（一）食管表现

1. 胃灼热　是指胸骨后的烧灼样感觉，胃灼热是 GERD 最常见的症状。胃灼热的严重程度不一定与病变的轻重程度一致。

2. 反流　反流指胃内容物反流入口中或下咽部的感觉，此症状多在胃灼热、胸痛之前发生。

3. 胸痛　胸痛作为 GERD 的常见症状，日渐受到临床的重视。可酷似心绞痛，对此有时单从临床很难做出鉴别。胸痛的程度与食管炎的轻重程度无平行关系。

4. 吞咽困难　指患者能感觉到食物从口腔到胃的过程发生障碍，吞咽困难可能与咽喉部的发胀感同时存在。引起吞咽困难的原因很多，包括与反流有关的食管痉挛、食管运动功能障碍、食管瘢痕狭窄及食管癌等。

5. 上腹痛　也可以是 GERD 的主要症状。

（二）食管外表现

1. 咽喉部表现　如慢性喉炎、慢性声嘶、发音困难、声带肉芽肿、咽喉痛、流涎过多、癔球症、颈部疼痛、牙周炎等。

2. 肺部表现　如支气管炎、慢性咳嗽、慢性哮喘、吸入性肺炎、支气管扩张、肺脓肿、肺不张、咯血及肺纤维化等。

五、实验室及其他检查

（一）上消化道内镜

对 GERD 患者，内镜检查可确定是否有 RE 及病变的形态、范围与程度；同时可取活体组织进行病理学检查，明确有无 BE、食管腺癌；还可进行有关的治疗。但内镜检查不能观察反流本身，内镜下的食管炎也不一定都由反流引起。

洛杉矶分级是目前国际上最为广泛应用的内镜 RE 分级方案，根据内镜下食管黏膜破损的范围和形状，将 RE 划分为 A～D 级（表4－1）。

表4－1 GERD 内镜分级

分级	内镜特征
A	一处或几处≤5mm 的食管黏膜破损，病变之间无融合
B	一处或几处 >5mm 的食管黏膜破损，病变之间无融合
C	一处或几处食管黏膜破损，病变之间相互融合，但未超过食管环周的75%
D	一处或几处食管黏膜破损，病变之间相互融合，至少累及食管环周的75%

（二）其他检查

1. 24 小时食管 pH 监测　是最好的定量监测胃食管反流的方法，已作为 GERD 诊断的金标准。最常使用的指标是 pH <4 总时间（%）。该方法有助于判断反流的有无及其和症状的关系，以及疗效不佳的原因。其敏感性与特异性分别为79% ～90% 和 86% ～100% 。该检查前 3～5 天停用改变食管压力的药物（胃肠动力剂、抗胆碱能药物、钙通道阻断剂、硝酸盐类药物、肌肉松弛剂等）、抑制胃酸的药物（PPI、H_2RA、抑酸药）。

近年无绳食管 pH 胶囊（Bravo 胶囊）的应用使食管 pH 监测更为方便，易于接受，且可行食管多部位（远端、近端及下咽部等）及更长时间（48～72 小时）的监测。

2. 食管测压　可记录 LES 压力、显示频繁的 TLESR 和评价食管体部的功能。单纯用食管压力来诊断胃食管反流并不十分准确，其敏感性约 58% ，特异性约 84% 。因此，并非所有的 GERD 患者均需做食管压力测定，仅用于不典型的胸痛患者或内科治疗失败考虑用外科手术抗反流者。

3. 食管阻抗监测　通过监测食管腔内阻抗值的变化来确定是液体或气体反流。目前食管腔内阻抗导管均带有 pH 监测通道，可根据 pH 和阻抗变化进一步区分酸反流（pH <4）、弱酸反流（pH 在 4～7）以及弱碱反流（pH >7），用于 GERD 的诊断，尤其有助于对非酸反流为主的 NERD 患者的诊断、抗反流手术前和术后的评估、难治性 GERD 病因的寻找、不典型反流症状的 GERD 患者的诊断以及确诊功能性胃灼热患者。

4. 食管胆汁反流测定　用胆汁监测仪（Bmtec 2000）测定食管内胆红素含量，从而了解有无十二指肠胃食管反流。现有的 24 小时胆汁监测仪可得到胆汁反流次数、长时间反流次数、最长反流时间和吸收值≥0. 14 的总时间及其百分比，从而对胃食管反流做出正确的评价。因采用比色法检测，必须限制饮食中的有色物质。

5. 上胃肠道 X 线钡餐　对观察有无反流及食管炎均有一定的帮助，还有助于排除其他疾病和发现有无解剖异常，如膈疝，有时上胃肠道钡餐检查还可发现内镜检查没有发现的轻的食管狭窄，但钡餐检查的阳性率不高。

6. 胃－食管放射性核素闪烁显像　此为服用含放射性核素流食后以 γ 照相机检测放射活性反流的技术。本技术有 90% 的高敏感性，但特异性低，仅为 36% 。

7. GERD 诊断问卷　让疑似 GERD 患者回顾过去 4 周的症状以及症状发作的频率，并将症状由轻到重分为 0～5 级，评估症状程度，总分超过 12 分即可诊断为 GERD（表4－2）。

表4－2 GERD 诊断问卷评分表

	从未有过	1 周 <1 天	1 周 1 天	1 周 2～3 天	1 周 4～5 天	几乎每天
胃灼热	0 分	1 分	2 分	3 分	4 分	5 分
反流	0 分	1 分	2 分	3 分	4 分	5 分
非心源性胸痛	0 分	1 分	2 分	3 分	4 分	5 分
反酸	0 分	1 分	2 分	3 分	4 分	5 分

续 表

	从未有过	非常轻微	轻微	中度	中重度	重度
胃灼热	0分	1分	2分	3分	4分	5分
反流	0分	1分	2分	3分	4分	5分
非心源性胸痛	0分	1分	2分	3分	4分	5分
反酸	0分	1分	2分	3分	4分	5分

8. 质子泵抑制剂（proton pump inhibitors，PPI）试验　对疑似GERD的患者，可服用标准剂量PPI，每天2次，用药时间为1~2周。患者服药后3~7天，若症状消失或显著好转，本病诊断可成立。其敏感性和特异性均可达60%以上。但本试验不能鉴别恶性疾病，且可因用PPI而掩盖内镜所见。

六、并发症

1. Barrett食管　为胃食管连接部位以上的食管鳞状上皮部分被化生的柱状上皮取代，GERD是BE的主要原因。约3/4的BE患者化生上皮的长度不到3cm，这类患者食管腺癌的风险明显低于化生范围广泛的患者。BE患者中食管腺癌的发病率存在明显的性别及种族差异，男性远远多于女性，白种人多于其他人种。BE，尤其伴有特殊肠上皮化生的BE发生食管腺癌的危险性大，比一般人群高30倍，视为一种癌前病变，值得重视，应密切随访观察。

2. 狭窄　指由GERD引起的食管管腔的持续性狭窄。食管狭窄的典型症状为持续性吞咽困难。严重的反流性食管炎可致食管管腔狭窄，但其发生率不到5%。

七、诊断

由于GERD临床表现多种多样，症状轻重不一，有的患者可能有典型的反流症状，但内镜及胃食管反流检测无异常；而有的患者以其他器官系统的症状为主要表现，给GERD的诊断造成一定的困难。因此，GERD的诊断应结合患者的症状及实验室检查综合判断。

1. RE的诊断　有胃食管反流的症状，内镜可见累及食管远端的食管炎，排除其他原因所致的食管炎。

2. NERD的诊断　有胃食管反流的症状，内镜无食管炎改变，但实验室检查有胃食管反流的证据，如：①24小时食管pH监测阳性。②食管阻抗监测、食管胆汁反流测定、静息放射性核素检查或钡餐检查显示胃食管反流。③食管测压示LES压力降低或TLESR，或食管体部蠕动波幅降低。

八、鉴别诊断

1. 胃灼热的鉴别诊断　胃灼热是GERD最常见的症状。但部分胃灼热的患者没有明确的胃食管反流及其引起症状的证据且没有明确的病理性食管动力障碍性疾病的依据，应考虑为功能性胃灼热。功能性胃灼热的病理生理机制尚未阐明，可能与食管高敏感有关，部分功能性胃灼热患者存在心理方面的异常，如焦虑、躯体化障碍等。功能性胃灼热应注意与NERD鉴别。近年的研究表明，短时间反流、弱酸反流、非酸反流在NERD的发病中起重要作用。因此，常规食管pH监测阴性并不能明确排除胃食管反流的存在。

2. 胸痛的鉴别诊断　胸痛是一个常见的主诉，包括心源性胸痛和非心源性胸痛，两者有时难以鉴别，尤其在有吸烟、肥胖及糖尿病等冠心病危险因素的患者。非心源性胸痛最主要的原因是GERD，典型的由于胃食管反流引起的胸痛主要为胸骨后烧灼样疼痛，多出现于餐后（也可因情绪或运动而加重，与心绞痛的症状相似），一般无放射痛，部分可向后背放射，平卧时疼痛加重，服用抑酸药可缓解。典型的心绞痛症状常表现为胸骨后疼痛或不适，多为劳累后诱发，持续数分钟，休息或服用硝酸甘油类药物可缓解。临床上确诊冠心病是有一定困难的，通常认为在怀疑心源性胸痛时，应进行冠状动脉造影检查。

九、治疗

胃食管反流病的治疗目标为：充分缓解症状，治愈食管炎，维持症状缓解和胃镜检查的缓解，治疗或预防并发症。

（一）GERD 的非药物治疗

非药物治疗指生活方式的指导，避免一切引起胃食管反流的因素等。如要求患者饮食不宜过饱；忌烟、酒、咖啡、巧克力、酸食和过多脂肪；避免餐后立即平卧。对仰卧位反流，抬高床头 10cm 就可减轻症状。对于立位反流，有时只要患者穿宽松衣服，避免牵拉、上举或弯腰就可减轻。超重者在减肥后症状会有所改善。某些药物能降低 LES 的压力，导致反流或使其加重，如抗胆碱能药物、钙通道阻断剂、硝酸盐类药物、肌肉松弛剂等，对 GERD 患者尽量避免使用这些药物。

（二）GERD 的药物治疗

1. 抑酸药 抑酸药是治疗 GERD 的主要药物，主要包括：PPI 和 H_2 受体拮抗剂（histamine receptor antagonist，H_2RA），PPI 症状缓解最快，对食管炎的治愈率最高。虽然 H_2RA 疗效低于 PPI，但在一些病情不是很严重的 GERD 患者中，采用 H_2RA 仍是有效的。

2. 促动力药 促动力药可用于经过选择的患者，特别是作为酸抑制治疗的一种辅助药物。对大多数 GERD 患者，目前应用的促动力药不是理想的单一治疗药物。

（1）多巴胺受体拮抗剂：此类药物能促进食管、胃的排空，增加 LES 的张力。此类药物包括甲氧氯普胺（metoclopramide）和多潘立酮（domperidone），常用剂量为 10mg，每天 3～4 次，睡前和餐前服用。前者如剂量过大或长期服用，可导致锥体外系神经症状，故老年患者慎用；后者长期服用亦可致高催乳素血症，产生乳腺增生、泌乳和闭经等不良反应。

（2）非选择性 5 - HT_4 受体激动剂：此类药能促进肠肌丛节后神经释放乙酰胆碱而促进食管、胃的蠕动和排空，从而减轻胃食管反流。目前常用的为莫沙必利（mosapride），常用剂量为 5mg，每天 3～4 次，饭前 15～30 分钟服用。

（3）伊托必利（itopride）：此类药可通过阻断多巴胺 D_2 受体和抑制胆碱酯酶的双重功能，起到加速胃排空、改善胃张力和敏感性、促进胃肠道动力的作用。该药消化道特异性高，对心脏、中枢神经系统、泌乳素分泌的影响小，在 GERD 治疗方面具有长远的优势。常用剂量为 50mg，每天 3～4 次，饭前 15～30 分钟服用。

3. 黏膜保护剂 对控制症状和治疗反流性食管炎有一定疗效。常用的药物有硫糖铝 1g，每天 3～4 次，饭前 1 小时及睡前服用；铝碳酸镁 1g，每天 3～4 次，饭前 1 小时及睡前服用，具有独特的网状结构，既可中和胃酸，又可在酸性环境下结合胆汁酸，对于十二指肠胃食管反流有较好的治疗效果。枸橼酸铋钾盐（tripotassium dicitrato bismuthate，TDB），480mg/d，分 2～4 次于饭前及睡前服用。

4. γ - 氨基丁酸（GABA）受体抑制剂 由于 TLESR 是发生胃食管反流的主要机制，因此 TLESR 成为治疗的有效靶点。对动物及人类研究显示，GABA 受体抑制剂巴氯芬（baclofen）可抑制 TLESR，可能是通过抑制脑干反射而起作用的。巴氯芬对 GERD 患者既有短期作用，又有长期作用，可显著减少反流次数和缩短食管酸暴露时间，还可明显改善十二指肠胃食管反流及其相关的反流症状，是目前控制 TLESR 发生率最有前景的药物。

5. 维持治疗 因为 GERD 是一种慢性疾病，持续治疗对控制症状及防止并发症是适当的。

（三）GERD 的内镜抗反流治疗

为了避免 GERD 患者长期需要药物治疗及手术治疗风险大的缺点，内镜医师在过去的几年中在内镜治疗 GERD 方面做出了不懈的努力，通过这种方法改善 LES 的屏障功能，发挥其治疗作用。

1. 胃镜下腔内折叠术 该方法是将一种缝合器安装在胃镜前端，于直视下在齿状线下缝合胃壁组织，形成褶皱，增加贲门口附近紧张度、“延长腹内食管长度”及形成皱褶，以阻挡胃肠内容物的反流。包括黏膜折叠方法或全层折叠方法。

2. 食管下端注射法　指内镜直视下环贲门口或食管下括约肌肌层注射无活性低黏度膨胀物质，增加 LES 的功能。

3. 内镜下射频治疗　该方法是将射频治疗针经活检孔道送达齿状线附近，刺入食管下端的肌层进行热烧灼，使肌层“纤维化”，增加食管下端张力。

内镜治疗 GERD 的安全性及可能性已经多中心研究所证明，且显示大部分患者可终止药物治疗，但目前仍缺乏严格的大样本多中心对照研究。

（四）GERD 的外科手术治疗

对 GERD 患者行外科手术治疗时，必须掌握严格的适应证，主要包括：①需长期用药维持，且用药后症状仍然严重者。②出现严重并发症，如出血、穿孔、狭窄等，经药物或内镜治疗无效者。③伴有严重的食管外并发症，如反复并发肺炎、反复发作的难以控制的哮喘、咽喉炎，经药物或内镜治疗无效者。④疑有恶变倾向的 BE。⑤严重的胃食管反流而不愿终生服药者。⑥仅对大剂量质子泵抑制剂起效的年轻患者，如有严重并发症（出血、狭窄、BE）。

临床应用过的抗反流手术方法较多：目前治疗 GERD 的手术常用 Nissen 胃底折叠术、Belsey 胃底部分折叠术。各种抗反流手术治疗的效果均应通过食管 24 小时 pH 测定、内镜及临床表现进行综合评价。

近十几年来，腹腔镜抗反流手术得到了长足的发展。腹腔镜胃底折叠术是治疗 GERD 疗效确切的方法，是治疗 GERD 的主要选择之一，尤其对于年轻、药物治疗效果不佳、伴有裂孔疝的患者。与常规开放手术相比较，腹腔镜手术具有创伤小、术后疼痛轻和患者恢复快的优点，特别适用于年老体弱、心肺不佳的患者。但最近的研究显示，术后并发症高达 30%，包括吞咽困难、不能打嗝、腹泻及肛门排气等。约 62% 的患者在接受抗反流手术 10 年后仍需服用 PPI 治疗。因此，内科医师在建议 GERD 患者行腹腔镜胃底折叠术前应注意这些并发症，严格选择患者。

（五）并发症的治疗

1. 食管狭窄的治疗　早期给予有效的药物治疗是预防 GERD 患者食管狭窄的重要手段。内镜扩张疗法是治疗食管狭窄所致吞咽困难的有效方法。扩张疗法所需食管扩张器有各型探条、气囊、水囊及汞橡胶扩张器等。常将食管直径扩张至 14mm 或 44F。患者行有效的扩张食管治疗后，应用 PPI 或 H_2RA 维持治疗，避免食管再次狭窄。手术是治疗食管狭窄的有效手段。常在抗反流术前或术中同时使用食管扩张疗法。

2. BE 的治疗

（1）药物治疗：长期 PPI 治疗不能缩短 BE 的病变长度，但可促进部分患者鳞状上皮再生，降低食管腺癌发生率。选择性 COX－2 抑制剂有助于减少患食管癌，尤其是腺癌的风险。

（2）内镜治疗：目前常采用的内镜治疗方法有各种方式的内镜消融治疗和内镜下黏膜切除术等。适应证为伴有异型增生和黏膜内癌的 BE 患者，超声内镜检查有助于了解病变的深度，有助于治疗方式的选择。

（3）手术治疗：对已证实有癌变的 BE 患者，原则上应手术治疗。手术方法同食管癌切除术，胃肠道重建多用残胃或结肠，少数用空肠。

（4）抗反流手术：包括外科手术和内镜下抗反流手术。虽然能在一定程度上改善 BE 患者的反流症状，但不能影响其自然病程，远期疗效有待证实。

（张建新）

第二节　贲门失弛缓症

贲门失弛缓症（achalasia）是一种食管运动障碍性疾病，以食管缺乏蠕动和食管下括约肌（LES）松弛不良为特征。临床上贲门失弛缓症表现为患者对液体和固体食物均有吞咽困难、体重减轻、餐后反食、夜间呛咳以及胸骨后不适或疼痛。本病曾称为贲门痉挛。

一、流行病学

贲门失弛缓症是一种少见疾病。欧美国家较多，发病率每年为0.5/10万~8/10万，男女发病率接近，约为1 : 1.15。本病多见于30~40岁的成年人，其他年龄亦可发病。国内尚缺乏流行病学资料。

二、病因和发病机制

病因可能与基因遗传、病毒感染、自身免疫及心理社会因素有关。贲门失弛缓症的发病机制有先天性、肌源性和神经源性学说。先天性学说认为本病是常染色体隐性遗传；肌源性学说认为贲门失弛缓症LES压力升高是由LES本身病变引起，但最近的研究表明，贲门失弛缓症患者的病理改变主要在神经而不在肌肉，目前人们广泛接受的是神经源性学说。

三、临床表现

主要症状为吞咽困难、反食、胸痛，也可有呼吸道感染、贫血、体重减轻等表现。

1. 吞咽困难　几乎所有的患者均有程度不同的吞咽困难。起病多较缓慢，病初吞咽困难时有时无，时轻时重，后期则转为持续性。吞咽困难多呈间歇性发作，常因与人共餐、情绪波动、发怒、忧虑、惊骇或进食过冷和辛辣等刺激性食物而诱发。大多数患者吞咽固体和液体食物同样困难，少部分患者吞咽液体食物较固体食物更困难，故以此征象与其他食管器质性狭窄所产生的吞咽困难相鉴别。

2. 反食　多数患者合并反食症状。随着咽下困难的加重，食管的进一步扩张，相当量的内容物可潴留在食管内达数小时或数日之久，而在体位改变时反流出来。尤其是在夜间平卧位更易发生。从食管反流出来的内容物因未进入过胃腔，故无胃内呕吐物酸臭的特点，但可混有大量黏液和唾液。

3. 胸痛　是发病早期的主要症状之一，发生率为40%~90%，性质不一，可为闷痛、灼痛或针刺痛。疼痛部位多在胸骨后及中上腹，疼痛发作有时酷似心绞痛，甚至舌下含化硝酸甘油片后可获缓解。疼痛发生的原因可能是食管平滑肌强烈收缩，或食物滞留性食管炎所致。随着吞咽困难的逐渐加剧，梗阻以上食管的进一步扩张，疼痛反而逐渐减轻。

4. 体重减轻　此症与吞咽困难的程度相关，严重吞咽困难可有明显的体重下降，但很少有恶病质样变。

5. 呼吸道症状　由于食物反流，尤其是夜间反流，误入呼吸道引起吸入性感染。出现刺激性咳嗽、咳痰、气喘等症状。

6. 出血和贫血　患者可有贫血表现。偶有出血，多为食管炎所致。

7. 其他　在后期病例，极度扩张的食管可压迫胸腔内器官而产生干咳、气急、发绀和声音嘶哑等。患者很少发生呃逆，为本病的重要特征。

8. 并发症　本病可继发食管炎、食管溃疡、巨食管症、自发性食管破裂、食管癌等。贲门失弛缓症患者患食管癌的风险为正常人的14~140倍。有研究报道，贲门失弛缓症治疗30年后，19%的患者死于食管癌。因其合并食管癌时，临床症状可无任何变化，临床诊断比较困难，容易漏诊。

四、实验室及其他检查

（一）X线检查

X线检查是诊断本病的首选方法。

1. 胸部平片　本病初期，胸片可无异常。随着食管扩张，可在后前位胸片见到纵隔右上边缘膨出。在食管高度扩张、伸延与弯曲时，可见纵隔增宽而超过心脏右缘，有时可被误诊为纵隔肿瘤。当食管内潴留大量食物和气体时，食管内可见液平面。大部分病例可见胃泡消失。

2. 食管钡餐检查　动态造影可见食管的收缩具有紊乱和非蠕动性质，吞咽时LES不松弛，钡餐常难以通过贲门部而潴留于食管下端，并显示远端食管扩张、黏膜光滑，末端变细呈鸟嘴形或漏斗形。

（二）内镜检查

内镜下可见食管体部扩张呈憩室样膨出，无张力，蠕动差。食管内见大量食物和液体潴留，贲门口紧闭，内镜通过有阻力，但均能通过。若不能通过则要考虑有无其他器质性原因所致狭窄。

（三）食管测压

本病最重要的特点是吞咽后 LES 松弛障碍，食管体部无蠕动收缩，LES 压力升高［>4kPa（30mmHg）］，不能松弛、松弛不完全或短暂松弛（<6s），食管内压高于胃内压。

（四）放射性核素检查

用^{99m}Tc 标记液体后吞服，显示食管通过时间和节段性食管通过时间，同时也显示食管影像。立位时，食管通过时间平均为 7s，最长不超过 15s。卧位时比立位时要慢。

五、诊断

根据病史有典型的吞咽困难、反食、胸痛等临床表现，结合典型的食管钡餐影像及食管测压结果即可确诊本病。

六、鉴别诊断

1. 反流性食管炎伴食管狭窄　本病反流物有酸臭味，或混有胆汁，胃灼热症状明显，应用 PPI 治疗有效。食管钡餐检查无典型的鸟嘴样改变，LES 压力降低，且低于胃内压力。

2. 恶性肿瘤　恶性肿瘤细胞侵犯肌间神经丛，或肿瘤环绕食管远端压迫食管，可见与贲门失弛缓症相似的临床表现，包括食管钡餐影像。常见的肿瘤有食管癌、贲门胃底癌等，内镜下活检具有重要的鉴别作用。如果内镜不能达到病变处则应行扩张后取活检，或行 CT 检查以明确诊断。

3. 弥漫性食管痉挛　本病亦为食管动力障碍性疾病，与贲门失弛缓症有相同的症状。但食管钡餐显示为强烈的不协调的非推进型收缩，呈现串珠样或螺旋状改变。食管测压显示为吞咽时食管各段同期收缩，重复收缩，LES 压力大部分是正常的。

4. 继发性贲门失弛缓症　锥虫病、淀粉样变性、特发性假性肠梗阻、迷走神经切断术后等也可以引起类似贲门失弛缓症的表现，食管测压无法区别病变是原发性或继发性。但这些疾病均累及食管以外的消化道或其他器官，借此与本病鉴别。

七、治疗

目前尚无有效的方法恢复受损的肌间神经丛功能，主要是针对 LES，不同程度解除 LES 的松弛障碍，降低 LES 压力，预防并发症。主要治疗手段有药物治疗、内镜下治疗和手术治疗。

（一）药物治疗

目前可用的药物有硝酸甘油类和钙离子拮抗剂，如硝酸甘油 0.6mg，每日 3 次，餐前 15min 舌下含化，或硝酸异山梨酯 10mg，每日 3 次，或硝苯地平 10mg，每日 3 次。由于药物治疗的效果并不完全，且作用时间较短，一般仅用于贲门失弛缓症的早期、老年高危患者或拒绝其他治疗的患者。

（二）内镜治疗

1. 内镜下 LES 内注射肉毒毒素　肉毒毒素是肉毒梭状杆菌产生的外毒素，是一种神经肌肉胆碱能阻断剂。它能与神经肌肉接头处突触前胆碱能末梢快速而强烈地结合，阻断神经冲动的传导而使骨骼肌麻痹，还可抑制平滑肌的活动，抑制胃肠道平滑肌的收缩。内镜下注射肉毒毒素是一种简单、安全且有效的治疗手段，但由于肉毒毒素在几天后降解，其对神经肌肉接头处突触前胆碱能末梢的作用减弱或消失，因此，若要维持疗效，需要反复注射。

2. 食管扩张　球囊扩张术是目前治疗贲门失迟缓症最为有效的非手术疗法，它的近期及远期疗效明显优于其他非手术治疗，但并发症发生率较高，尤以穿孔最为严重，发生率为 1%～5%。球囊扩张的原理主要是通过强力作用，使 LES 发生部分撕裂，解除食管远端梗阻，缓解临床症状。

3. 手术治疗　Heller 肌切开术是迄今治疗贲门失弛缓症的标准手术，其目的是降低 LES 压力，缓解吞咽困难，同时保持一定的 LES 压力，防止食管反流的发生。手术方式分为开放性手术和微创性手术两种，开放性手术术后症状缓解率可达 80% ~90%，但 10% ~46% 的患者可能发生食管反流。因此大多数学者主张加做防反流手术。尽管开放性手术的远期效果是肯定的，但是由于其创伤大、术后恢复时间长、费用昂贵，一般不作为贲门失弛缓症的一线治疗手段，仅在其他治疗方法失败，且患者适合手术时才选用开放性手术。

腔镜技术的迅速发展使贲门失弛缓症的治疗发生了巨大的变化，从开放性手术到经胸腔镜，再到经腹腔镜肌切开术，这种微创性手术的疗效与开放性手术相似，且创伤小，缩短了手术和住院时间，减少了手术并发症，有望成为治疗贲门失弛缓症的首选方法。

（张建新）

第三节　腐蚀性食管炎

一、概述

腐蚀性食管炎（corrosive esophagitis）为摄入化学腐蚀物而引起的食管损伤，早期发生管壁组织水肿、溃疡、坏死甚至穿孔，晚期可形成管腔狭窄。致病的化学腐蚀剂品种繁多，一般可分为碱和酸两大类。腐蚀性食管炎多为意外事故，常发生于 3 岁以下小儿，各种化学腐蚀剂易被小儿误服。在成人多为企图自杀，往往吞服强酸或强碱等化学腐蚀剂而造成食管严重损伤而引起，用盛饮料或酒类的容器存放强酸、碱而不慎被误服的病例也屡见不鲜。另外，临床药物所引起的食管炎亦越来越受到关注。常见的引起腐蚀性食管炎的药物有四环素及其衍生物、抗胆碱能药、氯化钾、奎尼丁、阿司匹林及 NSAID 等，其发病机制各异。四环素及其衍生物的水溶液可直接损伤黏膜；氯化钾具有高渗性，可使与之接触的黏膜脱水；抗胆碱能药可加重胃 - 食管的反流；阿司匹林和 NSAID 破坏黏膜屏障及内源性黏膜保护机制。

腐蚀性食管炎的严重程度与腐蚀剂的种类、浓度和数量等密切相关。强碱能与脂肪起皂化作用并使蛋白质溶解，引起黏膜肿胀、坏死和溃疡，导致食管壁深层甚至食管周围组织和器官的损害。强酸引起食管黏膜的凝固性坏死，即刻在黏膜浅表发生凝固坏死并形成焦痂，限制了病损向深层进展，故不易损害食管壁的深层，但较易引起胃、十二指肠的损害。另外，化学腐蚀剂与食管壁接触的时间及患者的年龄、食管的功能状态也影响着病变的程度。

二、临床表现

服入化学腐蚀物后立即会出现口腔、咽喉及胸骨后、上腹剧烈烧灼痛，可伴吞咽疼痛、吞咽困难、流涎、恶心、呕吐等，如发生剧烈胸痛、皮下气肿、感染症状或休克，提示食管穿孔；出现上腹痛、呕血表明胃可能被涉及；剧烈腹痛可能因胃穿孔所致。损伤呼吸道者可有呼吸困难、咳嗽。严重者还可有高热、大量呕血、休克、昏迷等表现。生存者约 1 周后临床症状可渐缓解。起病后 4 ~6 周，因食管瘢痕形成而致吞咽困难常持续或更趋明显，也有部分患者延迟至数月后才出现吞咽困难。

急性期口咽部黏膜损伤的体征，可因吞服的腐蚀剂不同而有差别，如吞服硫酸可见黑色痂，硝酸为黄色痂，盐酸为灰棕色痂，醋酸呈白色痂，强碱造成黏膜明显水肿，呈红或棕色并有溃疡。但口腔的烧伤程度与食管损失程度不一定平行。

药物引起的食管炎也可有急性症状，如胃灼热、吞咽困难和吞咽痛等。停药或换用剂型，经一般处理后症状可在 1 周内缓解。少数患者发生呕血、黑粪。

三、实验室检查

当腐蚀性食管炎合并食管穿孔、出血或呼吸道感染时可见血白细胞计数升高，血红蛋白降低。

四、辅助检查

1. 放射学检查　X线检查应在急性炎症消退后，能吞服流食后方可行食管造影检查，急性期不宜做X线钡剂检查，此时食管壁水肿、痉挛，难以判断结果。如有食管瘘或穿孔，造影剂可流入呼吸道，必要时采用碘油造影。如怀疑食管穿孔，应摄立位X线胸、腹片。依据病变发展的不同阶段及损伤程度不同，X线检查可分为，轻度：早期为食管下段继发性痉挛，黏膜纹理尚正常，也可轻度增粗、扭曲、后期瘢痕、狭窄不明显；中度：食管受累长度增加，继发性痉挛显著，黏膜纹理不规则呈锯齿状或串珠状；重度：管腔明显缩小，甚至呈鼠尾状。CT对估计灼伤程度及深度的价值尚待评价。

2. 内镜检查　内镜检查是评估食管壁损伤范围及严重程度的最准确、可靠的方法，除休克或穿孔者外，应争取在发病后24h内应尽早施行，以判断病变范围，防止因狭窄而形成梗阻。但操作需倍加小心。应注意下列事项：①临床表现提示已经发生或可能发生穿孔者应禁忌检查；②检查过程中应尽量少注气；③在条件许可下，力争检查到十二指肠；④如黏膜有明显黑色、棕色、灰色溃疡，且视野不清时，避免勉强通过；⑤尽量避免翻转镜身；⑥检查过程中保证气道通畅。

根据内镜所见，可对腐蚀性食管炎的严重程度进行分级。①0级：黏膜外观正常；②1级：黏膜充血，血管扩张，上皮脱落，轻度水肿，可形成小溃疡；③2a级：黏膜发白，脆性增加，出血、糜烂、渗出、水疱，可见浅表溃疡形成；④2b级：2a所见伴散在或环壁深溃疡；⑤3级：外观呈棕黑色或灰色，多发性深溃疡和坏死组织。0级、1级和2a级黏膜可完全无痂愈合，炎症消散后不留任何后遗症。2b级和3级的患者中，约3/4因管壁很快形成肉芽组织、纤维细胞浸润、新生血管生成，在3周内即可有胶原纤维形成，收缩后引起食管狭窄。6周内重新生成上皮，长出致密纤维膜，导致管腔进一步狭窄，甚至完全阻塞或形成瘘管。3级损伤常为穿壁性，内镜下难以估计其深度，管壁发黑提示组织坏疽、即将穿孔，患者有死亡的危险，这些重度患者应在6周时复查内镜。以后则根据需要，继续定期复查，直至病变完全愈合或证实狭窄已形成为止。

药物所致食管炎在内镜下偶见特征性的不连续的黏膜溃疡，有时位于相对的管壁上，形成“对吻”溃疡，以食管生理狭窄处最为好发。

由于食管癌的发病率比正常食管要高，尤其是强碱所致而形成的食管狭窄，内镜定期的复查很有必要，并能定期扩张狭窄的食管。

五、诊断及鉴别诊断

腐蚀性食管炎一般根据其病史、症状及体征不难诊断，且常与腐蚀性胃炎并存。但在临床中应注意是否合并有食管的其他病变。对于中老年男性患者而言，还需注意与食管癌的鉴别，食管癌以吞咽困难、消瘦等为主要表现，病情呈进行性加重，X线及胃镜结合活组织检查可明确诊断。

六、治疗

1. 早期处理　立即终止与致病物质接触，停用可疑药物，并促进已吸收的毒物排出。根据毒物的性质，可考虑选择应用相应的解毒药，如强酸中毒时可采用弱碱、肥皂水、氢氧化铝凝胶、蛋清及牛奶等中和。强碱可用弱酸中和，常用稀醋、果汁等。但也有研究结果表明，采用中和疗法其疗效并不可靠，因为腐蚀性食管炎常发生于食管壁与强酸、强碱接触之瞬间，使用中和或解毒药多已为时过晚。除以上治疗外，补充血容量、预防感染及其他支持疗法亦很必要。另外，要注意避免洗胃或催吐，以防已进入胃内的化学腐蚀物再次与食管、气管接触而加重损伤。抗酸药、H_2受体阻滞药、硫糖铝、质子泵抑制药等可能有助于控制化学品引起的食管炎，但确切效果有待进一步研究证实。亦有学者主张在急性期置入鼻胃管，既可以给予鼻饲营养支持，并为日后的扩张食管起到引导作用。

2. 晚期食管狭窄的治疗　多采用探条扩张，其目的是防治食管腔狭窄，一般在4~6周进行扩张，亦可采用激光、微波等方法。如若上述治疗仍不满意，则应行外科手术治疗，行食管切除和食管胃吻合，或用结肠代食管以恢复消化道的功能。

七、并发症

吞服腐蚀物质后的并发症可以分为局部和全身两类。

1. 全身并发症　服毒量较多，则有全身中毒现象，重者在数小时内或 1 ~ 2d 内死亡。

2. 局部并发症

（1）出血：在服毒后数天内可出现少量呕血，但大量出血则多为坏死组织脱落所致，常出现于 1 ~ 2 周内，严重者可致死亡。

（2）食管穿孔：一般碱性腐蚀物较酸性者更易发生食管穿孔，多在食管下端破裂至左侧胸腔，有时穿至气管，形成气管食管瘘。

（3）腐蚀性胃炎、胃穿孔和腹膜炎：以酸性腐蚀物者为多，可呈急腹症表现，病情危重。

（4）呼吸系统并发症：喉水肿、吸入性肺炎、肺脓肿等可以并发于腐蚀性食管炎急性期和瘢痕狭窄时期，尤易发于儿童患者。

（5）食管瘢痕狭窄：常为难以避免的晚期并发症，胃瘢痕狭窄也常并发于吞咽酸性腐蚀物的患者中。

八、预后

轻度腐蚀性食管炎损伤的患者可无并发症。重度患者易出现食管穿孔、出血、气管食管瘘等急性并发症，病死率高。2b 或 3 级腐蚀性食管炎患者约 70% 以上可发生食管狭窄。碱类腐蚀损伤所致食管狭窄患者发生食管鳞癌的危险性是对照人群的 1 000 倍，所以先前有腐蚀性食管炎病史的患者其症状发生变化时，应注意合并食管癌的可能。

（张建新）

第五章

胃部疾病

第一节　胃、十二指肠的解剖与功能

一、胃的解剖

胃是消化系统的重要器官，上连食管，下续十二指肠，有收纳食物、分泌胃液消化食物的作用，而且还具备分泌功能。胃的大小、形态、位置可因其充盈程度、体位、年龄和体型等状况而有不同，成人胃的容量为1 000～3 000ml，在中等度充盈时，平均长度为25～30cm。胃大部分位于左季肋区，小部分位于腹上区。胃的位置常因体型、体位、胃内容物的多少及呼吸而改变，有时胃大弯可达脐下甚至盆腔。

胃有上下二口，大小二弯，前后二壁，并分为四部。胃的上口称贲门，即胃的入口，上接食管。下口称幽门，即胃的出口，与十二指肠相接。胃小弯相当于胃的右上缘，凹向右后上方，胃小弯在近幽门处有一凹陷，称角切迹，此角在钡剂造影时为胃小弯的最底处，是胃体与幽门部在胃小弯的分界。胃大弯起始于贲门切迹，此切迹为食管左缘与胃大弯起始处所构成的夹角。胃大弯从起始处呈弧形凸向左上方，形成胃底的上界，其后胃大弯凸向左前下方，形成胃的下缘。胃在空虚时有明确的前后壁，充盈时胃就不存在明显的前后壁。

（一）胃的分区

一般将胃分为5个区域（图5－1）。

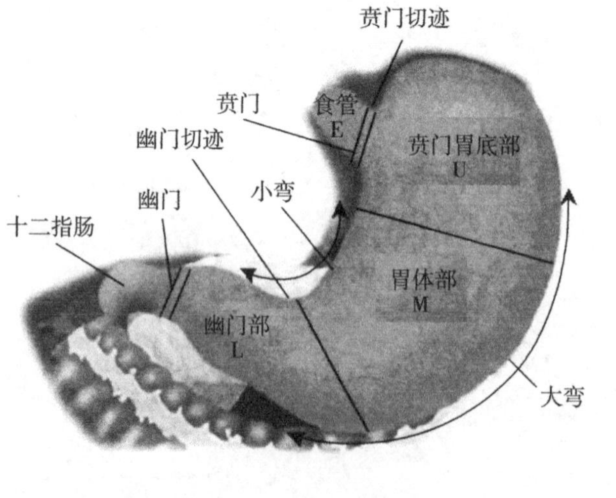

图5－1　胃的分部图

1. 贲门　食管与胃交界处，在第11胸椎左侧，其近端为食管下端括约肌，位于膈食管裂孔下2～3cm，与第7肋软骨胸骨关节处于同一平面。食管腹段与胃大弯和交角叫贲门切迹，该切迹的胃黏膜面有贲门皱襞，具有防止胃内容物向食管反流的作用。贲门部为贲门周围的部分，与胃的其他部分无明显的分界线。

2. 胃底　胃的最上部分，位于贲门至胃大弯水平连线之上。胃底上界为横膈，其外侧为脾，食管与胃底的左侧为 His 角。胃底指贲门切迹平面以上膨出的部分，其中含有空气，于 X 线片上可见此气泡，在放射学中称胃泡。

3. 胃体　胃底以下部分为胃体，其左界为胃大弯，右界为胃小弯；胃小弯垂直向下突然转向右，其交界处为胃角切迹，胃角切迹到对应的胃大弯连线为其下界。胃体所占面积最大，含大多数壁细胞。

4. 胃窦　胃角切迹向右至幽门的部分称为胃窦部，主要为 G 细胞。

5. 幽门　位于第 1 腰椎右侧，幽门括约肌连接胃窦和十二指肠。幽门为胃的出口，连接十二指肠，相连接处的浆膜表面见一环形浅沟，幽门前静脉沿此沟的腹侧面下行，该静脉是术中区分胃幽门与十二指肠的解剖的标志。幽门部又可分为左侧部较膨大的幽门窦，临床上称此处为胃窦；右侧部近幽门处呈管状的幽门管，幽门管长 2～3cm。胃溃疡和胃癌易发生于幽门窦近胃小弯处。

（二）胃的毗邻与韧带

胃前壁左侧与左半肝邻近，右侧与膈邻近，其后壁隔网膜囊与胰腺、左肾上腺、左肾、脾、横结肠及其系膜相邻，胃的前后壁均有腹膜覆盖，腹膜自胃大、小弯移行到附近器官，即为韧带和网膜（图 5－2）。

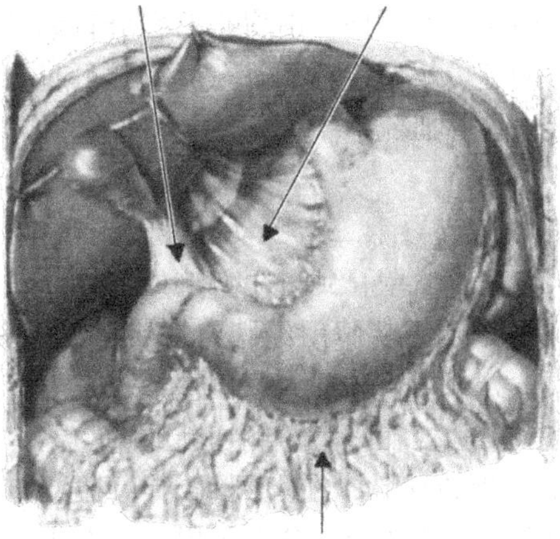

图 5－2　胃的毗邻与韧带

1. 肝胃韧带与肝十二指肠韧带　肝胃韧带连接肝左叶下横沟和胃小弯，肝十二指肠韧带连接肝门与十二指肠，共同构成小网膜，为双层腹膜结构。肝十二指肠韧带中含胆总管，肝动脉和门静脉。

2. 胃结肠韧带　连接胃和横结肠，向下延伸为大网膜，为 4 层腹膜结构。大网膜后层与横结肠系膜的上层相连，在横结肠肝区与脾区处，二者之间相连较松，容易解剖分离；而在中间，两者相连较紧，解剖胃结肠韧带时，注意避免伤及横结肠系膜中的结肠中动脉。

3. 胃脾韧带　连接脾门与胃大弯左侧，内有胃短血管。

4. 胃膈韧带　由胃大弯上部胃底连接膈肌，全胃切除术时，游离胃贲门及食管下段需切断此韧带。

5. 胃胰韧带　胃窦部后壁连接胰头颈部的腹膜皱襞，此外，胃小弯贲门处至胰腺的腹膜皱襞，其内有胃左静脉。在门静脉高压时，血液可经胃左静脉至食管静脉、奇静脉流入上腔静脉，可发生食管胃底静脉曲张。胃的韧带有肝胃韧带、胃隔韧带、胃脾韧带、胃结肠韧带和胃胰韧带。胃胰韧带位于胃后方，小网膜囊的后壁上，循胃左动脉的走行而形成一个半月形的皱襞，从腹腔动脉起始处向上至胃、贲门，是手术时显露胃左动脉和腹腔动脉的标志。

（三）胃的血管

1. 胃的动脉　胃是胃肠道中血供最丰富的器官，来自腹腔动脉及其分支。沿胃大、小弯形成两个动脉弓，再发出许多分支到胃前后壁（图5-3）。

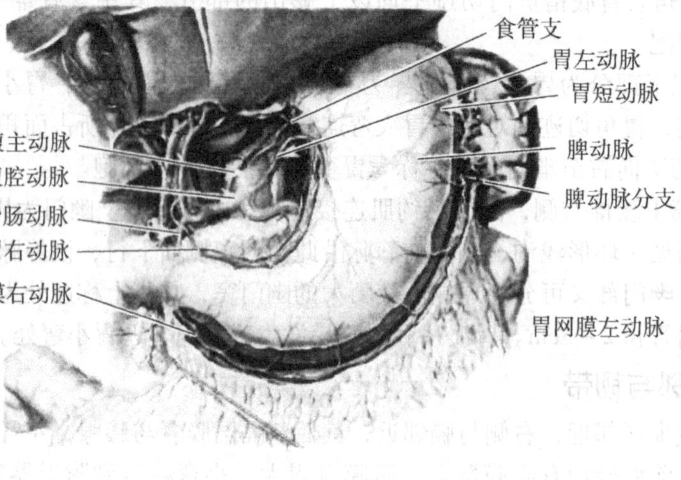

图5-3　胃的动脉

（1）胃左动脉：起于腹腔动脉，是腹腔动脉的最小分支，而是胃的最大动脉。左上方经胃胰腹膜皱襞达贲门，向上发出食管支与贲门支，然后向下沿胃小弯在肝胃韧带中分支到胃前后壁，在胃角切迹处与胃右动脉相吻合，形成胃小弯动脉弓。15%~20%左肝动脉可起自胃左动脉，与左迷走神经肝支一起，到达肝脏，偶尔这是左肝叶唯一动脉血流。于根部结扎胃左动脉，可导致急性左肝坏死，手术时应注意。

（2）胃右动脉：起源自肝固有动脉或胃十二指肠动脉，行走至幽门上缘，转向左，在肝胃韧带中沿胃小弯，从左向右，沿途分支至胃前、后壁，到胃角切迹处与胃左动脉吻合。

（3）胃网膜左动脉：起于脾动脉末端，从脾门经脾胃韧带进入大网膜前叶两层腹膜间，沿胃大弯左行，有分支到胃前后壁及大网膜，分布于胃体部大弯侧左下部，与胃网膜右动脉吻合，形成胃大弯动脉弓。胃大部切除术常从第一支胃短动脉处在胃大弯侧切断胃壁。

（4）胃网膜右动脉：起自胃十二指肠动脉，在大网膜前叶两层腹膜间沿胃大弯由右向左，沿途分支到胃前后壁及大网膜，与胃网膜左动脉相吻合，分布至胃大弯左半部分。

（5）胃短动脉：脾动脉末端的分支，一般4~5支，经胃脾韧带至胃底前后壁。

（6）胃后动脉：系脾动脉分支，一般1~2支，自胰腺上缘经胃膈韧带，到达胃底部后壁。

（7）左膈下动脉：由腹主动脉分出，沿胃膈韧带，分布于胃底上部和贲门。胃大部切除术后左膈下动脉对残胃血供有一定作用。胃的动脉间有广泛吻合支，如结扎胃左动脉、胃右动脉、胃网膜左动脉及胃网膜右动脉4根动脉中的任何3条，只要胃大弯、胃小弯动脉弓未受损，胃仍能得到良好血供。

2. 胃的静脉　胃的静脉与各同名动脉伴行，均汇入门静脉系统。冠状静脉（即胃左静脉）的血液可直接或经过脾静脉汇入门静脉；胃右静脉直接注入门静脉。胃短静脉、胃网膜左静脉均回流入脾静脉；胃网膜右静脉则回流入肠系膜上静脉。远端脾肾静脉吻合术能有效地为胃食管静脉曲张减压，足以证明胃内广泛的静脉吻合网络。

（1）胃左静脉：即胃冠状静脉，汇入门静脉。

（2）胃右静脉：途中收纳幽门前静脉，位于幽门与十二指肠交界处前面上行进入门静脉，幽门前静脉是辨认幽门的标志。

（3）胃网膜左静脉：注入脾静脉。

（4）胃网膜右静脉：注入肠系膜上静脉，也是有用的解剖标志。

（5）胃短静脉：经胃脾韧带入脾静脉。

（6）胃后静脉：经胃膈韧带，注入脾静脉。胃的动脉来源于腹腔动脉干。沿胃大弯有发自脾大弯的动脉弓。沿胃短动脉发自脾动脉并走行到胃底。胃后动脉可以是一支或两支，发自脾动脉主干或其分支，于小网膜囊后壁的腹膜后面伴同名静脉上行，经胃膈韧带分布于胃体后壁的上部。稍偏胃小弯侧的胃膈韧带，在向腹后壁延续处的腹膜常形成腹膜皱襞，该皱襞是手术中寻找胃后动脉的标志。

（四）胃的淋巴引流

胃壁各层具有丰富的毛细淋巴管，起始于胃黏膜的固有层。在黏膜下层，肌层和浆膜下层内交织成网，分别流入各胃周淋巴结，最后均纳入腹腔淋巴结而达胸导管。淋巴引流一般伴随血管而行，汇入相应的胃周四个淋巴结区（图5-4）。

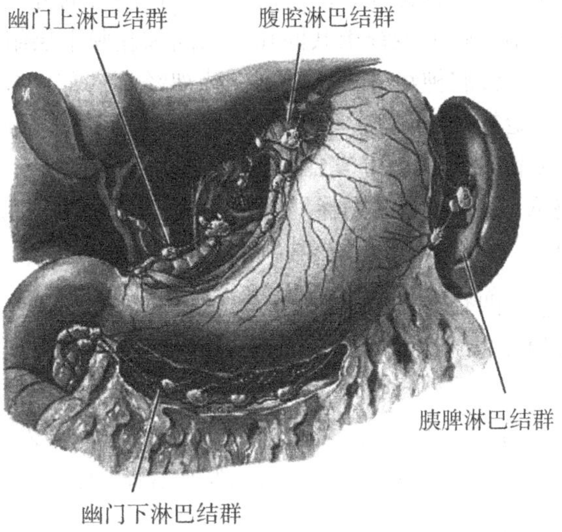

图5-4 胃的淋巴引流

1. 胃左淋巴结区 贲门部、胃小弯左半和胃底的右半侧前后壁，分别注入贲门旁淋巴结、胃上淋巴结，最后至腹腔淋巴结。

2. 胃右淋巴结区 胃幽门部、胃小弯右半的前后壁，引流入幽门上淋巴结，由此经肝总动脉淋巴结，最后流入腹腔淋巴结。

3. 胃网膜左淋巴结区 胃底左半侧和胃大弯左半分别流入胃左下淋巴结，脾门淋巴结及胰脾淋巴结，然后进入腹腔淋巴结。

4. 胃网膜右淋巴结区 胃大弯右半及幽门部，引流入胃幽门下淋巴结，然后沿肝总动脉淋巴结，进入腹腔淋巴结。

（五）胃的神经

支配胃的神经有副交感神经和交感神经。

1. 副交感神经 胃的副交感神经来自迷走神经，迷走神经核位于第四脑室基底经颈部颈动脉鞘进入纵隔障，形成几个分支围绕食管，到膈食管裂孔上方融合成左右迷走神经，于贲门处左迷走神经位前，约在食管中线附近浆膜深面，手术时需切开此处浆膜，方可显露。右迷走神经位后，于食管右后方下行。前干在贲门前分为肝支和胃前支（前 Latarget 神经），肝支在小网膜内右行入肝，胃前支伴胃左动脉在小网膜内距胃小弯约 1cm 处右行，一般发出 4~6 支到胃前壁，于角切迹处形成终末支称为鸦爪支，分布于幽门窦及幽门管前壁。后干在贲门背侧分为腹腔支和胃后支。腹腔支随胃左动脉起始段进入腹腔神经丛。胃后支（后 Latarget 神经）沿胃小弯行走，分支分布于胃后壁，其终末支也呈鸦爪状分布于幽门窦和幽门管后壁。后迷走神经有分支分布于胃底大弯侧称为 Grassi 神经或罪恶神经，壁细胞迷走神经切断术时，应予切断，以减少复发。迷走神经大部分纤维为传入型，将刺激由肠传入脑，胃的牵拉感和饥饿感冲动，则由迷走神经传入延髓，手术过度牵拉，强烈刺激迷走神经可致心搏骤停。迷走神经各胃支在胃壁神经丛内换发节后纤维，支配胃腺和肌层，通过乙酰胆碱作为传递增强胃运动和促进胃酸和胃蛋白酶分泌。选择性迷走神经切断术是保留肝支和腹腔支的迷走神经切断术，壁细胞迷走神经切断术保留肝支、腹腔支和前后鸦爪支，仅切断支配壁细胞的胃前支和胃后支及其全部胃壁分支。减少胃酸分泌，达到治疗溃疡的目的，又可保留胃的排空功能及避免肝、胆、胰肠功能障碍。

2. 交感神经　胃交感神经节前纤维起自脊髓 $T_5 \sim T_{10}$，经交感神经至腹腔神经从内腹腔神经节，节后纤维沿腹腔动脉系统分布于胃壁，其作用为抑制胃的分泌和蠕动，增强幽门括约肌的张力，并使胃的血管收缩。胃的痛感冲动随交感神经，通过腹腔丛交感神经干进入 $T_5 \sim T_{10}$ 封闭腹腔丛神经丛可阻断痛觉传入。包括运动神经、感觉神经以及由它们发出的神经纤维和神经细胞共同构成肌间丛、黏膜下神经丛。胃的运动神经包括交感神经与副交感神经，前者的作用是抑制胃的分泌和运动功能，后者是促进胃的分泌和运动功能。交感神经与副交感神经纤维共同在肌层间和黏膜下层组成神经网，以协调胃的分泌和运动功能。胃的交感受神经来自腹腔神经丛。胃的副交感神经来自左、右迷走神经。左迷走神经在贲门前面，分出肝支和胃前支。迷走神经的胃前、后支都沿胃小弯行埋头，分别发出分支和胃动、后支都沿胃小弯行走，分别发出分支和胃动、静脉分支伴行，分别进入胃前后壁。最后的终末支，在距幽门5～7cm处进入胃窦，形似“鸦爪”，可作为高选择性胃迷走神经切断术的标志。

（六）胃壁的细微结构

胃壁组织由外而内分为4层，即浆膜层，肌层，黏膜下层和黏膜层。

1. 浆膜层　覆盖于胃表面的腹膜，由结缔组织和间皮组成，形成各种胃的韧带，与邻近器官相连接，于胃大弯处形成大网膜。

2. 肌层　浆膜下较厚的固有肌层，由3层不同方向的平滑肌组成。外层纵行肌与食管外层纵行平滑肌相连，在胃大小弯处较厚，中层环行肌，在幽门处增厚形成幽门括约肌。内层斜行肌，胃肌层内有Auerbach 神经丛。

3. 黏膜下层　肌层与黏膜之间，是胃壁内最富于胶原的结缔组织层，有丰富的血管淋巴网，含有自主神经 Meissner 丛。

4. 黏膜层　胃壁内形成数条较大的皱襞，其表面被浅沟划分成很多形状不规则的黏膜隆起区，称胃小区。胃小区表面分布许多小的凹陷，称胃小凹。整个胃黏膜约有350万个胃小凹，每个小凹底部有3～5条胃腺开口。黏膜层包括表面上皮、固有层和黏膜肌层。

（1）上皮：黏膜腔面及胃小凹表面均衬以单层柱状上皮，细胞核位于基底部，细胞质染色浅呈透明状。这种细胞分泌特殊的黏液样物质，故又称表面黏液细胞，其分泌的黏液不能被盐酸所溶解。表面黏液细胞不断退化死亡脱落，再由小凹深部和胃腺颈部未成熟的表面黏液细胞不断增殖并向上移动加以补充，每4～5d 更新1次。

（2）固有层：由细密的结缔组织组成。含有较多的淋巴细胞，浆细胞及嗜酸性粒细胞。有时可见孤立淋巴小结。固有层被大量排列紧密的胃腺所占据。根据部位和结构不同，可将胃腺分为胃底腺、贲门腺和幽门腺。

1）胃底腺：分布于胃底和胃体的固有层内，是一种较长的管状腺，故通常把它分为颈部、体部和底部，底部常有2～3个分支。胃底腺由壁细胞、主细胞、颈黏液细胞和内分泌细胞组成。壁细胞：分泌盐酸和内因子，主要在胃底和胃体。少量在幽门窦近侧。黏液细胞：分泌黏液。主细胞：分泌胃蛋白酶原，主要在胃底或胃体。内分泌细胞：G 细胞分泌胃泌素，D 细胞分泌生长抑素，EC 细胞释放5－羟色胺呈嗜银或嗜银染色。

2）贲门腺：位于贲门部固有层内的黏液腺。

3）幽门腺：位于幽门部固有层内，亦为黏液腺。幽门腺有较多的分泌细胞。

（3）黏膜肌层：分内环、外纵两层。黏膜肌层的收缩和弛缓可改变黏膜形态，有助于胃腺分泌物排出。

二、十二指肠的解剖

十二指肠是小肠最上段的部分，始于胃幽门，位于第1腰椎右侧，呈C字形，包绕胰头部，于十二指肠空肠曲处与空肠相接，位第2腰椎左侧，长25～30cm。与其他小肠不同处：部位较深，紧贴腹后壁1～3腰椎的右前方；较固定，除始末两处外，均在腹膜后；肠腔较大；与胰胆管关系密切。

（一）十二指肠的分部

十二指肠据其形态可分成4部分（图5－5）。

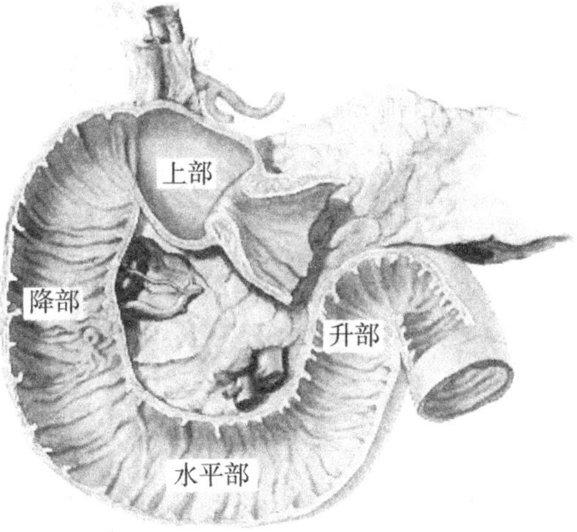

图5－5　十二指肠的分部

1. 球部　幽门向右并向后上，到肝门下胆囊颈处转向下，形成十二指肠上曲，接第二段降部，长5cm，近端一半有大小网膜附着，为十二指肠球部属腹膜内位，能活动，其余部分在腹膜外，无活动性。此段上方为肝方叶、胆囊及肝十二指肠韧带。其下方为胰头，后方为胆总管、胃十二指肠动脉、门静脉通过，与下腔静脉间仅隔一层疏松结缔组织。球部黏膜面平坦无皱襞，钡剂X线检查呈三角形阴影，前壁溃疡易穿孔，涉及结肠上区，后壁溃疡穿孔则累及网膜囊。

2. 降部　始于十二指肠上曲，沿腰椎右侧垂直下降至第3腰椎转向右形成十二指肠下曲，接第三段水平部，长7～8cm，位腹膜外，横结肠及系膜于其前跨越，后方为右肾及右输尿管，内侧为胰头，胆总管末端降部黏膜多为环状皱襞，其后内侧壁有纵行皱襞，下端为Vater乳头，位于降部中、下1/3交界处。胆总管、胰管开口于此，其左上方1cm处另见一小乳头为体胰管（Santorini）开口处，胃十二指肠动脉的分支胰十二指肠上动脉支行走于胰头与十二指肠降部沟内。

3. 水平部　长12～13cm，十二指肠下曲开始，于输尿管、下腔静脉、腰椎和主动脉前方，水平方向至第3腰椎左侧，位腹膜外，上方为胰头，前方右侧为腹膜，左侧为空回肠系膜根部跨越，肠系膜上动脉于水平部前下降进入肠系膜根部。如肠系膜上动脉起点过低，可引起肠系膜上动脉压迫症（Wilkes综合征）。肠系膜上动脉分支胰十二指肠下动脉位于胰腺及水平部上缘沟内。

4. 升部　水平部向左上斜升，到达第2腰椎左侧折转向下前和左侧形成十二指肠空肠曲，与空肠相连，长2～3cm。十二指肠空肠曲左缘，横结肠系膜下方，为十二指肠悬韧带，即屈氏（Treitz）韧带，韧带较小呈三角形的肌纤维组织带，伸入腹膜后，位于胰腺和脾静脉后，左肾静脉前由左右膈脚在腹膜后附着于末端十二指肠上缘，有时达附近空肠。小肠梗阻探查时或胃空肠吻合时均需以十二指肠空肠曲为标记，由于十二指肠被坚硬的腹膜固定，因此有时在严重的腹部钝性损伤时，易挤压至脊柱而致撕裂。

（二）十二指肠的血管

1. 动脉　十二指肠的血供主要来自胰十二指肠上动脉和胰十二指肠下动脉，胰十二指肠上动脉是胃十二指肠的分支，又分为胰十二指肠上前动脉和胰十二指肠上后动脉，分别沿胰头前后与十二指肠降部间沟内下行。胰十二指肠下动脉是肠系膜上动脉分支，也分为前后两支，沿胰头前后与十二指肠水平部间沟内上行，分别与相应的胰十二指肠上前、后动脉吻合，形成前后两动脉弓，于腹腔动脉和肠系膜上动脉间形成广泛动脉吻合网。由于胰头和十二指肠均由此二动脉供应，因此不可能单独切除胰头或十二指肠，十二指肠周围丰富的动脉吻合网，要靠外科结扎或动脉栓塞1～2支主要血管，达到控制十二指肠后壁溃疡出血是非常困难的。此外十二指肠上部尚有来自胃十二指肠动脉的十二指肠上动脉和十二指肠后动脉以及胃网膜右动脉和胃右动脉的小分支供应（图5－6）。

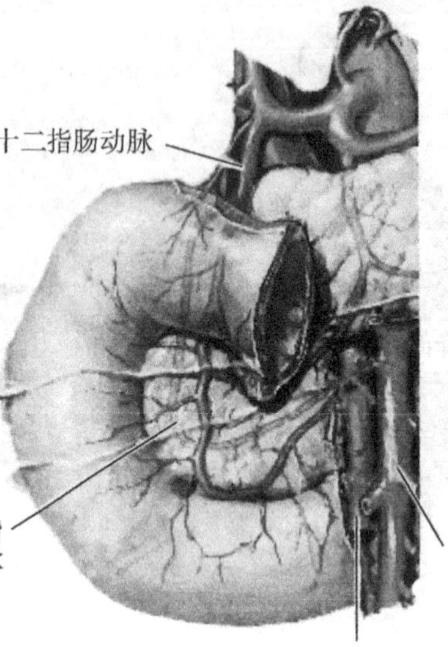

图5－6　十二指肠的动脉

2. 静脉　十二指肠静脉多与相应动脉伴行，除胰十二指肠上后静脉直接汇入门静脉外，其他静脉均汇入肠系膜上静脉。

（三）十二指肠的淋巴引流和神经

十二指肠淋巴引流一般与血管伴行，原发性十二指肠癌可直接侵犯或通过淋巴浸润胰腺，通常首先扩散到十二指肠周围淋巴结和肝脏，胰腺癌转移往往到十二指肠上曲和十二指肠后淋巴结。

十二指肠内部神经支配源自 Auerbach 和 Meissner 神经丛，副交感神经来自迷走神经的前支和腹腔支。交感神经来自腹腔神经节的内脏神经。

（四）十二指肠壁的微细结构

小肠是消化和吸收的重要部位，绒毛和肠腺是与小肠功能相适应的特殊结构。十二指肠作为小肠的一部分，也具有小肠管壁的典型四层结构，包括黏膜、黏膜下层、肌层和浆膜层。在距幽门2～5cm处的小肠壁上开始出现环形皱襞，它是黏膜和黏膜下层共同向肠腔突出所形成的，在十二指肠的远侧部及空肠近侧部最发达。黏膜的表面可见许多细小的突起，称肠绒毛，由上皮和固有层共同向肠腔突出而形成。绒毛根部的上皮向固有层内凹陷形成肠腺。绒毛及肠腺的上皮相连续，肠腺直接开口于肠腔。

1. 肠绒毛　肠绒毛长0.5～1.5mm，形状不一，十二指肠的绒毛呈叶状。上皮覆盖绒毛的表面，为单层柱状上皮，大部分是吸收细胞，少部分是分泌黏液的杯状细胞，作用为分泌黏液，对黏膜有保护和润滑作用。固有层是绒毛的中轴，由细密的结缔组织构成，其中含有较多的淋巴细胞、浆细胞、巨噬细胞、嗜酸性粒细胞等细胞成分，并有丰富的毛细血管，以利于氨基酸和葡萄糖的吸收。在绒毛中央可见中央乳糜管，可收集运送上皮细胞吸收进来的脂肪。

2. 肠腺　肠腺又称肠隐窝，是小肠上皮在绒毛根部下陷至固有层而形成的管状腺，开口于相邻绒毛之间，构成肠腺的细胞有吸收细胞、杯状细胞、未分化细胞、帕内特细胞和内分泌细胞。吸收细胞和杯状细胞与肠绒毛的上皮细胞相同。未分化细胞通过不断分裂增殖，从肠腺下部向绒毛顶端迁移以补充绒毛顶端脱落的吸收细胞和杯状细胞。帕内特细胞则具有合成蛋白质和多糖复合物的功能。十二指肠除含有普通肠腺外，黏膜下层还有分支管泡状的十二指肠腺，又称 Brunner 腺，开口于普通肠腺的底部，它是一种黏液腺，腺细胞可以产生中性糖蛋白及碳酸氢盐，可保护十二指肠黏膜免受胃酸和胰液的侵蚀。十二指肠腺还分泌尿抑胃素，能强烈抑制胃酸分泌并刺激小肠上皮生长转化过程。

三、胃的生理

胃具有运动和分泌两大功能。从生理观点，胃分为近端胃和远端胃，近端胃包括贲门、胃底部和胃体部，有着接纳、储藏食物和分泌胃酸的功能。远端胃相当于胃窦部，分泌碱性胃液，同时将所进食物磨碎，与胃液混合搅拌，达到初步消化的作用，形成食糜，并逐步分次地自幽门排至十二指肠。

（一）胃的运动

食物由胃进入十二指肠的过程称为胃排空。食物从胃完全排空需 4 ~ 6h，以往认为幽门及幽门括约肌的自律性是控制胃排空与十二指肠内容物向胃反流的最主要因素，这一传统观点现已被完全更新。实验证明幽门括约肌并不具有充分管制食物通过幽门的作用。幽门窦、幽门括约肌和十二指肠第一部在解剖结构与生理功能上成为一个统一体，三者紧张性改变和对里蠕动波到达时产生的反应具有一致性，由于幽门括约肌收缩持续时间比其他二者长，因此可阻止十二指肠内容物的倒流。胃内液体食物的排空取决于幽门两侧的胃和十二指肠内的压力差。固体食物必须先经胃幽门窦研磨至直径在 2mm 以下，并经胃内的初步消化，固体食物变为液态食糜后方右排空至十二指肠。胃既有接纳和储存食物的功能，又有泵的功能。胃底和胃体的前部（也称头区）运动较好，主要功能为储存食物。胃体的远端和胃窦（称尾区）有较明显的运动，其功能是研磨食物，使食物与胃液充分混合，逐步排入十二指肠。

1. 容受性舒张　咀嚼和吞咽食物时刺激了口腔、咽和食管的感受器，通过迷走神经反射地使胃底和胃体的胃壁舒张，准备接纳入胃食物，这种现象称为容受性舒张。胃容量由空腹时 50ml 进食后增加到 500 ~ 5 000ml 而胃腔内的压力变化不大。胃底和胃体的平滑肌纤维具有弹性，其长度较原来增加 2 ~ 3 倍，可容纳数十倍于原来体积食物。胃的容受性舒张是通过迷走神经的传入和传出通路反射实现的，切断两侧迷走神经后，容受性舒张不再出现。这个反射中，迷走神经的传出通路是抑制性纤维，其末梢释放的递质既非乙酰胆碱，也非去甲肾上腺素，而可能是某种肽类物质。此外胃头区有持续缓慢性收缩和胃底波，保持一定压力有利于食物缓慢向尾区移动。

2. 胃的蠕动　食物进入胃后约 5min，蠕动即开始。蠕动是从胃的中部开始，有节律地向幽门方向进行。胃饱满时，尾区的运动主要是蠕动。胃的基本电节律起源于胃体大弯侧近端 1/3 和远端 2/3 连接处的纵行肌，为起搏点（pacemaker）由此沿胃体和胃窦向幽门方向扩散，节律约 3/min，其速度愈近胃窦愈快，大弯侧略快于小弯侧，这样把胃内容物向前推移，蠕动波到达胃窦时，速度加快。蠕动的生理意义是：一方面是食物与胃液充分混合，以利于胃液发挥消化作用；另一方面，则可搅拌和粉碎食物，并推进胃内容物通过幽门向十二指肠移行。

3. 胃的排空　胃的排空是食物由胃排入十二指肠的过程。胃蠕动将食糜送入终末胃窦时，胃窦内压力升高，超过幽门和十二指肠压力，使一部分食糜送入十二指肠，由于终末胃窦持续收缩，幽门闭合，而终末胃窦处压力持续升高，超过胃窦近侧内压力，食糜（颗粒直径 >1mm）又被持续收缩送向近侧胃窦，食糜反复推进与后退，食糜与消化液充分混合，反复在胃内研磨，形成很小颗粒，（颗粒直径 <0.5cm），待幽门开放，十二指肠松弛时，再使一部分食物进入十二指肠，待下一蠕动波传来时再行重复。

胃的排空率受来自胃和十二指肠两方面因素的控制。

（1）胃内因素促进排空

1）胃内食物量对排空率的影响：胃内容物作为扩张胃的机械刺激，通过壁内神经反射或迷走 - 迷走神经反射，引起胃运动的加强。一般，食物由胃排空的速率和留在胃内食物量的平方根成正比。食物的渗透压和化学成分也对排空产生影响。糖类的排空时间较蛋白质类为短，脂肪类食物排空时间最长，胃完全排空通常为 4 ~ 6h。

2）胃泌素对胃排空的影响：扩张刺激以及食物的某些成分，主要是蛋白质消化产物，可引起胃窦黏膜释放胃泌素。胃泌素除了引起胃酸分泌外，对胃的运动也有中等程度的刺激作用，可提高幽门泵的活动，但使幽门舒张，因而对胃排空有重要的促进作用。

（2）十二指肠因素抑制排空

1）肠－胃反射对胃运动的抑制：十二指肠壁上存在多种感受器，酸、脂肪、渗透压及机械扩张，都可刺激这些感受器，反射性的抑制胃运动，引起胃排空减慢，这个反射称为肠－胃反射，其传出冲动可通过迷走神经、壁内神经，甚至还可能通过交感神经等几条途径传到胃。肠－胃反射对酸的刺激特别敏感，当pH降到3.5～4.5时，反射即可引起，它抑制幽门泵的活动，从而阻止酸性食糜进入十二指肠。

2）十二指肠产生的激素对胃排空的抑制：当过量的食糜，特别是酸或脂肪由胃进入十二指肠后，可引起小肠黏膜释放几种不同的激素，抑制胃的运动，延缓胃的排空。促胰液素、抑胃肽等都具有这种作用，统称为肠抑胃素。

上述在十二指肠内具有抑制胃运动的各项因素并不是经常存在的，随着盐酸在肠内被中和，食物消化产物的被吸收，它们对胃的抑制性影响便逐渐消失，胃运动便又逐渐增强，因而又推送另一部分食糜进入十二指肠。

胃运动还受神经调节：①迷走神经为混合性神经，其内脏运动（副交感）纤维主要通过神经递质如乙酰胆碱和刺激平滑肌运动。迷走神经所含的内脏感觉纤维使胃底在进食时产生容受性舒张。②交感神经主要是通过胆碱能神经元释放神经递质或直接作用于平滑肌细胞而抑制胃平滑肌运动。

（二）胃的分泌

胃液分泌分为基础分泌（或称消化间期分泌）和刺激性分泌（即消化期分泌）。基础分泌是指不受食物刺激时的基础胃液分泌，其量甚小。刺激性分泌则可以分为三个时相：①迷走相或称头相；②胃相；③肠相。

1. 胃液的成分

（1）盐酸：胃液中的盐酸称胃酸，为壁细胞分泌，胃分泌盐酸的能力取决于壁细胞的数量和功能状态，胃液中H^+的最大浓度可高至150～170mmol/L，比血液H^+浓度高百万倍以上。壁细胞内的H^+由水解离而来，依靠分泌小管侧细胞膜上的离子泵或H^+-K^+-ATP酶，将H^+主动转入小管内，同时将小管内的K^+置换进入细胞，血浆Cl^-通过壁细胞进入小管内与H^+结合成HCl。

壁细胞基底膜上有胆碱能、胃泌素和组胺受体。迷走神经胆碱能兴奋可直接作用于壁细胞胆碱能受体分泌盐酸，也可通过中间神经元刺激胃窦部神经介质胃泌素释放肽（gastrin releasing peptide，GRP）或铃蟾肽（bombesin）分泌胃泌素。胃泌素可通过血液循环直接作用于壁细胞胃泌素受体，促进胃酸分泌。局部刺激胃肥大细胞分泌组胺，直接作用于壁细胞组胺受体分泌胃酸。

盐酸的作用为激活胃蛋白酶原；杀灭胃内细菌，使胃和小肠内呈无菌状态；盐酸到小肠后引起胰泌素释放，促进胰液胆汁和小肠液分泌；盐酸的酸性环境有助于小肠对铁和钙的吸收。

（2）胃蛋白酶原：胃腺的主细胞产生胃蛋白酶原，幽门腺和Brunner腺也可分泌胃蛋白酶原，经胃酸的作用，胃腔内pH降至5.0以下，无活性的胃蛋白酶原能变为活性的胃蛋白酶，pH为1.8～3.5时酶的活性最强，随着pH升高，其活性降低；pH6以上则被灭活。此外胃蛋白酶原可通过分离出小分子多肽的途径，自我激活为胃蛋白酶，分子量由42 500降至35 000。

胃蛋白酶是一种内肽酶能水解摄入食物中的蛋白质肽键，产生多肽和氨基酸较少，胃泌素、组胺及迷走神经兴奋等刺激胃酸分泌的因素，也能促使胃蛋白酶原分泌，阿托品则抑制其分泌。

（3）内因子：壁细胞分泌的一种糖蛋白，能与维生素B_{12}相结合，在回肠远端黏膜吸收，保护维生素B_{12}不被小肠水解酶破坏。缺乏内因子时，维生素B_{12}吸收不良，影响红细胞生成，产生巨幼红细胞性贫血。增加胃酸蛋白酶原分泌的因素，同样能增加内因子分泌。

（4）黏液：胃黏膜上皮细胞、胃腺体黏液颈细胞以及贲门腺和幽门腺均分泌黏液，无色透明为碱性，黏液中主要为糖蛋白，还有黏多糖、黏蛋白等。黏膜上皮分泌的黏液呈胶冻状，黏稠度甚大，覆盖胃黏膜表面，为不溶性黏液。胃腺体分泌的黏液为透明水样液体，为可溶性黏液。

黏液与胃黏膜分泌的 HCO_3^- 组成“黏液碳酸氢盐屏障”保护胃黏膜，胃腔内 H^+ 向胃壁扩散，通过胶冻黏液层的速度很慢，H^+ 和 HCO_3^- 在此层中和，因此黏液层腔侧的 pH 为 2，呈酸性，而上皮细胞侧 pH 为 7，呈中性或偏碱性，使胃蛋白酶丧失分解蛋白质的作用，有效地防止 H^+ 逆向弥散，使胃黏膜免受 H^+ 侵蚀。

2. 胃液分泌的调节　胃液分泌可分为基础分泌和刺激性分泌。基础分泌调节因素主要是迷走神经张力和胃泌素释放，胃液呈中性或碱性。刺激性分泌有三个时相。

（1）头相：食物的气味、形状和声音对视觉、嗅觉、听觉等刺激通过大脑皮质以条件反射形式引起胃液分泌，食物在口腔咀嚼和吞咽，刺激口腔、咽和食管的感受器，也能引起胃液分泌，由于这些感受器主要集中在头面部位，其传出神经为迷走神经，通过末梢释放乙酰胆碱引起胃酸分泌，称为头相分泌。分泌量大，占餐后泌酸量的 20% ~30%，酸度高，胃蛋白酶含量更高，此外，迷走神经兴奋胃窦部释放胃泌素，通过血循环作用于壁细胞使胃酸分泌增加。引起胃泌素释放的迷走神经纤维非胆碱能可能是肽类物质，不能被阿托品阻断，胃迷走神经切断后，头相分泌即消失。

（2）胃相：食物进入胃底和胃体，膨胀对胃壁引起机械性刺激，通过迷走神经兴奋和壁内神经丛的局部反射，增加胃酸分泌，食物特别是蛋白质消化产物，直接作用于胃窦部 G 细胞，大量释放胃泌素特别是肥大细胞释放组胺，促使壁细胞分泌大量增加，这种分泌称为胃相分泌。其特点为胃液量大，酸度高，胃蛋白酶含量较低。胃内盐酸的浓度对胃液分泌呈负反馈调节，$pH>3$ 时分泌增加，pH 1.2 ~ 1.5 时，胃液分泌明显抑制，盐酸通过刺激 D 细胞释放生长抑素，抑制胃泌素及胃酸分泌，并能直接抑制 G 细胞，减少胃泌素释放。十二指肠溃疡患者胃酸高于正常，但其胃相分泌中，胃泌素值并不降低，可能与反馈机制缺陷有关。

（3）肠相：食物进入十二指肠和空肠近端，十二指肠黏膜释放胃泌素，空肠黏膜释放肠泌酸素（entero－oxyntin），氨基酸在小肠吸收后也能引起胃液分泌，称为肠相分泌。但胃液分泌量较小，占餐后胃酸分泌量的 5% ~10%。盐酸对十二指肠黏膜刺激，使其释放促胰液素、胆囊收缩素、脂肪消化产物也能刺激十二指肠黏膜释放抑胃肽，这些肠抑胃素均能抑制胃液分泌。另外这些胃肠激素对胃运动和胃排空也有调节作用，胃排空受神经和体液因素的调控。胃肠激素在这两方面均发挥重要作用，它们以内分泌、神经内分泌或作为肽能神经递质等方式对胃排空进行精细调节。

胃液的分泌还受一些内源性物质的影响，包括乙酰胆碱、胃泌素及组胺。

（1）乙酰胆碱：大部分支配胃的副交感神经节后纤维末梢释放乙酰胆碱。乙酰胆碱直接作用于壁细胞膜上的胆碱能受体，引起盐酸分泌增加。该作用能被胆碱能受体阻断药（如阿托品）阻断。

（2）胃泌素：主要由胃的 G 细胞分泌，释放后通过血液循环作用于壁细胞，刺激其分泌盐酸。

（3）组胺：产生组胺的细胞是存在于固有膜中的肥大细胞，正常情况下，胃黏膜恒定的释放少量组胺，通过局部弥散到邻近的壁细胞，刺激其分泌。

以上三种内源性促分泌物，一方面可通过各自在壁细胞上的特异性受体，独立地发挥刺激胃酸分泌的作用，另一方面，三者又相互影响，具有协同作用。

四、十二指肠的生理

（一）十二指肠的分泌

十二指肠黏膜下层中十二指肠腺（Brunner 腺），分泌碱性液，内含黏蛋白，黏稠度很高，保护十二指肠黏膜上皮，不被胃酸侵蚀。全部小肠黏膜均有肠腺又称 Lieberkuhn 腺，分泌小肠液。十二指肠黏膜上皮还有许多不同的内分泌细胞，分泌各种内分泌素调节消化分泌和运动功能。

1. S 细胞　分泌胰泌素，使胰腺导管上皮细胞分泌大量水分和碳酸氢盐，胰液分泌量大为增加，酶的含量不高。尚能刺激肝胆汁分泌，胆盐不增加，抑制胃酸分泌和胃的运动。胰泌素分泌受十二指肠腔内 pH 调节，当 $pH<4.5$ 以下，十二指肠黏膜即分泌，否则即反馈抑制，与胆囊收缩素有协同作用。

2. Ⅰ细胞　分泌胆囊收缩素，引起胆囊强烈收缩，Oddi 括约肌松弛，促使胆囊胆汁排放，促进胰酶分泌，促进胰组织蛋白质和核糖核酸合成对胰腺组织有营养作用，抑制胃酸分泌延迟胃排空，十二指肠腔内脂肪和蛋白质激起胆囊收缩素分泌。

3. K 细胞　分泌抑胃肽（gastin releasing peptide，GIP），抑制胃酸分泌及胃蠕动，葡萄糖和脂肪可促使其分泌，进食糖类后可加强胰岛素分泌。

4. D 细胞　分泌生长抑素，对胃肠道功能起抑制作用，胃液分泌和动力，胆囊收缩，小肠动力和血流量，胰高血糖素，胰岛素、胰多肽均呈抑制作用，可用以治疗食管静脉曲张出血、肠外瘘及消化性溃疡等。

5. EC 细胞　分泌胃动素，十二指肠及小肠内的肠嗜铬细胞释放胃泌素，可定时调节肠移行性运动综合波（migrating myoelectric complexes，MMC）。

此外尚有 EC 细胞分泌 5 - 羟色胺以及血管活性肠肽（vasoactive intestinal peptide，VIP）P 物质等，十二指肠黏膜腺体分泌的肠液中含有多种消化酶如脂肪酶、蔗糖酶、乳糖酶、蛋白酶等，对消化起补充作用。

（二）十二指肠的运动

十二指肠和小肠的运动有紧张性收缩、分节运动和蠕动三种形式，使食糜与消化液充分混合，进行化学性消化，并向远端推进，小肠平滑肌的基本电节律起搏点位于十二指肠近胆管入口处的纵行肌细胞，其频率为 11/min，在禁食时或消化间期，小肠的运动形式为移行性运动综合波（MMC），以一定间隔于十二指肠发生，沿着小肠向远端移行，周期性一波又一波进行。

十二指肠运动的调节，除纵行肌和环行肌间内在神经丛起主要作用，一般副交感神经的兴奋加强肠运动，而交感神经兴奋则起抑制作用。但有时要依肠肌当时的状态决定。除神经递质乙酰胆碱和去甲肾上腺素外，肽类激素如脑啡肽、P 物质和 5 - 羟色胺均有兴奋作用。

五、常用的胃、十二指肠动力研究方法

（一）胃排空的检测

胃排空的监测方法较多，包括：核素法、B 超、X 线及呼气试验等方法。

1. 核素法　核素测定方法是将放射性标记的药物，混均于标准食物内，口服后用伽马照相机在胃区进行连续照相，不仅可获得胃区的动态图像，同时可经计算机处理获得胃排空时间，因此称为放射性同位素闪烁照相法。由于所用的放射性药物的化学性能稳定，不被胃肠道及胃肠道黏膜所吸收，在胃内的运动过程与食物的运动过程完全一致。常见的适应证包括：①具有持续或反复的上腹不适、疼痛、早饱、腹胀、恶心和呕吐等症状，需明确或除外胃动力异常；②为胃轻瘫和功能性消化不良等胃动力异常疾病提供诊断依据，明确严重程度，以及帮助分析病因；③食管或胃疾病需要手术，手术前帮助确立诊断，手术后了解胃排空的变化；④评价胃动力药物的治疗效果，并协助寻找更好的治疗胃动力异常的药物；⑤胃的生理和病理研究。

2. B 超　实时超声对胃运动功能的检查包括：胃窦、幽门的运动频率及强度；十二指肠胃逆蠕动的观察；胃内容物的排空等。超声波胃排空的检查方法目前常用的是 Boloni 法，以胃窦面积和胃窦体积为基础。胃窦面积是根据患者不同体位时胃窦的面积的变化反映胃的排空速度。而胃窦体积法则通过试餐前后胃窦体积的变化反映胃的排空。该方法与核素法有较好的一致性。

超声波检查无创、患者易于接受，可在短期内重复进行。因此，临床上多用于对胃肠动力药物的疗效观察。但是超声波胃排空技术需要经验丰富的操作者且耗时较长，在普通的混合试餐中此技术无法区分液体和固体，仅能用来观察液体和固液体混合食物的排空；另外，超声波图像还受胃肠气体的干扰。

3. ^{13}C 呼气试验　放射性同位素闪烁照相法无论在基础研究还是临床应用上目前均认为是评估胃排空的金标准，尤其是双重标记同位素法的应用不仅能同时观察胃液体及固体的排空状况，还可了解食物在胃内的分布情况。但是该方法的放射性及需要较高的核医学条件而限制了它的应用。^{13}C 是一种稳定的同位素，具有同碳元素相同的化学特性但无放射性。水溶性的醋酸或辛酸不在胃内分解吸收而以原型

排入十二指肠，在十二指肠近端迅速被吸收并经肝脏代谢产生 CO_2 呼出体外，根据呼气中 ^{13}C 丰度变化反映胃对液体食物的排空。因此应用 ^{13}C 标记的试餐可测定胃排空状况。$^{13}CO_2$ 呼吸试验胃排空检测法由于其操作简便、无放射性，结果稳定、可靠而适用于基础和临床科研，尤其是用于对胃肠动力药物的临床疗效评价。但与闪烁照相法相比，单纯 $^{13}CO_2$ 呼吸试验不能同时检测胃液相和固相排空、$^{13}CO_2$ 呼吸试验无法显示食物在胃内的分布。

4. 不透 X 线标志物法　用不透 X 线标志物的测定原理是口服一种或一种以上不透 X 线标志物后定期摄片，计算在一定时间内不透 X 线标志物通过胃的情况。不透 X 线标志物可用硫酸钡做成钡条，长度为 10mm，直径为 1mm。进试餐时，分 4 ~5 次吞服不透 X 线的标志物 20 个，餐后定期摄腹部平片，直至标志物从胃内全部排出，或摄片至餐后一段时间，在拍片之前，可口服少许钡剂，使之勾画出胃的轮廓，以便于观察。

该方法操作简单，仪器要求不高，只要能进行腹部平片，均可进行该检查。而且该方法目前已经简化成餐后 5h 照一张腹平片，很容易完成。可用于功能性消化不良、各种病因的胃轻瘫及胃动力紊乱情况的胃排空功能的测定，并用于观察促动力药对胃排空的反应。由于钡条是不消化的标志物，因此从某一种程度上来说，胃钡条排空检查也反映胃消化间期的功能。

（二）胃电图的应用

胃电图（EGG）可检测异常胃电节律，该方法利用皮肤电极从人体腹壁体表记录胃电活动，作为胃功能活动的客观生物电指标。根据胃电图波形及参数的特异性，可对胃的疾病患者作出参考诊断，同时亦可对治疗效果作出判定。该设备包括电极、记录仪及分析软件等。正常胃电主频为 2 ~4 周/分，餐后应占 75% 以上。临床上用来检查胃轻瘫、评估提示有胃动力障碍症状的患者（恶心、呕吐、餐后饱胀、餐后腹痛等）、检测改变胃肌电活动的药物疗效（止呕药、促胃肠动力药）、检测有胃肠道其他部位症状的患者，是否也存在胃运动功能异常。

该检查的缺点在于检查时间过短，可能会漏诊短暂的胃电节律失常、运动可导致胃电节律失常样误差、记录到结肠电信号、与十二指肠电节律重叠（10 ~12 周/分）、皮肤准备不足可能会放大运动或其他电波（例如手提电话）干扰所致的误差。

由于胃电图检查结果与临床实际情况存在较多的不确定性，目前认为胃电图检查只用于临床研究，暂不宜用于临床诊断。

（三）顺应性的检测

胃的顺应性与弹性有关，顺应性大小主要由结缔组织和平滑肌决定。胃的顺应性以压力变化和容积变化的比和表示，即在同样的压力状态下容积越大，顺应性越大；同样容积状态下压力越大，顺应性越小。胃顺应性检测与胃内压力、排空及症状发生等均有密切关系，其检测具有重要的临床意义，主要用来检查近端胃压力及容积关系。

顺应性的检测的设备为电子恒压器，由一个应力传感器通过电子转换器连接于一个注气（抽气）系统（气泵）。该检查通过在胃内置入一个双腔气囊，分别外连应力传感器和气泵。电子恒压器通过一个电子反馈机制来改变囊内的气体量以维持气囊内的恒压状态。当囊内压力升高时，气泵开始抽气，当囊内压力降低时，气泵开始注气。因此，在恒压状态下电子恒压器可以根据气囊内体积（缩小或扩大）的变化来测定胃底运动（收缩或舒张）的变化。

（四）胆汁 - 胃反流的检测

利用放射性核素在胆汁内浓聚，而不被胃肠道黏膜所吸收，并经肠道排出的特点，来观察有无胆汁 - 胃反流。所用的核素包括 ^{99m}Tc - 二乙基乙酰苯胺基亚氨二醋酸（^{99m}Tc - EHIDA）患者需空腹 12h，检查时患者仰卧于伽马照相机探头下，视野包括上腹部，自肘静脉注入核素，按胆道显像方法照相，待胆囊显影、肠道内出现放射性，即给患者口服另一种核素，以显示胃的轮廓和位置，若有胆汁 - 胃反流，即可在胃的区域内，出现放射性填充。

（五）胃、十二指肠压力监测

消化道的压力测定是指通过压力传感器，将消化道腔内的压力变化的机械性信号变为电信号，经多导生理仪记录下来的一种技术。该技术是胃肠动力生理和病理生理及临床诊断的重要研究和检查手段。由于消化道各部分有其运动生理特点，因此各部分的压力测定有所不同。而胃和十二指肠的测压要求观察消化间期和消化期的运动模式。

胃和十二指肠压力监测系统包括，微型传感器、监测导管、生理记录仪及灌注系统。压力监测的内容包括，移行性复合运动的参数、胃窦、幽门、十二指肠协调收缩的情况、孤立性幽门收缩波及餐后压力形式等。

测压能提供有关消化间期和消化期的动力信息，有助于确定病理生理改变如肌源性还是神经源性；有助于确定病变的部位，还能监测病程和对治疗的反应。测压可避免一些更具侵入性的检查。胃窦、幽门、十二指肠压力测定主要用于排除代谢、黏膜损害和机械性梗阻后可疑有胃动力异常。下列情况可行胃窦、幽门、十二指肠压力测定：①有消化不良症状，经内镜或X线检查排除器质性病变；②有梗阻症状但经内镜或造影排除机械性梗阻；③一些内分泌、代谢、神经性和精神性疾病如有明确胃排空的延缓或小肠通过时间延长。该检查的禁忌证主要与经口插管有关。如有解剖异常、憩室和瘘管、有呼吸道疾病或对窒息反射高敏的患者耐受差。

（毕玉峰）

第二节　幽门螺杆菌感染的诊治

一、概述

幽门螺杆菌（Helicobacter pylori，H. pylori）是定植于胃黏膜上皮表面的一种微需氧革兰阴性菌。螺旋杆菌属螺菌科，由活动的螺旋形菌体和数根带鞘鞭毛组成。1982年澳大利亚学者Marshall和Warren首先从人胃黏膜中分离培养出幽门螺杆菌，并证明其与胃、十二指肠疾病，尤其是慢性胃炎和消化性溃疡的发病相关。此后的20多年，全世界范围内大量的研究结果进一步证明了幽门螺杆菌对慢性胃炎和消化性溃疡的致病性，而且这种细菌与胃腺癌和胃黏膜相关淋巴组织淋巴瘤（mucosa - associated lymphoid tissue lymphoma，MALT）发病也密切相关。澳大利亚学者Warren和Marshall因为他们对幽门螺杆菌的发现，并证明该细菌感染会导致胃炎和消化性溃疡，赢取了2005年诺贝尔生理学及医学奖。

二、流行病学和自然病史

流行病学资料表明，幽门螺杆菌在全球自然人群中的感染率超过50%，但各地差异甚大，发展中国家幽门螺杆菌感染率明显高于发达国家。在不同人群中，儿童幽门螺杆菌的感染率为10%～80%。10岁前，超过50%的儿童被感染。我国不同地区、不同民族的人群胃内幽门螺杆菌检出率在30%～80%。年龄、种族、性别、地理位置和社会经济状况都是影响幽门螺杆菌感染率的因素。其中首要因素为人群之间社会经济状况的差异。基础卫生设施、安全饮用水和基本卫生保健的缺乏以及不良饮食习惯和过于拥挤的居住环境均会增加幽门螺杆菌的感染率。

幽门螺杆菌主要通过口－口或粪－口途径传播。污染的胃镜可造成医源性传播。幽门螺杆菌感染者大多无症状。细菌的自发性清除也很少见。所有幽门螺杆菌感染者最终均会发展成胃炎；15%～20%的感染者会发展成消化性溃疡；少于1%的感染者会发展成胃癌，但存在地区差异。在慢性胃炎、胃溃疡和十二指肠溃疡患者，幽门螺杆菌的检出率显著超过对照组的自然人群，分别为50%～70%、70%～80%以及90%。

三、致病机制

感染幽门螺杆菌后，机体难以自身清除之，往往造成终身感染。幽门螺杆菌通过其独特的螺旋形带鞭毛的形态结构，以及产生的适应性酶和蛋白，可以在胃腔酸性环境定植和生存。定植后的幽门螺杆菌可产生多种毒素和有毒性作用的酶破坏胃、十二指肠黏膜屏障，它的存在还使机体产生炎症和免疫反应，进一步损伤黏膜屏障，最终导致一系列疾病的形成。需要指出的是虽然人群感染幽门螺杆菌相当普遍，但感染后的结局却大相径庭：所有幽门螺杆菌感染者最终均会发展成胃炎，但仅少部分发展为消化性溃疡，极少数发展为胃癌或 MALT 淋巴瘤。目前认为引起这种临床结局巨大差异的原因包括：①宿主因素如年龄、遗传背景、炎症和免疫反应的个体差异等；②环境因素如亚硝胺、高胃酸分泌、高盐饮食、吸烟和非甾体抗炎药（non - steroidal antiinflammatory drug，NSAID）等与幽门螺杆菌感染的协同作用；③幽门螺杆菌本身的因素，包括不同菌株的毒力、感染的不同阶段对感染者出现何种临床表现均有影响。

四、与疾病的相关性

（一）慢性胃炎

幽门螺杆菌感染是慢性胃炎的最常见病因。这一结论基于以下事实：①临床上大多数慢性胃炎患者的胃黏膜可检出幽门螺杆菌。②幽门螺杆菌在胃内的定植与胃炎分布基本一致。③健康志愿者的研究发现服幽门螺杆菌菌液后出现上腹不适和胃黏膜急性炎症过程，动物实验进一步证实灌胃幽门螺杆菌后实验动物出现胃黏膜急性炎症到慢性活动性炎症的动态变化；急性炎症以中性粒细胞浸润为主，慢性炎症以淋巴细胞、浆细胞为主，也见散在的单核细胞和嗜酸性粒细胞，淋巴滤泡常见。④根除幽门螺杆菌可使胃黏膜炎症消退。

幽门螺杆菌感染与胃黏膜活动性炎症密切相关，长期感染所致的炎症免疫反应可使部分患者发生胃黏膜萎缩和肠化。幽门螺杆菌相关慢性胃炎有两种主要类型，全胃炎胃窦为主和全胃炎胃体为主。前者常有高胃酸分泌，发生十二指肠溃疡的危险性增加；后者胃酸分泌常减少，胃溃疡和胃癌发生的危险性增加。宿主、环境和细菌因素的协同作用决定了幽门螺杆菌相关慢性胃炎的类型和胃黏膜萎缩及肠化的发生和发展。

多数幽门螺杆菌相关慢性胃炎患者无任何症状，部分患者可有非特异性的功能性消化不良（functional dyspepsia，FD）症状。临床上对这一部分慢性胃炎伴消化不良症状患者进行幽门螺杆菌根除治疗可使其中部分患者的症状得到改善。我国新的慢性胃炎共识意见（2006 年）已将有胃黏膜萎缩、糜烂或有消化不良症状的幽门螺杆菌相关慢性胃炎作为根除幽门螺杆菌的适应证。

（二）消化性溃疡

确定幽门螺杆菌感染是消化性溃疡的主要病因无疑是消化性溃疡病因学和治疗学上的一场重大革命。幽门螺杆菌感染是消化性溃疡主要病因的依据包括：①大多数消化性溃疡患者都存在幽门螺杆菌感染，特别在十二指肠溃疡患者中幽门螺杆菌感染率甚至可高达 90% 以上；②根除幽门螺杆菌可显著降低消化性溃疡的复发率。

在此需要指出非甾体抗炎药（NSAID）相关性溃疡与幽门螺杆菌感染的关系。目前认为 NSAID 的应用与幽门螺杆菌感染是消化性溃疡发生的两个重要的独立危险因素。单纯根除幽门螺杆菌本身不足以预防 NSAID 相关溃疡；初次使用 NSAID 前根除幽门螺杆菌可降低 NSAID 相关溃疡的发生率，但在使用 NSAID 过程中根除幽门螺杆菌不能加速 NSAID 相关溃疡的愈合，能否降低溃疡的发生率也有待进一步研究。

（三）胃癌

胃癌的发生是一个多步骤过程，经典的模式是从慢性胃炎经过胃黏膜萎缩、肠化生和不典型增生，最后到胃癌。幽门螺杆菌主要与肠型胃癌的发生有关。胃癌的发生是幽门螺杆菌感染、宿主因素和环境因素共同作用的结果。现有研究结果表明：①幽门螺杆菌可增加胃癌发生的危险性；②幽门螺杆菌根除后可阻断或延缓萎缩性胃炎和肠化的进一步发展，但是否能使这两种病变逆转尚需进一步研究；③幽门螺杆菌根除后可降低早期胃癌术后的复发率；④目前尚未发现明确与胃癌发生相关的幽门螺杆菌毒力基因。

（四）MALT 淋巴瘤

幽门螺杆菌与 MALT 淋巴瘤发生密切相关，表现在：①幽门螺杆菌感染是 MALT 淋巴瘤发生的重要危险因素。幽门螺杆菌感染后，胃黏膜出现淋巴细胞浸润乃至淋巴滤泡，这种获得性的黏膜相关性淋巴样组织的出现，为淋巴瘤发生提供了活跃的组织学背景。幽门螺杆菌感染对局部炎症系统的持续刺激作用，增加了淋巴细胞恶性转化的可能性。②胃 MALT 淋巴瘤在幽门螺杆菌高发区常见、多发。③根除幽门螺杆菌可以治愈早期的低度恶性的胃 MALT 淋巴瘤。

（五）胃食管反流病（gastroesophageal refluxdisease，GERD）

幽门螺杆菌与 GERD 的关系仍未明确。临床流行病学资料表明幽门螺杆菌感染与 GERD 的发生存在某些负相关性，但其本质尚不明确，GERD 患者的幽门螺杆菌感染率低于非反流病患者；幽门螺杆菌感染率高的国家和地区 GERD 的发病率低，与之相应的是在某些发展中国家，随着幽门螺杆菌感染率的降低，与之相关的消化性溃疡，甚至胃癌发病率也相应降低，而 GERD 的发病率却上升了。虽然幽门螺杆菌感染与 GERD 的发生存在一定负相关性，但目前的观点倾向于两者之间不存在因果关系；根除幽门螺杆菌与多数 GERD 发生无关，一般也不加重已存在的 GERD。根除幽门螺杆菌不会影响 GERD 患者应用质子泵抑制药（proton pump inhibitor，PPI）的治疗效果，对于需长期应用 PPI 维持治疗的幽门螺杆菌阳性 GERD 患者，仍应根除幽门螺杆菌。原因在于长期应用 PPI 可升高胃内 pH，影响幽门螺杆菌在胃内的定植范围，由胃窦向胃体扩散，引起全胃炎，并进一步造成胃腺体的萎缩，导致萎缩性胃炎。

（六）胃肠外疾病

流行病学资料表明，定植于胃黏膜的幽门螺杆菌可能与某些胃肠外疾病的发生发展有关。这些报道多数是基于对相关疾病的人群进行幽门螺杆菌感染情况的分析。从目前为数不多的包括根除治疗效果分析的前瞻性研究结果看，对某些疾病根除幽门螺杆菌能不同程度地缓解症状或改善临床指标。目前报道可能与幽门螺杆菌感染有关的疾病涉及范围很广，比较多数的研究报道集中在粥样硬化相关血管疾病、某些血液系统疾病如缺铁性贫血和特发性血小板减少性紫癜，以及皮肤病如慢性荨麻疹等。但幽门螺杆菌感染在这些疾病发生中的机制和地位尚无定论。欧洲的共识意见倾向于认为幽门螺杆菌感染可能与部分缺铁性贫血及特发性血小板减少性紫癜有关；可能的机制涉及细菌感染所导致的交叉免疫反应、所引发的炎症因子激活与释放等。

五、诊断

（一）诊断方法

幽门螺杆菌感染的诊断方法：包括侵入性和非侵入性两类方法。侵入性方法依赖胃镜活检，包括快速尿素酶试验（rapid urease test，RUT）、胃黏膜直接涂片染色镜检、胃黏膜组织切片染色镜检（如 WS 银染、改良 Giemsa 染色、甲苯胺蓝染色、免疫组化染色）、细菌培养、基因检测方法（如聚合酶链反应、寡核苷酸探针杂交等）、免疫快速尿素酶试验。而非侵入性检测方法不依赖内镜检查，包括：^{13}C－或^{14}C－尿素呼气试验（^{13}C 或^{14}C－urea breathtest，UBT）、粪便幽门螺杆菌抗原检测（依检测抗体可分为单抗和多抗两类）、血清和分泌物（唾液、尿液等）抗体检测、基因芯片和蛋白芯片检测等。各种诊断方法均有其应用条件，同时存在各自的局限性，因此在实际应用时应该根据不同的条件和目的，对上述方法作出适当选择。

幽门螺杆菌感染诊断方法的使用说明。

（1）快速尿素酶试验和^{13}C 或^{14}C－尿素呼气试验均属于尿素酶依赖性实验，其主要原理都是利用幽门螺杆菌尿素酶对尿素的分解来检测细菌的存在。前者是通过尿素被分解后试剂的 pH 变化引起颜色变化来判断细菌的感染状态；后者则通过让受试者口服被^{13}C 或^{14}C 标记的尿素，标记的尿素被其胃内的幽门螺杆菌尿素酶分解为^{13}C或^{14}C标记的二氧化碳后从肺呼出，检测呼出气体中^{13}C或^{14}C标记的二氧化碳含量即可诊断幽门螺杆菌感染。

（2）近期应用抗生素、质子泵抑制药、铋剂等药物对幽门螺杆菌可有暂时抑制作用，会使除血清抗体检测以外的检查出现假阴性。因此使用上述药物者应在停药至少2周后进行检查，而进行幽门螺杆菌根除治疗者应在治疗结束至少4周后进行复查。

（3）消化性溃疡出血、胃MALT淋巴瘤、萎缩性胃炎、近期或正在使用PPI或抗生素时，有可能使许多检测方法，包括RUT、细菌培养、组织学以及UBT呈现假阴性，此时推荐血清学试验或通过多种检查方法确认现症感染。

（二）诊断标准

幽门螺杆菌感染诊断标准原则上要求可靠、简单，以便于实施和推广。根据我国2007年发布的最新的对幽门螺杆菌若干问题的共识意见，以下方法检查结果阳性者可诊断幽门螺杆菌现症感染：①胃黏膜组织RUT、组织切片染色、幽门螺杆菌培养3项中任1项阳性；②^{13}C-或^{14}C-UBT阳性；③粪便幽门螺杆菌抗原检测（单克隆法）阳性；④血清幽门螺杆菌抗体检测阳性提示曾经感染（幽门螺杆菌根除后，抗体滴度在5~6个月后降至正常），从未治疗者可视为现症感染。幽门螺杆菌感染的根除标准：首选非侵入性方法，在根除治疗结束至少4周后进行。符合下述3项之一者可判断幽门螺杆菌根除：①^{13}C或^{14}C-UBT阴性；②粪便幽门螺杆菌抗原检测（单克隆法）阴性；③基于胃窦、胃体两个部位取材的RUT均阴性。

六、治疗

（一）治疗的适应证

幽门螺杆菌感染了世界上超过一半的人口，但感染后的结局却大相径庭，仅有少部分发展为消化性溃疡，极少数发展为胃癌或MALT淋巴瘤。考虑到治疗药物的不良反应、滥用抗生素可能引起的细菌耐药以及经济-效益比率，对幽门螺杆菌感染的治疗首先需确定适应证。关于幽门螺杆菌根除治疗的适应证，国内外都有大致相似的共识意见。我国2007年幽门螺杆菌根除适应证的共识意见见表5-1。

表5-1　幽门螺杆菌根除适应证

幽门螺杆菌阳性疾病	必需	支持
消化性溃疡	√	
早期胃癌术后	√	
胃MALT淋巴瘤	√	
慢性胃炎伴胃黏膜萎缩、糜烂	√	
慢性胃炎伴消化不良症状		√
计划长期使用NSAID		√
胃癌家族史		√
不明原因缺铁性贫血		√
特发性血小板减少性紫癜（ITP）		√
其他幽门螺杆菌相关性胃病（如淋巴性胃炎、胃增生性息肉、Menetrier病）		√
个人要求治疗		√

需要说明的是以下几点。

（1）消化不良患者可伴或不伴有慢性胃炎，根除幽门螺杆菌仅对慢性胃炎伴消化不良症状的部分患者有改善症状的作用；在幽门螺杆菌阳性消化不良的治疗策略中，根除治疗前应对患者说明根除治疗的益处，可能的不良反应及费用，若患者理解及同意，可予根除治疗。

（2）由于幽门螺杆菌感染与GERD之间存在某些负相关性，其本质尚未明确，因此在新的国内外共识中已将 GERD 从根除幽门螺杆菌的适应证中删除。但对于需长期应用 PPI 维持治疗的幽门螺杆菌阳性 GERD 患者，仍应根除幽门螺杆菌，以最大限度预防萎缩性胃炎的发生。

（3）不明原因的缺铁性贫血、特发性血小板减少性紫癜已作为欧洲 MaastrichtⅢ共识推荐的幽门螺杆菌根除适应证。随机对照研究证实根除幽门螺杆菌对淋巴细胞性胃炎、胃增生性息肉的治疗有效。多项报道证实根除幽门螺杆菌对 Menetrier 病的治疗有效。鉴于这些疾病临床上少见，或缺乏其他有效的治疗方法，且根除幽门螺杆菌治疗已显示有效，因此作为支持根幽门螺杆菌根除的适应证。

（4）对个人强烈要求治疗者指年龄 <45 岁，无报警症状者，支持根除幽门螺杆菌；年龄≥45 岁或有报警症状者则不主张先行根除幽门螺杆菌，建议先行内镜检查。在治疗前需向受治者解释清楚这一处理策略潜在的风险（漏检胃癌、掩盖病情、药物不良反应等）。

（二）常用治疗幽门螺杆菌感染的药物

多种抗生素，抑酸药和铋剂均用于幽门螺杆菌感染的治疗。现将常用的抗幽门螺杆菌药物介绍如下。

1. 抗生素

（1）阿莫西林（Amoxicillin，A）：为 β－内酰胺类杀菌性抗生素，在酸性环境中较稳定，但抗菌活性明显降低，当胃内 pH 升至 7.0 时杀菌活性明显增强。药物不良反应主要为胃肠道不适如恶心、呕吐和腹泻等，其次为皮疹。幽门螺杆菌对阿莫西林的耐药比较少见。

（2）克拉霉素（Clarithromycin，C）：为抑菌性大环内酯类抗生素，在胃酸中较稳定，但抗菌活性也会降低。根除治疗方案中凡加用克拉霉素者可使根除率提高 10% 以上。该药有恶心、腹泻、腹痛或消化不良等不良反应。现发现对本药的原发性耐药约 10%，继发耐药率则可高达 40%。

（3）甲硝唑（Metronidazole，M）：为硝基咪唑类药物，在胃酸性环境下可维持高稳定性和高活性。甲硝唑的不良反应有口腔异味、恶心、腹痛、头痛、一过性白细胞降低和神经毒性反应等。随着临床广泛应用，对甲硝唑耐药的幽门螺杆菌株大量出现，我国大部分地区耐药率超过 40%，部分地区已高达 80% 以上。

（4）四环素（Tetracycline，T）：属广谱抗生素，抗幽门螺杆菌效果较好。在补救治疗措施中，四环素是常被选用的抗生素之一。但近年对四环素耐药的幽门螺杆菌株也已经开始出现。

（5）呋喃唑酮（Furazolidone，F）：属硝基呋喃类广谱抗生素，已确认其对幽门螺杆菌有抗菌作用，且不易产生耐药性。长期用药可致末梢神经炎。

（6）其他抗生素：在目前幽门螺杆菌对克拉霉素、甲硝唑等常用抗生素耐药率越来越高的情况下，其他抗生素如大环内酯类抗生素阿奇霉素（Azithromycin）、喹诺酮类抗生素如左氧氟沙星（Levofloxacin，L）、莫西沙星（Moxifloxacin）等也开始用于幽门螺杆菌感染的治疗。

2. 抑酸药　包括组胺 H_2 受体阻滞药（H_2 receptor antagonist，H_2RA）（如雷尼替丁、法莫替丁等）和质子泵抑制药（proton pump inhibitor，PPI）（如奥美拉唑、雷贝拉唑等）。H_2 受体阻滞药由于抑酸强度有限，很少用于根除幽门螺杆菌的组方中。质子泵抑制药通过抑制壁细胞胃酸分泌终末步骤的关键酶 H^+－K^+－ATP 酶，发挥强大的抑制胃酸分泌的作用。抑酸药本身并无杀灭幽门螺杆菌的作用，在根除幽门螺杆菌的治疗方案中主要与抗生素合用，以产生协同作用，提高根除率。其作用机制可能为：①提高胃内 pH，增加某些抗生素的抗菌活性；②胃内 pH 提高后影响幽门螺杆菌定植。

3. 铋剂　铋剂（Bismuth，B）如果胶铋、枸橼酸铋钾等，在保护胃黏膜的同时有明显抑制幽门螺杆菌的作用，且不受胃内 pH 影响，不产生耐药性，不会抑制正常肠道菌群，因此常与抗生素合用，根除幽门螺杆菌感染。雷尼替丁枸橼酸铋（ranitidinebismuth citrate，RBC）是雷尼替丁与枸橼酸铋在特定条件下反应生成的络合物，兼有铋剂和 H_2 受体拮抗药的生物活性。

（三）常用治疗方案

由于大多数抗生素在胃内低 pH 环境中活性降低和不能穿透黏液层直接杀灭细菌，因此幽门螺杆菌不易根除。迄今尚无单一药物能有效根除幽门螺杆菌，目前幽门螺杆菌的根除推荐以抑酸药和（或）

铋剂为基础加上两种抗生素的联合治疗方案。实施幽门螺杆菌根除治疗时，应选择根除率高的治疗方案。一个理想的治疗方案应该满足如下条件：①根除率≥90%；②病变愈合迅速，症状消失快；③患者依从性好；④不产生耐药性；⑤疗程短，治疗简便；⑥价格便宜。实际上，目前任何一个治疗方案都很难同时达到以上标准。目前国内外大部分共识意见的主要观点如下：①所有共识意见均接受三联疗法－1种PPI＋2种抗生素（通常是克拉霉素＋阿莫西林）作为在没有铋剂的情况下的首选方案；②以铋剂为基础的四联疗法具有最高的效价比（若铋剂可得）；③需根据抗生素的耐药性选择不同抗生素；④疗程持续7～14d，但仍有争议。

我国2007年的共识意见推荐根除幽门螺杆菌的第一线治疗方案如下。①PPI/RBC（标准剂量）＋C（0.5）＋A（1.0）；②PPI/RBC（标准剂量）＋C（05）/A（10）＋M（0.4）/F（0.1）；③PPI（标准剂量）＋B（标准剂量）＋C（0.5）＋A（1.0）；④PPI（标准剂量）＋B（标准剂量）＋C（0.5）＋M（0.4）/F（0.1）。治疗方法和疗程：各方案均为1日2次，疗程7d或10d（对于耐药严重的地区，可考虑适当延长至14d，但不要超过14d）。服药方法：PPI早晚餐前服用，抗生素餐后服用。需要说明的是：①PPI三联7d疗法仍为首选（PPI＋2种抗生素）；②甲硝唑耐药率≤40%时，首先考虑PPI＋M＋C/A；③克拉霉素而药率≤15%时，首先考虑PPI＋C＋A/M；④RB［三联疗法（RBC＋两种抗生素）］仍可作为一线治疗方案；⑤为提高幽门螺杆菌根除率，避免继发耐药，也可以将含铋四联疗法作为一线治疗方案；⑥由于幽门螺杆菌对甲硝唑和克拉霉素耐药，呋喃唑酮，四环素和喹诺酮类（如左氧氟沙星和莫西沙星）因耐药率低、疗效相对较高，因而也可作为初次治疗方案的选择；⑦在幽门螺杆菌根除治疗前至少2周，不得使用对幽门螺杆菌有抑制作用的药物如PPI、H_2受体阻滞药和铋剂，以免影响疗效。

临床上即便选择最有效的治疗方案也会有10%～20%的失败率。对于治疗失败后的患者再次进行治疗称为补救治疗或者再次治疗。补救治疗方案主要包括PPI＋铋剂＋2种抗生素的四联疗法，疗程7～14d。补救治疗应视初次治疗的情况而定，尽量避免重复初次治疗时的抗生素。补救治疗中的抗生素建议主要采用M、T、F和L等。较大剂量甲硝唑（0.4g，3/d）可克服其耐药，四环素耐药率低，两者价格均较便宜，与PPI和铋剂组成的四联疗法被推荐为补救治疗的首选方案。对于甲硝唑和克拉霉素耐药者应用喹诺酮类药如左氧氟沙星或莫西沙星作为补救治疗或再次治疗可取得较好的疗效。国内对喹诺酮类抗生素的应用经验甚少，选用时要注意观察药物的不良反应。

（四）根除失败的主要原因及补救措施

幽门螺杆菌根除治疗失败的原因有多方面，包括：①细菌本身的因素，如产生耐药性、不同菌株的毒力因子不同、不同基因型菌株的混合感染等；②宿主因素，如宿主的年龄、性别、基因型和免疫状态，宿主对治疗的依从性等；③医源性因素，包括不规范根除治疗或没有严格按照根除治疗适应证进行治疗。其中细菌对抗生素产生耐药性是导致根除失败最重要的原因。流行病学资料显示幽门螺杆菌对甲硝唑的耐药非常普遍，在我国已普遍达到40%以上，对克拉霉素的耐药也在逐年增加，目前约为10%，但对阿莫西林耐药尚低。

避免根除治疗失败以及失败后的补救措施包括：①严格掌握幽门螺杆根除的适应证，选用正规、有效的治疗方案；②联合用药，避免使用单一抗生素；③加强医生对幽门螺杆菌治疗知识的普及与更新；④提高患者依从性。告知患者治疗的重要性，选择不良反应较小的药物治疗，降低治疗费用，均有利于提高患者的依从性；⑤对根除治疗失败的病人，有条件的单位再次治疗前先做药物敏感试验，避免使用幽门螺杆菌已耐药的抗生素；⑥对一线治疗失败者，改用补救疗法时，在甲硝唑耐药高发地区尽量避免使用甲硝唑，应改用其他药物，如呋喃唑酮、四环素等；⑦近年文献报道序贯治疗（PPI＋A，5d，接着PPI＋C＋替硝唑5d，均为1日2次）对初治者及初治失败者有较高疗效，但我国相关资料尚少，需在这方面进行研究；⑧寻找新的不易产生耐药的抗生素及研究幽门螺杆菌疫苗。

七、预防

作为一种慢性细菌感染，目前临床上广为使用的以质子泵抑制药或铋剂与抗生素联用的药物疗法虽然可以达到80%左右的根除率，但存在药物不良反应较多、患者的依从性下降、耐药菌株的不断增多以及治疗费用较高等问题。鉴于免疫接种是预防和控制感染性疾病最经济而有效的方法，从20世纪90年代初开始，各国研究人员就开始了对幽门螺杆菌疫苗及其相关免疫机制的研究，目前已经取得了不少令人鼓舞的成果。然而距离找到一种能够有效应用于人体的预防或者治疗幽门螺杆菌感染的疫苗还有很长的路要走。筛选最佳抗原或抗原组合及无毒高效的佐剂，发展无需佐剂的疫苗如活载体疫苗或核酸疫苗，联合不同类型疫苗进行免疫，确定最佳免疫剂量、时间及接种年龄，确定简便有效的免疫途径；疫苗和药物联合使用治疗幽门螺杆菌感染等都还有大量工作需要去做。幽门螺杆菌与宿主之间复杂的相互作用，免疫接种后的保护性反应机制以及所涉及的不同免疫细胞的功能等都还需深入探讨。

（毕玉峰）

第三节　急性胃炎

急性胃炎是由多种不同的病因引起的急性胃黏膜炎症，包括急性单纯性胃炎、急性糜烂出血性胃炎（acute erosive and hemorrhagic gastritis）和吞服腐蚀物引起的急性腐蚀性胃炎（acute corrosivegastritis）与胃壁细菌感染所致的急性化脓性胃炎（acute phlegmonous gastritis）。其中，临床意义最大和发病率最高的是以胃黏膜糜烂、出血为主要表现的急性糜烂出血性胃炎。

（一）流行病学

迄今为止，目前国内外尚缺乏有关急性胃炎的流行病学调查。

（二）病因

急性胃炎的病因众多，大致有外源和内源两大类，包括急性应激、化学性损伤（如药物、乙醇、胆汁、胰液）和急性细菌感染等。

1. 外源因素

（1）药物：各种非甾体类抗炎药（NSAIDs），包括阿司匹林、吲哚美辛、吡罗昔康和多种含有该类成分复方药物。另外常见的有糖皮质激素和某些抗生素及氯化钾等均可导致胃黏膜损伤。

（2）乙醇：主要是大量酗酒可致急性胃黏膜胃糜烂甚或出血。

（3）生物性因素：沙门菌、嗜盐菌和葡萄球菌等细菌或其毒素可使胃黏膜充血水肿和糜烂。Hp感染可引起急、慢性胃炎，致病机制类似，将在慢性胃炎节中叙述。

（4）其他：某些机械性损伤（包括胃内异物或胃柿石等）可损伤胃黏膜。放射疗法可致胃黏膜受损。偶可见因吞服腐蚀性化学物质（强酸或强碱或来苏尔及氯化汞、砷、磷等）引起的腐蚀性胃炎。

2. 内源因素

（1）应激因素：多种严重疾病如严重创伤、烧伤或大手术及颅脑病变和重要脏器功能衰竭等可导致胃黏膜缺血缺氧而损伤。通常称为应激性胃炎（stress - induced gastritis），如果系脑血管病变、头颅部外伤和脑手术后引起的胃、十二指肠急性溃疡谓之Cushing溃疡，而大面积烧灼伤所致溃疡称为Curling溃疡。

（2）局部血供缺乏：主要是腹腔动脉栓塞治疗后或少数因动脉硬化致胃动脉的血栓形成或栓塞引起供血不足。另外，还可见于肝硬化门静脉高压并发上消化道出血者。

（3）急性蜂窝织炎或化脓性胃炎：甚少见。

（三）病理生理学和病理组织学

1. 病理生理学　胃黏膜防御机制包括黏膜屏障、黏液屏障、黏膜上皮修复、黏膜和黏膜下层丰富的血流、前列腺素和肽类物质（表皮生长因子等）和自由基清除系统。上述结果破坏或保护因素减少，使胃腔中的H^+逆弥散至胃壁，肥大细胞释放组胺，则血管充血甚或出血、黏膜水肿及间质液渗出，同时可刺激壁细胞分泌盐酸、主细胞分泌胃蛋白酶原。若致病因子损及腺颈部细胞，则胃黏膜修复延迟、更新受阻而出现糜烂。

严重创伤、大手术、大面积烧伤、脑血管意外和严重脏器功能衰竭及其休克或者败血症等所致的急性应激的发生机制为，急性应激→皮质－垂体前叶－肾上腺皮质轴活动亢进、交感－副交感神经系统失衡→机体的代偿功能不足→不能维持胃黏膜微循环的正常运行→黏膜缺血、缺氧→黏液和碳酸氢盐分泌减少以及内源性前列腺素合成不足→黏膜屏障破坏和氢离子反弥散→降低黏膜内 pH→进一步损伤血管与黏膜→糜烂和出血。

NSAID 所引起者则为抑制环氧合酶（cycloox ygenase，COX）致使前列腺素产生减少，黏膜缺血缺氧。氯化钾和某些抗生素或抗肿瘤药等则可直接刺激胃黏膜引起浅表损伤。

乙醇可致上皮细胞损伤和破坏，黏膜水肿、糜烂和出血。另外幽门关闭不全、胃切除（主要是 BillrothⅡ式）术后可引起十二指肠－胃反流，则此时由胆汁和胰液等组成的碱性肠液中的胆盐、溶血卵磷脂、磷脂酶 A 和其他胰酶可破坏胃黏膜屏障，引起急性炎症。

门静脉高压可致胃黏膜毛细血管和小静脉扩张及黏膜水肿，组织学表现为只有轻度或无炎症细胞浸润，可有显性或非显性出血。

2. 病理学改变　急性胃炎主要病理和组织学表现以胃黏膜充血水肿，表面有片状渗出物或黏液覆盖为主。黏膜皱襞上可见局限性或弥漫性陈旧性或新鲜出血与糜烂，糜烂加深可累及胃腺体。

显微镜下则可见黏膜固有层多少不等的中性粒细胞、淋巴细胞、浆细胞和少量嗜酸性细胞浸润，可有水肿。表面的单层柱状上皮细胞和固有腺体细胞出现变性与坏死。重者黏膜下层亦有水肿和充血。

对于腐蚀性胃炎若系接触了高浓度的腐蚀物质且长时间，则胃黏膜出现凝固性坏死、糜烂和溃疡，重者穿孔或出血甚至腹膜炎。

另外少见的化脓性胃炎可表现为整个胃壁（主要是黏膜下层）炎性增厚，大量中性粒细胞浸润，黏膜坏死。可有胃壁脓性蜂窝织炎或胃壁脓肿。

（四）临床表现

1. 症状　部分患者可有上腹痛、腹胀、恶心、呕吐和嗳气及食欲缺乏等。如伴胃黏膜糜烂出血，则有呕血和（或）黑粪，大量出血可引起出血性休克。有时上腹胀气明显。细菌感染致者可出现腹泻等。并有疼痛、吞咽困难和呼吸困难（由于喉头水肿）。腐蚀性胃炎可吐出血性黏液，严重者可发生食管或胃穿孔，引起胸膜炎或弥漫性腹膜炎。化脓性胃炎起病常较急，有上腹剧痛、恶心和呕吐、寒战和高热，血压可下降，出现中毒性休克。

2. 体征　上腹部压痛是常见体征，尤其多见于严重疾病引起的急性胃炎出血者。腐蚀性胃炎因口腔黏膜、食管黏膜和胃黏膜都有损害，口腔、咽喉黏膜充血、水肿和糜烂。化脓性胃炎有时体征酷似急腹症。

3. 辅助检查　急性糜烂出血性胃炎的确诊有赖于急诊胃镜检查，一般应在出血后 24～48h 内进行，可见到以多发性糜烂、浅表溃疡和出血灶为特征的急性胃黏膜病损。黏液湖或者可有新鲜或陈旧血液。一般急性应激所致的胃黏膜病损以胃体、胃底部为主，而 NSAID 或乙醇所致的则以胃窦部为主。注意，X 线钡剂检查并无诊断价值。出血者作呕吐物或大便隐血试验，红细胞计数和血红蛋白测定。感染因素引起者，白细胞计数和分类检查，大便常规和培养。

（五）诊断和鉴别诊断

主要由病史和症状做出拟诊，而经胃镜检查得以确诊。但吞服腐蚀物质者禁忌胃镜检查。有长期服 NSAID、酗酒以及临床重危患者，均应想到急性胃炎可能。对于鉴别诊断，腹痛为主者，应通过反复询问病史而与急性胰腺炎、胆囊炎和急性阑尾炎等急腹症甚至急性心肌梗死相鉴别。

（六）治疗

1. 基础治疗　包括给予安静、禁食、补液、解痉、止吐等对症支持治疗。此后给予流质或半流质饮食。

2. 针对病因治疗　包括根除 Hp、去除 NSAID 或乙醇等诱因。

3. 对症处理　表现为反酸、上腹隐痛、烧灼感和嘈杂者，给予 H_2－受体拮抗药或质子泵抑制药。

以恶心、呕吐或上腹胀闷为主者可选用甲氧氯普胺、多潘立酮或莫沙必利等促动力药。以痉挛性疼痛为主者，可以莨菪碱等药物进行对症处理。

有胃黏膜糜烂、出血者，可用抑制胃酸分泌的 H_2 - 受体拮抗药或质子泵抑制药外，还可同时应用胃黏膜保护药如硫糖铝或铝碳酸镁等。对于较大量的出血则应采取综合措施进行抢救。当并发大量出血时，可以冰水洗胃或在冰水中加去甲肾上腺素（每 200ml 冰水中加 8ml），或同管内滴注碳酸氢钠，浓度为1 000mmol/L，24h 滴 1L，使胃内 pH 保持在 5 以上。凝血酶是有效的局部止血药，并有促进创面愈合作用，大剂量时止血作用显著。常规的止血药，如卡巴克络、抗血栓溶芳酸和酚磺乙胺等可静脉应用，但效果一般。内镜下止血往往可收到较好效果。

其他具体的药物请参照慢性胃炎一节和消化性溃疡章节。

（七）并发症的诊断、预防和治疗

急性胃炎的并发症包括穿孔、腹膜炎、水电解质紊乱和酸碱失衡等。为预防之，细菌感染者选用抗生素治疗，因过度呕吐致脱水者及时补充水和电解质，并适时检测血气分析，必要时纠正紊乱。对于穿孔或腹膜炎者，则必要时外科治疗。

（八）预后

病因去除后，急性胃炎多在短期内恢复正常。相反病因长期持续存在，则可转为慢性胃炎。由于绝大多数慢性胃炎的发生与 Hp 感染有关，而 Hp 自发清除少见，故慢性胃炎可持续存在，但多数患者无症状。流行病学研究显示，部分 Hp 相关性胃窦炎（ <20% ）可发生十二指肠溃疡。

（毕玉峰）

第四节　慢性胃炎

慢性胃炎（chronic gastritis）是由各种病因引起的胃黏膜慢性炎症。根据新悉尼胃炎系统和我国 2006 年颁布的《中国慢性胃炎共识意见》标准，由内镜及病理组织学变化，将慢性胃炎分为非萎缩性（浅表性）胃炎及萎缩性胃炎两大基本类型和一些特殊类型胃炎。

一、流行病学

因为幽门螺旋杆菌（Hp）感染为慢性非萎缩性胃炎的主要病因。大致上说来，慢性非萎缩性胃炎发病率与 Hp 感染情况相平行，慢性非萎缩性胃炎流行情况因不同国家、不同地区 Hp 感染情况而异。一般 Hp 感染率发展中国家高于发达国家，感染率随年龄增加而升高。我国属 Hp 高感染率国家，估计人群中 Hp 感染率为 40% ~70% 。慢性萎缩性胃炎是原因不明的慢性胃炎，在我国是一种常见病、多发病，在慢性胃炎中占 10% ~20% 。

二、病因

（一）慢性非萎缩性胃炎的常见病因

1. Hp 感染　Hp 感染是慢性非萎缩性胃炎最主要的病因，二者的关系符合 Koch 提出的确定病原体为感染性疾病病因的 4 项基本要求（Koch’s postulates），即该病原体存在于该病的患者中，病原体的分布与体内病变分布一致，清除病原体后疾病可好转，在动物模型中该病原体可诱发与人相似的疾病。研究表明，80% ~95% 的慢性活动性胃炎患者胃黏膜中有 Hp 感染，5% ~20% 的 Hp 阴性率反映了慢性胃炎病因的多样性；Hp 相关胃炎者，Hp 胃内分布与炎症分布一致；根除 Hp 可使胃黏膜炎症消退，一般中性粒细胞消退较快，但淋巴细胞、浆细胞消退需要较长时间；志愿者和动物模型中已证实 Hp 感染可引起胃炎。

Hp 有一般生物学特性和致病性，其感染引起的慢性非萎缩性胃炎中胃窦为主全胃炎患者胃酸分泌可增加，十二指肠溃疡发生的危险度较高；而胃体为主全胃炎患者胃溃疡和胃癌发生的危险性增加。

2. 胆汁和其他碱性肠液反流　幽门括约肌功能不全时含胆汁和胰液的十二指肠液反流入胃，可削弱胃黏膜屏障功能，使胃黏膜遭到消化液作用，产生炎症、糜烂、出血和上皮化生等病变。

3. 其他外源因素　酗酒、服用NSAID等药物、某些刺激性食物等均可反复损伤胃黏膜。这类因素均可各自或与Hp感染协同作用而引起或加重胃黏膜慢性炎症。

（二）慢性萎缩性胃炎的主要病因

1973年Strickland将慢性萎缩性胃炎分为A、B两型，A型是胃体弥漫萎缩，导致胃酸分泌下降，影响维生素B_{12}及内因子的吸收，因此常合并恶性贫血，与自身免疫有关；B型在胃窦部，少数人可发展成胃癌，与幽门螺杆菌、化学损伤（胆汁反流、非皮质激素消炎药、吸烟、酗酒等）有关，我国80%以上的属于第二类。

胃内攻击因子与防御修复因子失衡是慢性萎缩性胃炎发生的根本原因。具体病因与慢性非萎缩性胃炎相似。包括Hp感染；长期饮浓茶、烈酒、咖啡、过热、过冷、过于粗糙的食物，可导致胃黏膜的反复损伤；长期大量服用非甾体类消炎药如阿司匹林、吲哚美辛等可抑制胃黏膜前列腺素的合成，破坏黏膜屏障；烟草中的尼古丁不仅影响胃黏膜的血液循环，还可导致幽门括约肌功能紊乱，造成胆汁反流；各种原因的胆汁反流均可破坏黏膜屏障造成胃黏膜慢性炎症改变。比较特殊的是壁细胞抗原和抗体结合形成免疫复合体在补体参与下，破坏壁细胞；胃黏膜营养因子（如胃泌素、表皮生长因子等）缺乏；心力衰竭、动脉硬化、肝硬化合并门脉高压、糖尿病、甲状腺病、慢性肾上腺皮质功能减退、尿毒症、干燥综合征、胃血流量不足以及精神因素等均可导致胃黏膜萎缩。

三、病理生理学和病理学

（一）病理生理学

1. Hp感染　Hp感染途径为粪-口或口-口途径，其外壁靠黏附素而紧贴胃上皮细胞。

Hp感染的持续存在，致使腺体破坏，最终发展成为萎缩性胃炎。而感染Hp后胃炎的严重程度则除了与细菌本身有关外，还决定与患者机体情况和外界环境。如带有空泡毒素（VacA）和细胞毒相关基因（CagA）者，胃黏膜损伤明显较重。患者的免疫应答反应强弱、其胃酸的分泌情况、血型、民族和年龄差异等也影响胃黏膜炎症程度。此外患者饮食情况也有一定作用。

2. 自身免疫机制　研究早已证明，以胃体萎缩为主的A型萎缩性胃炎患者血清中，存在壁细胞抗体（parietal ceii antibody，PCA）和内因子抗体（intrinsic factor antibody，IFA）。前者的抗原是壁细胞分泌小管微绒毛膜上的质子泵H^+-K^+-ATP酶，它破坏壁细胞而使胃酸分泌减少。而IFA则对抗内因子（壁细胞分泌的一种糖蛋白），使食物中的维生素B_{12}无法与后者结合被末端回肠吸收，最后引起维生素B_{12}吸收不良，甚至导致恶性贫血。IFA具有特异性，几乎仅见于胃萎缩伴恶性贫血者。

造成胃酸和内因子分泌减少或丧失，恶性贫血是A型萎缩性胃炎的终末阶段，是自身免疫性胃炎最严重的标志。当泌酸腺完全萎缩时称为胃萎缩。

另外，近年发现Hp感染者中也存在着自身免疫反应，其血清抗体能与宿主胃黏膜上皮以及黏液起交叉反应，如菌体Lewis X和Lewis Y抗原。

3. 外源损伤因素破坏胃黏膜屏障　碱性十二指肠液反流等，可减弱胃黏膜屏障功能。致使胃腔内H^+通过损害的屏障，反弥散入胃黏膜内，使炎症不易消散。长期慢性炎症，又加重屏障功能的减退，如此恶性循环使慢性胃炎久治不愈。

4. 生理因素和胃黏膜营养因子缺乏　萎缩性变化和肠化生等皆与衰老相关，而炎症细胞浸润程度与年龄关系不大。这主要是老龄者的退行性变-胃黏膜小血管扭曲，小动脉壁玻璃样变性，管腔狭窄导致黏膜营养不良、分泌功能下降。

新近研究证明，某些胃黏膜营养因子（胃泌素、表皮生长因子等）缺乏或胃黏膜感觉神经终器（end-organ）对这些因子不敏感可引起胃黏膜萎缩。如手术后残胃炎原因之一是G细胞数量减少，而引起胃泌素营养作用减弱。

5. 遗传因素　萎缩性胃炎、低酸或无酸、维生素 B_{12} 吸收不良的患病率和 PCA、IFA 的阳性率很高，提示可能有遗传因素的影响。

（二）病理学

慢性胃炎病理变化是由胃黏膜损伤和修复过程所引起。病理组织学的描述包括活动性慢性炎症、萎缩和化生及异型增生等。此外，在慢性炎症过程中，胃黏膜也有反应性增生变化，如胃小凹上皮过形成、黏膜肌增厚、淋巴滤泡形成、纤维组织和腺管增生等。

近几年对于慢性胃炎尤其是慢性萎缩性胃炎的病理组织学，有不少新的进展。以下结合 2006 年 9 月中华医学会消化病学分会的《全国第二次慢性胃炎共识会议》中制订的慢性胃炎诊治的共识意见，论述以下关键进展问题。

1. 萎缩的定义　1996 年新悉尼系统把萎缩定义为“腺体的丧失”，这是模糊而易歧义的定义，反映了当时肠化是否属于萎缩，病理学家间有不同认识。其后国际上一个病理学家的自由组织——萎缩联谊会（Atrophy Club 2000）进行了 3 次研讨会，并在 2002 年发表了对萎缩的新分类，12 位作者中有 8 位也曾是悉尼系统的执笔者，故此意见可认为是悉尼系统的补充和发展，有很高权威性。

萎缩联谊会把萎缩新定义为“萎缩是胃固有腺体的丧失”，将萎缩分为三种情况：无萎缩、未确定萎缩和萎缩，进而将萎缩分两个类型：非化生性萎缩和化生性萎缩。前者特点是腺体丧失伴有黏膜固有层中的纤维化或纤维肌增生；后者是胃黏膜腺体被化生的腺体所替换。这两类萎缩的程度分级仍用最初悉尼系统标准和新悉尼系统的模拟评分图，分为 4 级，即无、轻度、中度和重度萎缩。国际的萎缩新定义对我国来说不是新的，我国学者早年就认为“肠化或假幽门腺化生不是胃固有腺体，因此尽管胃腺体数量未减少，但也属萎缩”，并在全国第一届慢性胃炎共识会议作了说明。

对于上述第二个问题，答案显然是肯定的。这是因为多灶性萎缩性胃炎的胃黏膜萎缩呈灶状分布，即使活检块数少，只要病理活检发现有萎缩，就可诊断为萎缩性胃炎。在此次全国慢性胃炎共识意见中强调，需注意取材于糜烂或溃疡边缘的组织易存在萎缩，但不能简单地视为萎缩性胃炎。此外，活检组织太浅、组织包埋方向不当等因素均可影响萎缩的判断。

“未确定萎缩”是国际新提出的观点，认为黏膜层炎症很明显时，单核细胞密集浸润造成腺体被取代、移置或隐匿，以致难以判断这些“看来似乎丧失”的腺体是否真正丧失，此时暂先诊断为“未确定萎缩”，最后诊断延期到炎症明显消退（大部分在 Hp 根除治疗3～6 个月后），再取活检时作出。对萎缩的诊断采取了比较谨慎的态度。

目前，我国共识意见并未采用此概念。因为：①炎症明显时腺体被破坏、数量减少，在这个时点上，病理按照萎缩的定义可以诊断为萎缩，非病理不能。②一般临床希望活检后有病理结论，病理如不作诊断，会出现临床难出诊断、对治疗效果无法评价的情况。尤其在临床研究上，设立此诊断项会使治疗前或后失去相当一部分统计资料。慢性胃炎是个动态过程，炎症可以有两个结局：完全修复和不完全修复（纤维化和肠化），炎症明显期病理无责任预言今后趋向哪个结局。可以预料对萎缩采用的诊断标准不一，治疗有效率也不一，采用“未确定萎缩”的研究课题，因为事先去除了一部分可逆的萎缩，萎缩的可逆性就低。

2. 肠化分型的临床意义与价值　用 AB－PAS 和 HID－AB 黏液染色能区分肠化亚型，然而，肠化分型的意义并未明了。传统观念认为，肠化亚型中的小肠型和完全型肠化无明显癌前病变意义，而大肠型肠化的胃癌发生危险性增高，从而引起临床的重视。支持肠化分型有意义的学者认为化生是细胞表型的一种非肿瘤性改变，通常在长期不利环境作用下出现。这种表型改变可以是干细胞内出现体细胞突变的结果，或是表观遗传修饰的变化导致后代细胞向不同方向分化的结果。胃内肠化生部位发现很多遗传改变，这些改变甚至可出现在异型增生前。他们认为肠化生中不完全型结肠型者，具有大多数遗传学改变，有发生胃癌的危险性。但近年越来越多的临床资料显示其预测胃癌价值有限而更强调重视肠化范围，肠化分布范围越广，其发生胃癌的危险性越高。10 多年来罕有从大肠型肠化随访发展成癌的报道。另方面，从病理检测的实际情况看，肠化以混合型多见，大肠型肠化的检出率与活检块数有密切关系，即活检块数越多，大肠型肠化检出率越高。客观地讲，该型肠化生的遗传学改变和胃不典型增生（上皮内瘤）的改变相似。因此，对肠化分型的临床意义和价值的争论仍未有定论。

3. 关于异型增生 异型增生（上皮内瘤变）是重要的胃癌癌前病变。分为轻度和重度（或低级别和高级别）两级。异型增生（dysplasia）和上皮内瘤变（intraepithelial neoplasia）是同义词，后者是WHO国际癌症研究协会推荐使用的术语。

4. 萎缩和肠化发生过程是否存在不可逆转点 胃黏膜萎缩的产生主要有两种途径：一是干细胞区室（stem cell compartment）和（或）腺体被破坏；二是选择性破坏特定的上皮细胞而保留干细胞。这两种途径在慢性Hp感染中均可发生。

萎缩与肠化的逆转报道已经不在少数，但是否所有病患均有逆转可能？是否在萎缩的发生与发展过程中存在某一不可逆转点（the point of no return）。这一转折点是否可能为肠化生？已明确Hp感染可诱发慢性胃炎，经历慢性炎症→萎缩→肠化→异型增生等多个步骤最终发展至胃癌（Correa模式）。可否通过根除Hp来降低胃癌发生危险性始终是近年来关注的热点。多数研究表明，根除Hp可防止胃黏膜萎缩和肠化的进一步发展，但萎缩、肠化是否能得到逆转尚待更多研究证实。

Mera和Correa等最新报道了一项长达12年的大型前瞻性随机对照研究，纳入795例具有胃癌前病变的成人患者，随机给予他们抗Hp治疗和（或）抗氧化治疗。他们观察到萎缩黏膜在Hp根除后持续保持阴性12年后可以完全消退，而肠化黏膜也有逐渐消退的趋向，但可能需要随访更为长时间。他们认为通过抗Hp治疗来进行胃癌的化学预防是可行的策略。

但是，部分学者认为在考虑萎缩的可逆性时，需区分缺失腺体的恢复和腺体内特定细胞的再生。在后一种情况下，干细胞区室被保留，去除有害因素可使壁细胞和主细胞再生，并完全恢复腺体功能。当腺体及干细胞被完全破坏后，腺体的恢复只能由周围未被破坏的腺窝单元（pit gland units）来完成。

当萎缩伴有肠化生时，逆转机会进一步减小。如果肠化生是对不利因素的适应性反应，而且不利因素可以被确定和去除，此时肠化生有可能逆转。但是，肠化生还有很多其他原因，如胆汁反流、高盐饮食、乙醇。这意味着即使在Hp感染个体，感染以外的其他因素，亦可以引发或加速化生的发生。如果肠化生是稳定的干细胞内体细胞突变的结果，则改变黏膜的环境也许不能使肠化生逆转。

1992—2002年文献34篇，根治Hp后萎缩可逆和无好转的基本各占一半，主要由于萎缩诊断标准、随访时间和间隔长短、活检取材部位和数量不统一所造成。建议今后制定统一随访方案，联合各医疗单位合作研究，使能得到大宗病例的统计资料。根治Hp可以产生某些有益效应，如消除炎症，消除活性氧所致的DNA损伤，缩短细胞更新周期，提高低胃酸者的泌酸量，并逐步恢复胃液维生素C的分泌。在预防胃癌方面，这些已被证实的结果可能比希望萎缩和肠化生逆转重要得多。

实际上，国际著名学者对有否此不可逆转点也有争论。如美国的Correa教授并不认同它的存在，而英国Aberdeen大学的Emad Munir ElOmar教授则强烈认为在异型增生发展至胃癌的过程中有某个节点，越过此则基本处于不可逆转阶段，但至今为止尚未明确此点的确切位置。

四、临床表现

流行病学研究表明，多数慢性非萎缩性胃炎患者无任何症状。少数患者可有上腹痛或不适、上腹胀、早饱、嗳气、恶心等非特异性消化不良症状。某些慢性萎缩性胃炎患者可有上腹部灼痛、胀痛、钝痛或胀闷且以餐后为著，食欲缺乏、恶心、嗳气、便秘或腹泻等症状。内镜检查和胃黏膜组织学检查结果与慢性胃炎患者症状的相关分析表明，患者的症状缺乏特异性，且症状之有无及严重程度与内镜所见及组织学分级并无肯定的相关性。

伴有胃黏膜糜烂者，可有少量或大量上消化道出血，长期少量出血可引起缺铁性贫血。胃体萎缩性胃炎可出现恶性贫血，常有全身衰弱、疲软、神情淡漠、隐性黄疸，消化道症状一般较少。

体征多不明显，有时上腹轻压痛，胃体胃炎严重时可有舌炎和贫血。

慢性萎缩性胃炎的临床表现不仅缺乏特异性，而且与病变程度并不完全一致。

五、辅助检查

（一）胃镜及活组织检查

1. 胃镜检查　随着内镜器械的长足发展，内镜观察更加清晰。内镜下慢性非萎缩性胃炎可见红斑（点状、片状、条状），黏膜粗糙不平，出血点（斑），黏膜水肿及渗出等基本表现，尚可见糜烂及胆汁反流。萎缩性胃炎则主要表现为黏膜色泽白，不同程度的皱襞变平或消失。在不过度充气状态下，可透见血管纹，轻度萎缩时见到模糊的血管，重度时看到明显血管分支。内镜下肠化黏膜呈灰白色颗粒状小隆起，重者贴近观察有绒毛状变化。肠化也可以呈平坦或凹陷外观的。如果喷撒亚甲蓝色素，肠化区可能出现被染上蓝色，非肠化黏膜不着色。

胃黏膜血管脆性增加可致黏膜下出血，谓之壁内出血，表现为水肿或充血胃黏膜上见点状、斑状或线状出血，可多发、新鲜和陈旧性出血相混杂。如观察到黑色附着物常提示糜烂等致出血。

值得注意的是，少数 Hp 感染性胃炎可有胃体部皱襞肥厚，甚至宽度达到 5mm 以上，且在适当充气后皱襞不能展平，用活检钳将黏膜提起时，可见帐篷征（tent sign），这是和恶性浸润性病变鉴别点之一。

2. 病理组织学检查　萎缩的确诊依赖于病理组织学检查。萎缩的肉眼与病理之符合率仅为 38%～78%，这与萎缩或肠化甚至 Hp 的分布都是非均匀的，或者说多灶性萎缩性胃炎的胃黏膜萎缩呈灶状分布有关。当然，只要病理活检发现有萎缩，就可诊断为萎缩性胃炎。但如果未能发现萎缩，却不能轻易排除之。如果不取足够多的标本或者内镜医生并未在病变最重部位（这也需要内镜医生的经验）活检，则势必可能遗漏病灶。反之，当在糜烂或溃疡边缘的组织活检时，即使病理发现了萎缩，却不能简单地视为萎缩性胃炎，这是因为活检组织太浅、组织包埋方向不当等因素均可影响萎缩的判断。还有，根除 Hp 可使胃黏膜活动性炎症消退，慢性炎症程度减轻。一些因素可影响结果的判断，如：①活检部位的差异；②Hp感染时胃黏膜大量炎症细胞浸润，形如萎缩；但根除 Hp 后胃黏膜炎症细胞消退，黏膜萎缩、肠化可望恢复。然而在胃镜活检取材多少问题上，病理学家的要求与内镜医生出现了矛盾。从病理组织学观点来看，5 块或更多则有利于组织学的准确判断；然而，就内镜医生而言，考虑及病家的医疗费用，主张 2～3 块即可。

（二）Hp 检测

活组织病理学检查时可同时检测 Hp，并可在内镜检查时多取 1 块组织做快速尿素酶检查以增加诊断的可靠性。其他检查 Hp 的方法包括：①胃黏膜直接涂片或组织切片，然后以 Gram 或 Giemsa 或 Warthin－Starry 染色（经典方法），甚至 HE 染色；免疫组化染色则有助于检测球形 Hp。②细菌培养，为金标准；需特殊培养基和微需氧环境，培养时间 3～7d，阳性率可能不高但特异性高，且可做药物敏感试验。③血清 Hp 抗体测定，多在流行病学调查时用。④尿素呼吸试验，是一种非侵入性诊断法，口服^{13}C或^{14}C标记的尿素后，检测患者呼气中的 CO_2 或 CO_2 量，结果准确；⑤多聚酶联反应法（PCR 法），能特异地检出不同来源标本中的 Hp。

根除 Hp 治疗后，可在胃镜复查时重复上述检查，亦可采用非侵入性检查手段，如^{13}C或^{14}C尿素呼气试验、粪便 Hp 抗原检测及血清学检查。应注意，近期使用抗生素、质子泵抑制药、铋剂等药物，因有暂时抑制 Hp 作用，会使上述检查（血清学检查除外）呈假阴性。

（三）X 线钡剂检查

主要是以很好地显示胃黏膜相的气钡双重造影。对于萎缩性胃炎，常常可见胃皱襞相对平坦和减少。但依靠 X 线诊断慢性胃炎价值不如胃镜和病理组织学。

（四）实验室检查

1. 胃酸分泌功能测定　非萎缩性胃炎胃酸分泌常正常，有时可以增高。萎缩性胃炎病变局限于胃窦时，胃酸可正常或低酸，低酸是由于泌酸细胞数量减少和 H^+ 向胃壁反弥散所致。测定基础胃液分泌量（BAO）及注射组胺或五肽胃泌素后测定最大泌酸量（MAO）和高峰泌酸量（PAO）以判断胃泌酸功能，有助于萎缩性胃炎的诊断及指导临床治疗。A 型慢性萎缩性胃炎患者多无酸或低酸，B 型慢性萎缩性胃炎患者可正常或低酸，往往在给予酸分泌刺激药后，亦不见胃液和胃酸分泌。

2. 胃蛋白酶原（pepsinogen，PG）测定　胃体黏膜萎缩时血清 PGI 水平及 PGI/Ⅱ比例下降，严重时可伴餐后血清 G－17 水平升高；胃窦黏膜萎缩时餐后血清 G－17 水平下降，严重时可伴 PGI 水平及 PGI/Ⅱ比例下降。然而，这主要是一种统计学上的差异（图 5－7）。

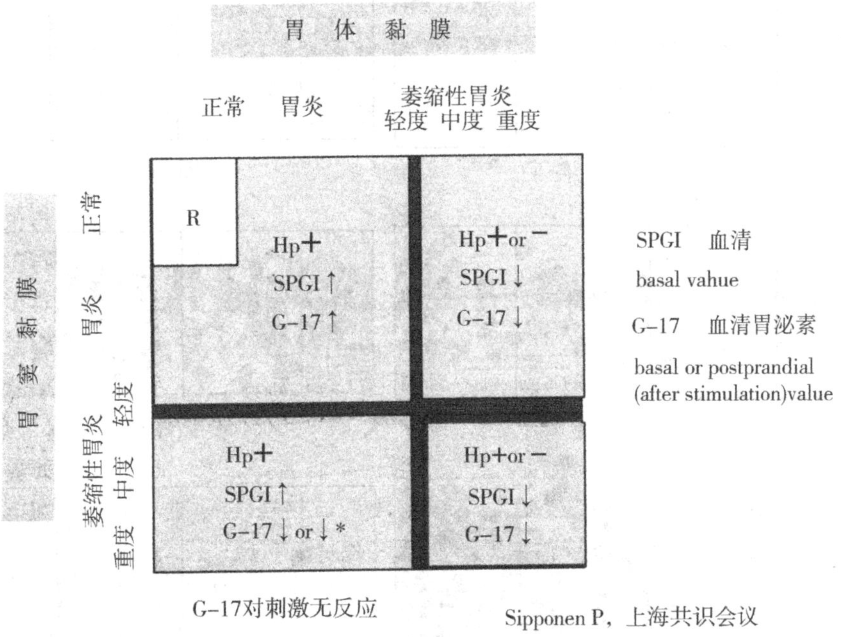

图 5－7　胃蛋白酶原测定

日本学者发现无症状胃癌患者，本法 85% 阳性，PGI 或比值降低者，推荐进一步胃镜检查，以检出伴有萎缩性胃炎的胃癌。该试剂盒用于诊断萎缩性胃炎和判断胃癌倾向在欧洲国家应用要多于我国。

3. 血清胃泌素测定　如果以放射免疫法检测血清胃泌素，则正常值应 < 100pg/ml。慢性萎缩性胃炎胃体为主者，因壁细胞分泌胃酸缺乏、反馈性地 G 细胞分泌胃泌素增多，致胃泌素中度升高。特别是当伴有恶性贫血时，该值可达 1 000pg/ml 或更高。注意此时要与胃泌素瘤相鉴别，后者是高胃酸分泌。慢性萎缩性胃炎以胃窦为主时，空腹血清胃泌素正常或降低。

4. 自身抗体　血清 PCA 和 IFA 阳性对诊断慢性胃体萎缩性胃炎有帮助，尽管血清 IFA 阳性率较低，但胃液中 IFA 的阳性，则十分有助于恶性贫血的诊断。

5. 血清维生素 B_{12} 浓度和维生素 B_{12} 吸收试验　慢性胃体萎缩性胃炎时，维生素 B_{12} 缺乏，常低于 200ng/L。维生素 B_{12} 吸收试验（Schilling 试验）能检测维生素 B_{12} 在末端回肠吸收情况且可与回盲部疾病和严重肾功能障碍相鉴别。同时服用 ^{58}Co 和 ^{57}Co（加有内因子）标记的氰钴素胶囊。此后收集 24h 尿液。如两者排出率均大于 10% 则正常，若尿中 ^{58}Co 排出率低于 10%，而 ^{57}Co 的排出率正常则提示恶性贫血；而二者均降低的常常是回盲部疾病或者肾功能衰竭者。

六、诊断和鉴别诊断

（一）诊断

鉴于多数慢性胃炎患者无任何症状，或即使有症状也缺乏特异性，且缺乏特异性体征，因此根据症状和体征难以作出慢性胃炎的正确诊断。慢性胃炎的确诊主要依赖于内镜检查和胃黏膜活检组织学检查，尤其是后者的诊断价值更大。

按照悉尼胃炎标准要求，完整的诊断应包括病因、部位和形态学 3 方面。例如诊断为“胃窦为主慢性活动性 Hp 胃炎”“NSAIDs 相关性胃炎”。当胃窦和胃体炎症程度相差 2 级或以上时，加上“为主”

修饰词，如“慢性（活动性）胃炎，胃窦显著”。当然这些诊断结论最好是在病理报告后给出，实际的临床工作中，胃镜医生可根据胃镜下表现给予初步诊断。病理诊断则主要根据新悉尼胃炎系统如下图（图5-8）。

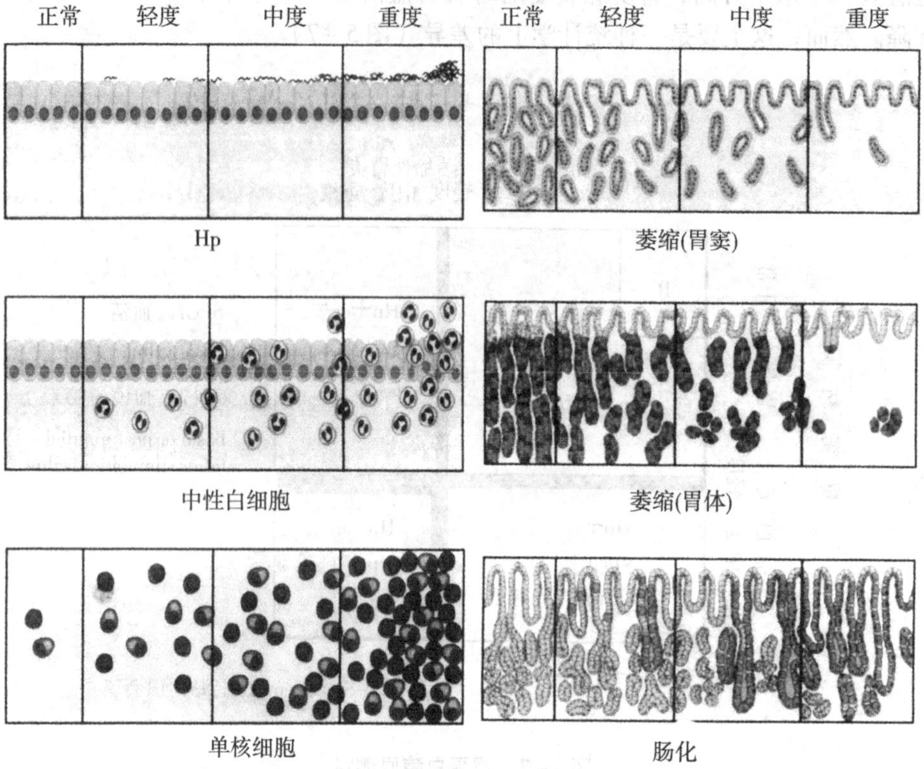

图5-8　新悉尼胃炎系统

对于自身免疫性胃炎诊断，要予以足够的重视。因为胃体活检者甚少，或者很少开展PCA和IFA的检测，诊断该病者很少。为此，如果遇到以全身衰弱和贫血为主要表现，而上消化道症状往往不明显者，应做血清胃泌素测定和（或）胃液分析，异常者进一步做维生素B_{12}吸收试验，血清维生素B_{12}浓度测定可获确诊。注意不能仅仅凭活检组织学诊断本病，特别标本数少时，这是因为Hp感染性胃炎后期，胃窦肠化，Hp上移，胃体炎症变得显著，可与自身免疫性胃炎表现相重叠，但后者胃窦黏膜的变化很轻微。另外淋巴细胞性胃炎也可出现类似情况，而其并无泌酸腺萎缩。

A型、B型萎缩性胃炎特点如下表5-2。

表5-2　A型和B型慢性萎缩性胃炎的鉴别

项目	A型慢性萎缩性胃炎	B型慢性萎缩性胃炎
部位　胃窦	正常	萎缩
胃体	弥漫性萎缩	多灶性
血清胃泌素	明显升高	不定，可以降低或不变
胃酸分泌	降低	降低或正常
自身免疫抗体（内因子抗体和壁细胞抗体）阳性率	90%	10%
恶性贫血发生率	90%	10%
可能的病因	自身免疫，遗传因素	幽门螺杆菌、化学损伤

（二）鉴别诊断

1. 功能性消化不良　2006年《我国慢性胃炎共识意见》将消化不良症状与慢性胃炎作了对比，一方面慢性胃炎患者可有消化不良的各种症状，另一方面，一部分有消化不良症状者如果胃镜和病理检查无明显阳性发现，可能仅仅为功能性消化不良。当然，少数功能性消化不良患者可同时伴有慢性胃炎。这样在慢性胃炎－消化不良症状－功能性消化不良之间形成较为错综复杂的关系。但一般说来，消化不良症状的有无和严重程度与慢性胃炎的内镜所见或组织学分级并无明显相关性。

2. 早期胃癌和胃溃疡　几种疾病的症状有重叠或类似，但胃镜及病理检查可鉴别。重要的是，如遇到黏膜糜烂，尤其是隆起性糜烂，要多取活检和及时复查，以排除早期胃癌。这是因为即使是病理组织学诊断，恐也有一定局限性。原因为主要是：①胃黏膜组织学变化易受胃镜检查前夜的食物（如某些刺激性食物加重黏膜充血）性质、被检查者近日是否吸烟、胃镜操作者手法的熟练程度、患者恶心反应等诸种因素影响。②活检是点的调查，而慢性胃炎病变程度在整个黏膜面上并非一致，要多点活检才能作出全面估计，判断治疗效果时，尽量在黏膜病变较重的区域或部位活检。如系治疗前后比较，则应在相同或相近部位活检。③病理诊断易受病理医师主观经验的影响。

3. 慢性胆囊炎与胆石症　其与慢性胃炎症状十分相似，同时并存者亦较多。对于中年女性诊断慢性胃炎时，要仔细询问病史，必要时行胆囊 B 超检查，以了解胆囊情况。

4. 其他　慢性肝炎和慢性胰腺疾病等，也可出现与慢性胃炎类似症状，在详询病史后，行必要的影像学检查和特异的实验室检查。

七、预后

慢性萎缩性胃炎常合并肠上皮化生。慢性萎缩性胃炎绝大多数预后良好，少数可癌变，其癌变率为 1%～3%。目前认为慢性萎缩性胃炎若早期发现，及时积极治疗，病变部位萎缩的腺体是可以恢复的，其可转化为非萎缩性胃炎或被治愈，改变了以往人们对慢性萎缩性胃炎不可逆转的认识。根据萎缩性胃炎每年的癌变率为 0.5%～1%，那么，胃镜和病理检查的随访间期定位多长才既提高早期胃癌的诊断率，又方便患者和符合医药经济学要求？这也一直是不同地区和不同学者分歧较大的问题。在我国，城市和乡村由不同胃癌发生率和医疗条件差异。如果纯粹从疾病进展和预防角度考虑，一般认为，不伴有肠化和异型增生的萎缩性胃炎可 1～2 年做内镜和病理随访 1 次；活检有中－重度萎缩伴有肠化的萎缩性胃炎 1 年左右随访 1 次。伴有轻度异型增生并剔除取于癌旁者，根据内镜和临床情况缩短至 6～12 个月随访 1 次；而重度异型增生者需立即复查胃镜和病理，必要时手术治疗或内镜下局部治疗。

八、治疗

慢性非萎缩性胃炎的治疗目的是缓解消化不良症状和改善胃黏膜炎症。治疗应尽可能针对病因，遵循个体化原则。消化不良症状的处理与功能性消化不良相同。无症状、Hp 阴性的非萎缩性胃炎无须特殊治疗。

（一）一般治疗

慢性萎缩性胃炎患者，不论其病因如何，均应戒烟、忌酒，避免使用损害胃黏膜的药物如 NSAID 等，以及避免对胃黏膜有刺激性的食物和饮品，如过于酸、甜、咸、辛辣和过热、过冷食物，浓茶、咖啡等，饮食宜规律，少吃油炸、烟熏、腌制食物，不食腐烂变质的食物，多吃新鲜蔬菜和水果，所食食品要新鲜并富于营养，保证有足够的蛋白质、维生素（如维生素 C 和叶酸等）及铁质摄入，精神上乐观，生活要规律。

（二）针对病因或发病机制的治疗

1. 根除 Hp　具体方法和药物参见有关专门章节，慢性非萎缩性胃炎的主要症状为消化不良，其症状应归属于功能性消化不良范畴。目前国内、外均推荐对 Hp 阳性的功能性消化不良行根除治疗。因此，有消化不良症状的 Hp 阳性慢性非萎缩性胃炎患者均应根除 Hp。另外，如果伴有胃黏膜糜烂，也该根除 Hp。大量研究结果表明，根除 Hp 可使胃黏膜组织学得到改善；对预防消化性溃疡和胃癌等有重要意义；对改善或消除消化不良症状具有费用－疗效比优势。

2. 保护胃黏膜　关于胃黏膜屏障功能的研究由来已久。1964 年美国密歇根大学 Horace Willard Dav-

enport 博士首次提出“胃黏膜具有阻止 H^+ 自胃腔向黏膜内扩散的屏障作用”。1975 年，美国密歇根州 Upjohn 公司的 A. Robert 博士发现前列腺素可明显防止或减轻 NSAID 和应激等对胃黏膜的损伤，其效果呈剂量依赖性。从而提出细胞保护（Cytoprotection）的概念。1996 年加拿大的 Wallace 教授较全面阐述胃黏膜屏障，根据解剖和功能将胃黏膜的防御修复分为五个层次：黏液 - HCO_3^- 屏障、单层柱状上皮屏障、胃黏膜血流量、免疫细胞 - 炎症反应和修复重建因子作用等。至关重要的上皮屏障主要包括胃上皮细胞顶膜能抵御高浓度酸、胃上皮细胞之间紧密连接、胃上皮抗原递呈，免疫探及并限制潜在有害物质，并且它们大约每 72h 完全更新一次。这说明它起着关键作用。

近年来，有关前列腺素和胃黏膜血流量等成为胃黏膜保护领域的研究热点。这与 NSAID 药物的广泛应用带来的不良反应日益引起学者的重视有关。美国加州大学戴维斯分校的 Tarnawski 教授的研究显示，前列腺素保护胃黏膜抵抗致溃疡及致坏死因素损害的机制不仅是抑制胃酸分泌。当然表皮生长因子（EGF）、成纤维生长因子（bFGF）和血管内皮生长因子（VEGF）及热休克蛋白等都是重要的黏膜保护因子，在抵御黏膜损害中起重要作用。

然而，当机体遇到有害因素强烈攻击时，仅依靠自身的防御修复能力是不够的，强化黏膜防卫能力，促进黏膜的修复是治疗胃黏膜损伤的重要环节之一。具有保护和增强胃黏膜防御功能或者防止胃黏膜屏障受到损害的一类药物统称为胃黏膜保护药。包括铝碳酸镁、硫糖铝、胶体铋剂、地诺前列酮（喜克溃）、替普瑞酮（又名施维舒）、吉法酯（又名惠加强 - G）、谷氨酰胺类（麦滋林 - S）、瑞巴派特（膜固思达）等药物。另外，合欢香叶酯能增加胃黏膜更新，提高细胞再生能力，增强胃黏膜对胃酸的抵抗能力，达到保护胃黏膜作用。

3. 抑制胆汁反流　促动力药如多潘立酮可防止或减少胆汁反流；胃黏膜保护药，特别是有结合胆酸作用的铝碳酸镁制剂，可增强胃黏膜屏障、结合胆酸，从而减轻或消除胆汁反流所致的胃黏膜损害。考来烯胺可络合反流至胃内的胆盐，防止胆汁酸破坏胃黏膜屏障，方法为每次 3 ~ 4g，1 日 3 ~ 4 次。

（三）对症处理

消化不良症状的治疗由于临床症状与慢性非萎缩性胃炎之间并不存在明确关系，因此症状治疗事实上属于功能性消化不良的经验性治疗。慢性胃炎伴胆汁反流者可应用促动力药（如多潘立酮）和（或）有结合胆酸作用的胃黏膜保护药（如铝碳酸镁制剂）。

（1）有胃黏膜糜烂和（或）以反酸、上腹痛等症状为主者，可根据病情或症状严重程度选用抗酸药、H_2 受体拮抗药或质子泵抑制药（PPI）。

（2）促动力药如多潘立酮、马来酸曲美布汀、莫沙必利、盐酸伊托必利主要用于上腹饱胀、恶心或呕吐等为主要症状者。

（3）胃黏膜保护药如硫糖铝、瑞巴派特、替普瑞酮、吉法酯、依卡倍特适用于有胆汁反流、胃黏膜损害和（或）症状明显者。

（4）抗抑郁药或抗焦虑治疗：可用于有明显精神因素的慢性胃炎伴消化不良症状患者，同时应予耐心解释或心理治疗。

（5）助消化治疗：对于伴有腹胀、食欲缺乏等消化不良症而无明显上述胃灼热、反酸、上腹饥饿痛症状者，可选用含有胃酶、胰酶和肠酶等复合酶制剂治疗。

（6）其他对症治疗：包括解痉止痛、止吐、改善贫血等。

（7）对于贫血，若为缺铁，应补充铁剂。大细胞贫血者根据维生素 B_{12} 或叶酸缺乏分别给予补充。

（四）中药治疗

可拓宽慢性胃炎的治疗途径。常用的中成药有温胃舒胶囊、阴虚胃痛冲剂、养胃舒胶囊、虚寒胃痛冲剂、三九胃泰、猴菇菌片、胃乃安胶囊、胃康灵胶囊、养胃冲剂、复方胃乐舒口服液。上述药物除具对症治疗作用外，对胃黏膜上皮修复及炎症也可能具有一定作用。

（五）治疗慢性萎缩性胃炎而预防其癌变

诚然，迄今为止尚缺乏公认的、十分有效的逆转萎缩、肠化和异型增生的药物，但是一些饮食方法或药物已经显示具有诱人的前景。

（1）根除Hp是否可逆转胃黏膜萎缩和肠化根除Hp治疗后萎缩可逆性的临床报告结果很不一致，1992—2002年文献34篇，萎缩可逆和无好转的基本各占一半，主要由于萎缩诊断标准、随访时间和间隔长短、活检取材部位和数量不统一所造成。但是，根除Hp后炎症的消除、萎缩甚至肠化的好转却是不争的事实。

（2）COX－2抑制药的化学预防：环氧化酶（cycloo xygenase，COX）是前列腺素（PGs）合成过程中的限速酶，它将花生四烯酸代谢成各种前列腺素产物，后者参与维持机体的各种生理和病理功能。COX是膜结合蛋白，存在于核膜和微粒体膜。胃上皮壁细胞、肠黏膜细胞、单核/巨噬细胞、平滑肌细胞、血管内皮细胞、滑膜细胞和成纤维细胞可表达COX－2。COX－2与炎症及肿瘤的发生、发展有密切关系，并且可作为预防、治疗炎症和肿瘤的靶分子，因而具有重要的临床意义。

（3）生物活性食物成分：除了满足人体必需的营养成分外，同时具有预防疾病、增强体质或延缓衰老等生理功能的食物与膳食成分称之为生物活性食物成分。近年来的研究显示饮食中的一些天然食物成分有一定的预防胃癌作用。

1）叶酸：一种B族维生素。主要存在于蔬菜和水果，人体自身不能合成叶酸，必须从膳食获取，若蔬菜和水果摄入不足，极易造成叶酸缺乏，而叶酸缺乏将导致DNA甲基化紊乱和DNA修复机制减弱，并与人类肿瘤的发生有关。具有较高叶酸水平者发生贲门癌和非贲门胃癌的概率是低叶酸含量人群的27%和33%。Mayne等在美国进行的一项关于饮食营养素摄入与食管癌及胃癌发病风险的研究中发现，叶酸摄入量最低的人群患食管腺癌、食管鳞癌、贲门癌及胃癌的相对危险度比叶酸摄入量最高的人群分别高出2.08倍、1.72倍、1.37倍和1.49倍。萎缩性胃炎和胃癌发生中不仅有叶酸水平的降低，更有总基因组DNA和癌基因低甲基化的发生。我们实施的动物实验表明叶酸可预防犬胃癌的发生率。也曾进行了叶酸预防慢性萎缩性胃炎癌变的随机对照的临床研究，显示叶酸具有预防胃癌等消化道肿瘤的作用。也有研究者提出在肿瘤发展的不同阶段，叶酸可能具有双重调节作用：在正常上皮组织，叶酸缺乏可使其向肿瘤发展；适当补充叶酸则抑制其转变为肿瘤；而对进展期的肿瘤，补充叶酸则有可能促进其发展。因此补充叶酸需严格控制其干预剂量及时间，以便提供安全有效的肿瘤预防而不是盲目补充叶酸。

2）维生素C：传统的亚硝胺致癌假说和其他的研究结果提示，维生素C具有预防胃癌的作用，机制之一可能与纠正由Hp引起的高胺环境有关。维生素C是一种较好的抗氧化剂，能清除体内的自由基，提高机体的免疫力，对抗多种致癌物质，此外维生素C也具有抗炎和恢复细胞间交通的作用。有人曾给胃癌高发区居民补充足够的维生素C，一定时间后发现这些居民体内及尿中致癌物亚硝胺类含量明显降低。胃病患者进行血清学检测和胃液分析，发现萎缩性胃炎和胃癌患者的胃液内维生素C水平都普遍低于其他胃病患者，并伴有pH和亚硝酸盐水平异常升高。当然，该方面也有一些矛盾之处：对51例多病灶萎缩性胃炎患者进行抗Hp及大剂量维生素C（1g/d）治疗3个月后，发现鸟氨酸脱羧酶（ODC）和COX－2的表达明显减弱，并抑制了致炎细胞因子（IL－1beta，IL－8，TNF－alpha）的释放，同时增加了表皮生长因子和转化生长因子的产物，明显改善了胃黏膜内外分泌活性。该研究显示维生素C不具备抗Hp的作用。但胃液维生素C预防胃癌的疗效在Hp感染时显著降低。如果Hp感染患者的维生素C浓度降低，则对胃癌细胞的抑制作用消失。值得注意的是，维生素C对胃癌的保护作用主要发生在肿瘤形成的起始阶段，这种保护作用在吸烟或酗酒者中无效。

3）维生素E：预防胃癌的作用目前仍有争议，且多认为无效。

4）维生素A类衍生物：对胃癌可能有一定预防作用。不同的维生素A衍生物对胃癌的影响不同，其最佳剂量与肿瘤抑制的相关性还需进一步实验证明。

5）茶多酚：富含茶多酚（如表没食子儿茶素没食子酸脂，又简称EGCG）的绿茶有降低萎缩性胃炎发展为胃癌的危险性。饮茶可以减缓胃黏膜炎症的发生，从而降低慢性胃炎的发病。目前认为茶叶对胃癌的保护作用主要发生在那些大量饮茶者中。在一项国内的报道中，每年饮茶3kg以上者的胃癌发病率呈显著下降趋势。绿茶和红茶中的儿茶素可以诱导胃癌细胞凋亡，而对正常细胞影响较小。其中高分

子量成分可以引起 G_2/M 期阻滞，并伴随 P^{21Waf1} 的上调。

6）大蒜素：可减少 Hp 引起的萎缩性胃炎的胃癌发病率，可能与其影响代谢酶的活性及抑制肿瘤细胞增殖和诱导凋亡有关。研究显示大蒜素具有极强和广泛的杀菌能力，从而阻止 Hp 引起的胃炎，最终降低胃癌的发生。流行病学研究显示种大蒜以及素有吃大蒜习惯的地区和人群，胃癌的发病率较低，并且长期吃生大蒜者胃内亚硝酸盐的含量远低于其他人群。最近研究还发现大蒜的主要成分大蒜素可以抑制胃癌细胞 BGC823 的增殖，诱导其发生分化和凋亡。大蒜素可以在胃癌细胞中激发一系列与细胞凋亡通路相关蛋白质的表达响应，进一步抑制胃癌细胞。

7）微量元素硒：对胃癌的预防有一定的作用，但过量应用（如 3 200μg/d，1 年）却有一定的肝、肾毒性。其合适的剂量与疗程，尚待研究。

一般认为，无机硒（亚硒酸钠）毒性大，其吸收前必须先与肠道中的有机配体结合才能被机体吸收利用，而肠道中存在着多种元素与硒竞争有限配体，从而大大影响无机硒的吸收。有机硒是以主动运输机制通过肠壁被机体吸收利用，其吸收率高于无机硒；被人体吸收后可迅速地被人体利用，且安全较高。近年，有学者认为纳米硒的生物活性比有机硒、无机硒高且具有更高的安全性。以上问题值得重视和须深入研究。

（六）手术问题

中年以上的慢性萎缩性胃炎患者，如在治疗或随访过程中出现溃疡、息肉、出血，或即使未见明显病灶，但胃镜活检病理中出现中、重度异型增生者，结合患者临床情况可以考虑做部分胃切除，从这类患者的胃切除标本中可能检出早期胃癌。但要严格掌握指征，尤其是年轻患者。胃窦部重度萎缩性胃炎和肠化并不是手术的绝对指征，因为手术后残胃也很容易发生慢性萎缩性胃炎、肠化和癌变。

（毕玉峰）

第六章

肠道疾病

第一节　小肠吸收不良综合征

小肠吸收不良综合征（malabsorption syndrome）是指一种由各种原因所致的小肠营养物质消化和/或吸收功能障碍所引起的临床综合征。包括对脂肪、蛋白质、碳水化合物、维生素、矿物质及其他微量元素的吸收不足，以脂肪吸收障碍表现明显，各种营养物质缺乏可单一或合并存在。临床表现为腹泻、腹胀、体重减轻、贫血、皮肤色素沉着、关节痛等。

一、Whipple 病

Whipple 病又称肠源性脂肪代谢障碍综合征（intestinal lipodystrophy），是一种由 T. Whipple 杆菌引起的少见的吸收不良综合征。该病特点为在小肠黏膜和肠系膜淋巴结内有含糖蛋白的巨噬细胞浸润，临床表现为腹痛、腹泻、咳嗽、贫血、体重减轻等消化吸收不良综合征。病变可累及全身各脏器。若无有效治疗，患者可死于继发的严重的营养不良。

（一）流行病学

Whipple 于 1907 年首次报道本病，本病极其少见，至今全世界报告仅有 2 000 余例，我国自 1990 年首例报道以来，到目前为止仅报道了 2 例。多见于 30～60 岁男子，多为农民或与农产品贸易有关的商人。尚无人与人之间传播的证据。

（二）病因和发病机制

发病机制尚不清楚。现已明确本病与感染有关，病原体为 Whipple 杆菌，约 2.0μm 宽，1.5～2.5μm 长，具有革兰阳性细菌的特征。病原体经口侵入，通过淋巴系统进入小肠固有层内繁殖，进而侵犯小肠绒毛及毛细血管，并可侵犯全身各个脏器。经长期抗生素治疗后，患者可得以恢复，细菌亦逐渐消失。

Whipple 杆菌侵入人体组织后可导致大量的巨噬细胞集聚，产生临床症状。Whipple 病患者存在持续或暂时性的免疫缺陷，提示可能与免疫反应有关。

（三）临床表现

本病症状无特异性，诊断较困难。多数患者表现为胃肠道症状，以普遍性吸收不良为突出表现，典型症状为腹泻，每日 5～10 次，水样便、量多、色浅，逐渐出现脂肪泻，伴腹痛、腹胀、食欲下降，可引起体重减轻。少数患者出现消化道出血。肠道外症状最常见的是长期的多发的反复发作的关节炎和发热，可先于典型胃肠症状数年发生。还可表现为慢性咳嗽、胸痛、充血性心力衰竭、淋巴结肿大、皮肤色素沉着等，累及中枢神经系统，可出现神经精神症状。

体征主要取决于受累及的器官，腹部可有轻度压痛，可有消瘦、皮肤色素沉着、舌炎、口角炎、杵状指、肢体感觉异常、共济失调、淋巴结肿大等。

（四）实验室检查及特殊检查

1. 实验室检查　主要与严重的小肠吸收不良有关，如贫血、血沉增快、电解质紊乱、凝血酶原时间延长等。木糖吸收试验提示小肠吸收功能减损，脂肪平衡试验提示脂肪吸收不良。

2. 影像学检查　超声、CT、MRI 及小肠气钡对比造影可见肠黏膜皱襞增厚。中枢神经系统受累时，CT 及 MRI 可见占位性稀疏区。肺部受累时，胸片可显示肺纤维化、纵隔及肺门淋巴结肿大及胸水等。关节检查多无明显异常。

3. 活组织检查　小肠活组织检查是 Whipple 病确诊的最可靠依据。小肠黏膜或其他受侵犯部位活组织检查出现 PAS 染色阳性的巨噬细胞浸润，电镜证实有由 Whiple 杆菌组成的镰状颗粒的存在即可确诊。

（五）诊断和鉴别诊断

本病症状缺乏特异性。活检发现含有糖蛋白的泡沫状巨噬细胞，PAS 染色阳性，便可确立诊断。

Whipple 病与肠道淋巴瘤、麦胶等引起的肠道疾病鉴别不难。临床上主要与下列疾病相鉴别：

1. 风湿系统疾病　Whipple 病在胃肠道症状出现之前即可有关节症状存在，但多无关节变形，血清学检查阴性，抗生素治疗可能有效，有助于鉴别。

2. 获得性免疫缺陷综合征（AIDS）　伴发鸟型分枝杆菌感染的 AIDS 临床表现与本病相似，Whipple 杆菌抗酸染色阴性是最基本的鉴别方法。

3. 其他疾病　如不明原因的发热、巨球蛋白血症和播散性组织胞浆菌病等。

（六）治疗

1. 一般治疗　加强营养，增强体质，注意营养物质、维生素及矿物质的补充，纠正营养不良和电解质紊乱，必要时可施行全胃肠外营养。

2. 药物治疗　有效的抗生素治疗可挽救患者生命并迅速改善症状。多种抗革兰阳性细菌的抗生素都有疗效，如氯霉素、四环素、青霉素、氨苄青霉素、柳氮磺氨吡啶等。

目前尚无研究表明什么治疗方案及治疗疗程最好。有一推荐的治疗方案：肌内注射普鲁卡因青霉素 G120 万 U 及链霉素 1.0g，每日 1 次，共 10～14d；继之口服四环素 0.25g，每日 4 次，共 10～12 个月。可显著改善临床症状，降低复发率。

中枢神经系统病变首次治疗宜选用可通过血脑屏障的药物，且疗程应达到 1 年。有研究发现，脑脊液缺乏溶菌素和调理素活性，可应用抗菌活性高的第 3 代头孢菌素及喹诺酮类药物清除脑组织中的残存活菌。利福平也可取得满意疗效。

抗生素长期应用不良反应较多，合理的疗程设计非常重要。一般来说，临床症状完全消失，病原菌被彻底清除，即可停药。

3. 其他治疗　伴严重腹泻时，可适当给予止泻药，但减少肠蠕动的止泻药慎用。肾上腺皮质激素仅用于伴发肾上腺皮质功能减退和重症患者。

（七）预后

经有效抗生素治疗后，本病预后良好。但复发率仍高。

二、麦胶肠病

麦胶肠病（Gluteninduced enteropathy），是由于肠道对麸质不能耐受所致的慢性吸收不良性疾病。又称乳糜泻、非热带脂肪泻。通常以多种营养物质的吸收减损、小肠绒毛萎缩及在食物中除去麸质即有临床和组织学上的改善为特征。

（一）流行病学

麦胶肠病在国外人群发病率为 0.03%，主要集中在北美、欧洲、澳大利亚等地，各地发病率存在差异。男女比为 1∶（1.3～2），任何年龄皆可发病，儿童与青少年多见。在我国本病少见。

（二）病因和发病机制

本病与进食面食有关，目前已有大量研究表明麦胶（俗称面筋）可能是本病的致病因素。麦胶可被乙醇分解为麦胶蛋白，后者在致病过程中起主要作用。麦胶蛋白的发病机制尚不清楚，目前存在以下几种学说：

（1）遗传学说：本病有遗传倾向，在亲属中发病率远远高于一般人群，孪生兄弟的发病率为16%，一卵双生达75%，提示可能与遗传有关。

（2）酶缺乏学说：正常小肠黏膜细胞中有一种多肽水解酶，可将麦胶蛋白分解成更小分子而失去毒性。而在活动性麦胶肠病患者的小肠黏膜细胞，因此酶数量减少或活性不足，不能完全分解麦胶蛋白而致病，但经治疗病情稳定后此酶即恢复正常，故两者之间的因果关系尚有待进一步研究。

（3）免疫学说：本病的免疫病理研究发现，患者小肠黏膜层上皮淋巴细胞增多，主要是CD_8淋巴细胞，这些细胞可分泌细胞毒素损伤黏膜，使绒毛丧失和隐窝细胞增生。此外，在患者的肠腔分泌物、血浆及粪便中可查出抗麦胶蛋白的IgA、IgG抗体增多，近来又有人检出抗网状纤维、抗肌内膜的IgA抗体。研究发现，患者在禁食麦胶食物一段时间后，再进食麦胶时，血中溶血补体及C_3明显下降，并可测出免疫复合物。

（三）临床表现

本病的临床表现差异很大，常见的症状和体征如下。

1. 症状

（1）腹泻、腹痛：大多数患者表现为腹泻，典型者为脂肪泻，粪便呈油脂状或泡沫样、色淡，常有恶臭。每日从数次到10余次不等。腹泻可引起生长迟缓、身材矮小、疱疹样皮炎或复发性溃疡性口炎。很多成人患者是以贫血、骨质疏松、水肿、感觉异常等症状出现，并没有典型的消化道表现，常被漏诊。

（2）乏力、消瘦：几乎所有的患者都存在不同程度的体重减轻、乏力、倦怠，严重者可发生恶病质。主要与脂肪、蛋白质等营养物质吸收障碍及电解质紊乱有关。

（3）电解质紊乱与维生素缺乏：其症候群主要表现为舌炎、口角炎、脚气病、角膜干燥、夜盲症、出血倾向、感觉异常、骨质疏松、骨痛、贫血等。

（4）水肿、发热及夜尿：水肿主要由严重低蛋白血症发展而来。发热多因继发感染所致。活动期可有夜尿量增多。还可有抑郁、周围神经炎、不育症、自发流产等征象。

2. 体征　腹部可有轻度压痛。还可出现面色苍白、体重下降、杵状指、水肿、皮肤色素沉着、口角炎、湿疹、贫血及毛发稀少、颜色改变等。

3. 实验室检查及特殊检查

（1）实验室检查：可有贫血、低蛋白血症、低钙血症及维生素缺乏。粪便中可见大量脂肪滴。血清中补体C_3、C_4降低，IgA可正常、升高或减少。抗麦胶蛋白抗体、抗肌内膜抗体可阳性，麦胶白细胞移动抑制试验阳性。

（2）D木糖吸收试验：本试验可测定小肠的吸收功能，阳性者反映小肠吸收不良。

（3）胃肠钡餐检查：肠腔弥漫性扩张；皱襞肿胀或消失，呈“腊管征”；肠曲分节呈雪花样分布现象；钡剂通过小肠时间延缓等可提示诊断。此检查尚有助于除外其他胃肠道器质性病变引起的继发性吸收不良。

（4）小肠黏膜活组织检查：典型改变为小肠绒毛变短、增粗、倒伏或消失，腺窝增生，上皮内可见淋巴细胞增多及固有层内浆细胞、淋巴细胞浸润。

（四）诊断

根据长期腹泻、体重下降、贫血等营养不良表现，结合实验室检查、胃肠钡餐检查、小肠黏膜活检可做出初步诊断，而后再经治疗性试验说明与麦胶有关，排除其他吸收不良性疾病，方可做出明确诊断。

（五）鉴别诊断

（1）弥漫性小肠淋巴瘤：本病可有腹泻、腹痛、体重减轻等表现，是由于淋巴回流受阻引起的吸收障碍。如同时伴淋巴组织病，应怀疑本病可能，进一步行胃肠钡餐检查及小肠活检，必要时剖腹探查可明确诊断。

（2）Whipple 病：由 Whipple 杆菌引起的吸收不良综合征，抗生素治疗有效，小肠活组织检查有助于鉴别。

（3）小肠细菌过度生长：多发生于老年人，慢性胰腺炎及有腹部手术史的患者，抗生素治疗可改善症状，小肠 X 线摄片及小肠活检可资鉴别。

（六）治疗

1. 一般治疗　去除病因是关键，避免各种含麦胶的饮食，如大麦、小麦、黑麦、燕麦等。多在 3 ~ 6 周症状可改善，维持半年到 1 年。

2、药物治疗　对于危重患者或对饮食疗法反应欠佳及不能耐受无麦胶饮食者可应用肾上腺皮质激素治疗，改善小肠吸收功能，缓解临床症状。

3. 其他治疗　给予高营养、高热量、富含维生素及易消化饮食。纠正水电解质紊乱，必要时可输注人体白蛋白或输血。

（七）预后

本病经严格饮食治疗后，症状改善明显，预后良好。

三、热带脂肪泻

热带脂肪泻（Tropical sprue），又称热带口炎性腹泻，好发于热带地区，以小肠黏膜的结构和功能改变为特征，是小肠的炎症性病变。临床上表现为腹泻及维生素 B_{12} 等多种营养物质缺乏。

（一）流行病学

本病主要好发于热带居民及热带旅游者，南美、印度及东南亚各国尤多。任何年龄均可患病，无明显性别差异，成人多见。

（二）病因和发病机制

病因尚未完全明确，本病具有地区性、流行性、季节性，抗生素治疗有效的特点。现多认为与细菌、病毒或寄生虫感染有关，但粪便、小肠内容物及肠黏膜中均未发现病原体。尚有人认为是大肠杆菌易位所致。

（三）临床表现

本病常见症状为腹泻、舌痛、体重减轻三联征。可出现吸收不良综合征的所有表现，经过 3 个临床演变期：初期为腹泻吸收不良期，出现腹泻、乏力、腹痛及体重下降，脂肪泻常见；中期为营养缺乏期，表现为舌炎、口角炎、唇裂等；晚期为贫血期，巨幼红细胞贫血多见，其他期临床表现加重。以上三期演变需 2 ~ 4 年。

（四）实验室检查及特殊检查

右旋木糖吸收试验尿排出量减少可见于 90% 以上的病例。24h 粪脂测定异常，维生素 B_{12}、维生素 A 吸收试验亦不正常，经抗生素治疗后，可恢复正常。白蛋白、葡萄糖、氨基酸、钙、铁、叶酸吸收均减低。

胃肠钡餐透视早期可出现空肠结构异常，渐累及整个小肠，表现为吸收不良的非特异性改变。小肠黏膜活检及组织学可见腺窝伸长，绒毛变宽、缩短，腺窝细胞核肥大，上皮细胞呈方形或扁平状，固有层可见淋巴细胞、浆细胞等慢性炎细胞浸润。

（五）诊断和鉴别诊断

依据热带地区居住史、临床表现，结合实验室检查及小肠活组织检查异常，可做出热带脂肪泻诊断。需与下列疾病鉴别：

（1）麦胶肠病：二者临床表现相似，但麦胶饮食、地区历史及对广谱抗生素的治疗反应不同，麦胶肠病最关键的是饮食治疗，有助于鉴别。

（2）炎症性肠病：溃疡性结肠炎及克罗恩病亦可有营养物质吸收障碍，但其各有特征性X线表现。

（3）肠道寄生虫病：如肠阿米巴病、贾第虫病等，大便虫卵检查及相关寄生虫检查可以鉴别，另外，也可给予米帕林或甲硝唑进行试验性治疗，或叶酸、维生素 B_{12} 及四环素口服，可资鉴别。

（4）维生素 B_{12} 缺乏：此病也可引起空肠黏膜异常，贫血纠正后吸收功能可恢复。

（六）治疗

1. 一般治疗　以对症治疗为主，给予富含营养的饮食，辅以补液，纠正水电解质平衡失调，必要时可行胃肠外营养。腹泻次数过多，可应用止泻药。

2. 药物治疗　维生素 B_{12} 及叶酸治疗需达1年，同时服用广谱抗生素疗效较好，可使病情明显缓解。如四环素250～500mg，4次/d，持续1个月，维持量为250～500mg，3次/日，持续5个月。磺胺药同样有效。

慢性病例对治疗反应很慢，症状改善不明显，治疗应维持半年或更长时间，热带居民在5年内可复发，而旅居热带者经治疗离开后一般将不再发生。

（七）预后

本病经积极治疗后预后较好，贫血及舌炎可很快恢复，食欲增强，体重增加。肠道黏膜病变减轻，肠黏膜酶活性增加。持续居住在热带的患者仍可复发。

（魏丽娟）

第二节　小肠动力障碍性疾病

小肠动力障碍性疾病系指由于小肠动力低下或失调所致的一种综合征。主要表现为类似机械性肠梗阻的症状和体征，如腹痛、腹胀、腹泻和便秘等，但肠腔通畅而无机械性肠梗阻的证据存在，故又称小肠假性梗阻（intestinal pseudo－obstruction，IPO）。IPO按病程可分为急性和慢性两类；按病因可分为原发性和继发性。原发性又分为家族性和非家族性，病因主要是肠道肌肉神经病变。继发性的病因较多，如血管胶原病、内分泌失调、肌肉浸润性病变、神经系统病变、电解质紊乱等，涉及全身各个系统。

一、急性小肠假性梗阻

急性小肠假性梗阻（acute intestinal pseudo－obstruction，AIP）由小肠动力异常引起的急性广泛的小肠扩张、缺血、坏死和穿孔，出现肠梗阻的临床表现和影像学特征，而缺乏机械性肠梗阻的证据，如存在肠内或肠外病变，或有肠腔狭窄或闭塞等。本病病死率较高。

常见的急性小肠假性梗阻相关性疾病见表6－1。

表6－1　常见的急性小肠假性梗阻相关性疾病

感染	全身脓毒血症、带状疱疹、腹腔或盆腔脓肿
创伤	大面积烧伤、挤压伤、盆腔创伤、腰椎骨折、股骨骨折
手术后	心脏搭桥术、房室隔缺损修补术、肾移植、剖宫产术、颅骨切开术
药物	阿片类或麻醉药、抗抑郁药、抗帕金森病药、滥用泻药
心血管系统	心肌梗死、充血性心衰、恶性高血压、心脏骤停复苏后
神经系统	脑膜炎、脑膜瘤、脑血管意外、帕金森病、阿尔茨海默病、急性脊髓炎
消化系统	急性胰腺炎、急性胆囊炎、自发性细菌性腹膜炎、消化道出血
呼吸系统	慢性阻塞性肺疾患、发作性睡眠呼吸暂停综合征、急性呼吸窘迫综合征
泌尿系统	急、慢性肾功能衰竭

（一）流行病学

多见于50岁以上人群，男多于女。目前尚无详细流行病学资料可查。

（二）病因和发病机制

本病为麻痹性肠梗阻，是一种暂时性或可逆性的综合征。严重的腹腔内感染、手术、创伤，消化系统、呼吸系统、循环系统、泌尿系统、神经系统疾病及药理学、代谢紊乱等均可诱发。本病的发病机制目前尚不清楚。

（三）临床表现

1. 症状　小肠假性梗阻患者多在住院期间发病，起病急，常继发于手术、外伤、应用抗抑郁药或其他系统疾病后。全腹痛常见，呈持续性阵发性加剧，部位不固定，伴进行性腹胀，持续3～5d。多数患者可有肛门排便、排气减少或消失。其他症状如恶心、呕吐、腹泻及发热等，多轻于机械性肠梗阻的患者。

2. 体征　多有明显的腹部膨隆，全腹膨隆常见。腹部压痛可见于64%无缺血的患者，而有缺血和穿孔的患者上升至87%，气体及肠内容物进入腹腔，出现腹膜刺激征。肠鸣音多可闻及，变化不定，但金属样高调肠鸣音少见。

（四）实验室检查及特殊检查

（1）实验室检查：可有低钾、低钠、低镁血症、高磷酸盐血症等。血常规一般无明显改变，出现中性粒细胞升高，常提示有穿孔或腹膜炎发生。肌酐、尿素氮亦可有异常。

（2）腹部X线平片：小肠假性梗阻显示小肠内有大量气体，十二指肠尤为明显，远端小肠气体较少。可有或无气液平面。

结肠假性梗阻患者可见回盲部明显扩张及节段性升结肠、横结肠、降结肠扩张，但结肠袋存在，在结肠脾曲、直肠和乙状结肠连接处及肝曲等处，可见肠腔内充盈的气体突然中断，出现特征性的“刀切征”，气液平面少见。测量盲肠的直径具有重要的临床意义。当盲肠直径小于12cm时，一般不会发生穿孔；盲肠直径大于14cm时，穿孔的危险性极大。

出现肠穿孔时，可见横膈下游离气体。若穿孔较小，可迅速闭合，则平片上难以显示。

（3）其他检查：结肠镜检查和泛影葡胺灌肠有助于排除机械性肠梗阻，但在穿孔或腹膜炎已经明确的情况下，这两种检查则不宜进行。当与机械性肠梗阻区分困难时，可考虑剖腹探查。

（五）鉴别诊断

依据典型的病史、症状、体征，结合腹部X线检查，排除机械性肠梗阻可以做出诊断。本病主要需与下列疾病相鉴别：

（1）急性机械性肠梗阻：急性机械性肠梗阻与小肠假性梗阻的症状和体征非常相似，但二者的治疗原则不同，故其鉴别诊断十分重要。机械性肠梗阻存在器质性病变，常能找到梗阻的证据，如肠内或肠外病变压迫致肠腔狭窄或闭塞等；起病急，临床表现为腹部剧烈绞痛，呈阵发性，其他症状还有呕吐、腹胀、恶心及肛门排气、排便停止等；腹部膨隆，可见胃肠型及蠕动波，腹部有压痛、反跳痛及肌紧张，可闻及肠鸣音亢进，呈高调金属音；腹部平片可见较多气液平面；保守治疗无效，宜早期手术。

（2）急性血运性肠梗阻：常是由于肠系膜血管栓塞或血栓形成所致的肠壁血运循环障碍，引发肠麻痹而使肠内容物不能正常运行。本病发病急，呈渐进性发展，初期腹部绞痛明显，腹胀、腹泻少见，腹部平片可见肠管明显扩张。选择性动脉造影可以明确栓塞部位，有助于诊断。

（3）急性麻痹性肠梗阻：常由于急性弥漫性腹膜炎、腹膜后血肿或感染、腹部大手术、脓毒血症或全身性代谢紊乱等引起，为肠道运动障碍性疾病。主要表现为高度的肠胀气，腹部绞痛少见。腹部平片可见肠管扩张，肠壁变薄。该病若能去除病因，可较快恢复，预后较好。

（六）治疗

急性小肠假性梗阻的治疗原则是解除梗阻病因，恢复肠道动力，使肠内容物正常运行；积极补液，纠正水电解质失衡；应用抗生素防治各种感染。应根据病情选择具体的治疗方案。

1. 一般治疗　对于诊断明确而无严重并发症者通常采用内科保守治疗，包括胃肠减压、禁饮食、补充有效循环血量、纠正水电解质平衡紊乱、营养支持及治疗原发病。停用能引起或加重本病的药物，如麻醉剂、泻药、三环类抗抑郁药、抗胆碱类药等。可指导患者不断更换体位，定期采取俯卧位，以利于肠内气体排出。

2. 药物治疗　目前应用的治疗小肠假性梗阻的药物疗效尚缺乏循证医学证实。主要的几种药物包括胆碱酯酶抑制剂、5-羟色胺受体激动剂、胃动素受体激动剂、毒蕈碱受体激动剂、亲神经物质、一氧化氮合成酶抑制剂和生长抑素类似物。急性小肠假性梗阻的患者，因长期低营养状态，致机体抵抗力较低，肠内的细菌繁殖过度，发生细菌移位，引起菌群失调。可应用抗生素防治感染。

3. 其他治疗

（1）结肠镜减压治疗：结肠镜减压是一种安全而有效的治疗方法。但应首先排除炎症性肠病所致的中毒性巨结肠，并由有经验的医师进行。治疗前可先用生理盐水谨慎灌肠，以便于肠腔的观察和吸引减压。治疗后应立即行腹部立位和侧卧位平片检查，了解有无肠穿孔发生。

（2）手术治疗：剖腹探查的指征包括：①内科保守及结肠镜减压治疗无效；②临床体征提示即将或已经发生肠穿孔（出现腹膜炎体征或盲肠直径 >12cm 或腹腔内出现游离气体）。若术中确诊有肠管坏死或穿孔，可行肠切除术。

（3）硬膜外麻醉：如已有肠穿孔征象，则不宜再使用此法。

（七）预后

本病死亡率为25%～30%，若发生肠穿孔，则死亡率更高。

二、慢性小肠假性梗阻

慢性小肠假性梗阻（chronic intestinal pseudoobstruction，CIP）系指一组以慢性肠梗阻为主要表现，但无机械性肠梗阻的证据的临床综合征，它是由于胃肠道缺乏有效的推动力所致，属胃肠道神经肌肉病。

（一）流行病学

CIP可出现在任何年龄，女性多于男性。内脏异常可发生于任何年龄，与病因有关。如同时侵犯泌尿系统，出现泌尿道的症状；发育异常多见于婴儿或儿童；而退行性病变则出现较晚。

（二）病因和发病机制

Weiss于1939年首先报告在一个家族内发现了本病。CIP病变可累及整个胃肠道和其他脏器肌肉，如膀胱，但主要是小肠。CIP的病变基础在于肠道平滑肌发育不全或衰退和/或自主神经功能障碍，使小肠动力低下或紊乱，引起慢性肠管扩张而无内分泌系统异常。CIP可分为原发性和继发性两组。

1. 慢性原发性小肠假性梗阻　通常无明显诱因，起病突然，病因尚不明确，常有内脏肌病和内脏神经病变。原发性CIP具有明显的遗传倾向，分为家族性和非家族性两类。前者约占3%，多为常染色体隐性或显性遗传。后者多为散发。

2. 慢性继发性小肠假性梗阻　继发性CIP多见，其病因达数十种，常继发于其他疾患。

（1）内脏平滑肌病：进行性系统性硬化、系统性红斑狼疮、皮肌炎、进行性肌萎缩、肌营养不良、线粒体肌病、淀粉样变、弥漫性淋巴滤泡样浸润、放射性损伤、Ehlers-Danlos综合征等可引发继发性小肠平滑肌病变。其组织学特征为小肠固有层肌肉的退行性变和纤维化，而空泡样变性少见。

（2）神经系统疾病：帕金森病、脊髓横断、脑干肿瘤、神经元核内包涵体病、多发性硬化症等可致肠道及肠外神经系统中的胆碱能神经功能紊乱，引起CIP。

（3）小肠憩室病：小肠多发、弥漫性憩室常伴有肠道肌肉和神经病变，引起慢性小肠假性梗阻。

（4）其他疾病：内分泌病（甲亢或甲减、糖尿病、嗜铬细胞瘤）、结缔组织病（进行性系统性硬化症早期、淀粉样变性）、药物（抗帕金森病药、酚噻嗪、三环类抗抑郁药、麻醉药、长春新碱等）、恶性肿瘤、手术后等。

（三）临床表现

（1）症状：慢性小肠假性梗阻主要表现为腹痛、腹泻、呕吐、便秘和腹泻等肠梗阻症状，有的表现为腹泻与便秘交替发生，多为反复发作性或持续发作性。腹部疼痛可能与肠腔胀气及平滑肌痉挛或内脏高敏性有关，程度轻重不等。腹胀程度差异很大，主要取决于病变的性质、部位和程度，重度腹胀者常难以忍受，腹部明显膨隆。

CIP 主要在小肠者多发生细菌过度生长及停滞襻综合征，引起脂肪痢和腹泻。侵犯结肠时，则结肠明显扩张，发生顽固性便秘。十二指肠、胃及食管亦可累及，产生胃轻瘫、吞咽困难、胸痛等症状。

由于病程较长，且常反复发作，长期腹胀、便秘等可致水电解质及酸碱平衡紊乱、营养吸收障碍，出现食欲下降、体重减轻、营养不良等。

（2）体征：体检常见有恶病质和腹胀。腹部膨隆，小肠受侵为主者，通常在中腹有振水音，胃受累者则多在左上腹部。叩诊呈高度鼓音。听诊肠鸣音低下或消失，偶有肠鸣音亢进，但无气过水声及金属样高调肠鸣音。

（四）实验室检查及特殊检查

（1）实验室检查：实验室检查异常多反映吸收不良和营养不良的严重程度。腹泻患者可发生脂肪泻，继发小肠细菌过度增殖。有的患者存在维生素 B_{12}吸收不良，可做小肠活检，明确有无黏膜损害。

（2）影像学检查：本病影像学表现类似麻痹性或机械性肠梗阻。当疑及肠梗阻时，可行全消化道钡餐透视，检查胃肠道有无机械性肠梗阻的证据，如能确认多个部位异常，更有利于本病的诊断。对于便秘的患者，应在清肠后，根据情况选择适当的检查方法，以免导致粪便嵌塞。CIP 的影像学表现与病变受累的部位相关，且可能对病变的性质有提示作用。内脏肌病主要特征是结肠增宽增长，缺少结肠袋；内脏神经病的特点是平滑肌收缩不协调，转运迟缓。

（3）肠道动力学检查：小肠动力学检查显示小肠动力低下或紊乱。

（4）其他检查：内镜检查、病理学检查有助于诊断。

（五）诊断和鉴别诊断

CIP 诊断较困难。对于有肠梗阻的临床表现、辅助检查，并排除机械性肠梗阻者方能诊断。

CIP 主要与机械性肠梗阻相鉴别：

（1）机械性肠梗阻：因 CIP 与机械性肠梗阻两者临床表现及腹部 X 线检查相似，但二者的治疗方法完全不同，故必须排除机械性肠梗阻。机械性肠梗阻多能找到梗阻的病因，如肿瘤、寄生虫、外压等。

（2）麻痹性肠梗阻：根据临床症状、体征、辅助检查及病情变化可以鉴别。

（3）血运性肠梗阻：多是由肠系膜上动脉血栓形成或来自心脏的栓子所致。起病急，发展快，初期腹部绞痛明显，腹部平片及选择性动脉造影有助于诊断。

（六）治疗

CIP 的诊断确定后，应区分原发性和继发性，对于继发性 CIP 应明确病因，治疗原发病。一般以对症支持治疗为主，辅以促胃肠动力药，恢复肠动力。

1. 一般治疗　急性发作期，应禁饮食、静脉输液支持，纠正水电解质失衡；非急性期，可进低糖、低脂、低纤维饮食，此外还需补充维生素、微量元素。对于重症患者，可行胃肠造瘘饲管或全胃肠外营养。

2. 药物治疗

（1）促胃肠动力药：在排除机械性肠梗阻的情况下，可应用促胃肠动力药，改善肠道动力。

西沙必利：其作用机制在于选择性地作用于胃肠道 5 - HT 受体，使肌间神经末梢释放乙酰胆碱，加强肠壁收缩力，提高传输速度。近年发现西沙必利存在心脏不良反应，其广泛应用受到限制。

莫沙必利：是新一代 5 - HT 受体激动剂，克服了西沙必利在心血管系统的不良反应，且不受进食的影响，目前临床上应用较多。

替加色罗：是5－HT受体部分激动剂，与西沙必利类似，具有促进胃排空和增加消化道动力作用，但没有心脏毒性。对于肠易激综合征亦有效。

红霉素：最新的研究表明，低于抗感染剂量的红霉素具有胃动素样作用，直接作用于胃肠道平滑肌，从而产生收缩效应，促进胃肠蠕动。

（2）抗生素：CIP多伴有肠道内细菌过度生长，可适当给予抗生素抑制细菌生长，减轻腹胀、腹泻，如环丙沙星，甲硝唑等。但对有严重梗阻症状或便秘的患者抗生素应禁用。调节肠道菌群的制剂亦可应用，如思连康、整肠生等。

（3）生长抑素：大剂量生长抑素类似物可减轻腹泻，而小剂量则能引发MMC，促进肠蠕动，同时抑制细菌生长。因其抑制胆囊排空，故不宜长期应用。

3. 其他治疗　食管受累患者如症状似贲门失弛缓症，可行球囊扩张治疗；腹胀明显者，可予结肠镜减压治疗，减压后应行腹部立位平位片，防止发生肠穿孔。其他方法还有硬膜外麻醉等。必要时采用手术治疗。

（七）预后

原发性CIP因目前缺乏有效的治疗方法，预后差，死亡率较高。继发性CIP明确病因后，通过病因治疗及支持对症治疗后，症状可明显减轻或消失，预后较好。儿童CIP死亡率高，预后极差。

（魏丽娟）

第三节　小肠菌群紊乱

一、小肠菌群过度生长综合征

小肠菌群过度生长综合征（enteric bacterial over－growth syndrome，EBOS）系指由于近端小肠内细菌数目增加而引起消化吸收障碍的一种疾病。因本病多发生于空肠憩室、狭窄及外科所致的盲袢，过去亦称盲袢综合征、小肠淤滞综合征或淤积袢综合征。临床主要表现为慢性腹泻和小肠吸收不良。

（一）流行病学

目前本病尚缺乏完整的流行病学资料。

（二）病因和发病机制

正常人的小肠近端常是无菌的，这是因为胃及小肠内存在调控正常菌群分布的机制，如胃酸、胆汁和胰液的杀菌作用、胃肠黏膜的正常保护机制、肠内细菌之间的生存竞争机制及回盲瓣的解剖学作用等均可抑制细菌过度生长。如果上述因素发生改变，则可导致小肠内细菌过度生长。小肠憩室、小肠远端狭窄及小肠结肠瘘等小肠结构异常亦是小肠菌群过度生长的原因之一。某些引起小肠动力障碍的疾病也可引起小肠细菌过度生长，如假性肠梗阻、糖尿病、系统性硬化症、淀粉样变性等。

（三）临床表现

临床上多以腹泻、吸收不良、低蛋白血症为首发症状。腹泻可为脂肪泻或水样泻，多伴腹胀、腹痛。其他症状还有消瘦、水肿、贫血、毛发脱落、夜盲、黏膜出血及低钙血症等。

（四）实验室检查及特殊检查

（1）实验室检查：血常规可有贫血，多为巨细胞性贫血。血清白蛋白、胆固醇、甘油三酯、微量元素及矿物质等均可降低。口服柳氮磺胺吡啶或多巴胺，经肠内细菌分解为磺胺吡啶或间羟苯乙酸，尿中可查见这两种物质增多。

（2）呼气试验：患者口服某种药物后，该物质可在肠道内由细菌分解，其产物由口中呼出。通过测定分解产物的含量可间接判断肠内细菌的数量。

(3) 小肠液检查：该检查是小肠菌群过度生长综合征的最直接最可靠的一种诊断方法，可明确细胞内感染的情况，通过小肠插管从肠管中吸出小肠液进行细菌学检查，并可测定间接胆汁酸和挥发性脂肪酸，有助于小肠菌群过度生长的判断。

(4) 其他检查：消化道钡餐透视及小肠活组织检查亦有助于诊断。

(五) 诊断和鉴别诊断

对于有胃肠手术史、胃酸缺乏、糖尿病、硬皮病等病史的患者，如出现脂肪泻、吸收不良、贫血、低蛋白血症、体重减轻等症状时即应怀疑本病。进一步行相关辅助检查，可做出初步诊断。本病需与菌群失调、小肠吸收不良综合征、短肠综合征等相鉴别。

(六) 治疗

小肠细菌过度生长综合征的治疗原则：①积极消除病因，纠正可能存在的结构或生理异常；②纠正营养缺乏；③应用抗生素抑制细菌过度生长。

1. 一般治疗　存在小肠结构异常者，如肠瘘、小肠憩室可行手术治疗，恢复小肠正常功能。饮食上以高蛋白、高热量、低脂肪食物为宜，少量多餐，同时注意维生素、微量元素及矿物质的补充。必要时可行全胃肠外营养（TPN）。

2. 药物治疗

(1) 抗菌药物：对小肠内过度生长的细菌，原则上选用敏感性高、不良反应小、抗菌谱广、对需氧菌和厌氧菌都有效的抗生素，如头孢菌素、青霉素、甲硝唑、左氧氟沙星等。疗程为 7～10d。

(2) 促胃肠动力药：促胃肠动力药可有助于肠道细菌的清除，如甲氧氯普胺、莫沙必利等。对于常规的促胃肠动力药物效果不明显时，可应用奥曲肽及其类似物，50μg，睡前注射，每天 1 次。

(3) 微生态制剂：微生态制剂是一类活的细菌制剂，对肠道菌群失调引起的腹泻有较好疗效，如金双歧、培菲康、整肠生、米雅 BM 等。一般不宜与抗生素同时服用。

(七) 预后

本病经有效抗生素治疗后，预后较好。

二、抗生素相关性小肠炎

抗生素相关性小肠炎，亦称假膜性肠炎（pseuc－omembranous colonitis 或 enteronitis）是一种主要发生于结肠、小肠，也可累及的急性肠黏膜纤维素渗出性炎症，黏膜表面有假膜形成。临床上常发生于应用抗生素治疗之后。现已有证据表明，抗生素相关性小肠炎的病原体是艰难梭菌。

(一) 流行病学

本病尚无详细流行病学资料可查。

(二) 病因和发病机制

本病的致病菌是艰难梭菌，该菌为革兰阳性菌，其产生的肠毒素是主要的致病因子，引起局部肠黏膜血管通透性增加，炎性细胞浸润、出血和坏死，黏液分泌增加。

随着近年来抗生素应用越来越广泛，抗生素相关性肠炎的发生也相应增加，其机制可能为：①对肠道黏膜的直接刺激和损害，引起肠黏膜充血、水肿、糜烂、出血和坏死，发生的部位主要在十二指肠；②抗生素，如林可霉素、阿莫西林、第 3 代头孢菌素等的不合理应用，使肠道正常微生物的生长受到抑制，而使另一些微生物，特别是艰难梭菌过度增殖，最终导致肠道菌群失调。艰难梭菌产生肠毒素，引起一系列的病理生理改变而致病；③抗生素尚可引起血管和凝血功能的改变，继而造成肠道黏膜异常。

(三) 临床表现

一般发生于 50 岁以上人群，女性多于男性。发病急，患者多有胃肠手术或其他严重疾患病史，并有长期或近期应用抗生素史。

本病最主要的症状是腹泻，90%～95% 为水样便，程度和次数不等，多者 10～20 次/日，少者可

1~2次/日。轻者可于停用抗生素后自愈，重者粪便中可见斑片状或管状假膜排出。多有下腹部疼痛，可为钝痛、绞痛或胀痛，伴腹胀、恶心等。腹部可有压痛、反跳痛和腹肌紧张，易误诊为急腹症。部分患者可出现毒血症症状，如发热、谵妄、低血压、休克，年老体弱者常常发生脱水、电解质酸碱平衡紊乱等。

（四）实验室检查及特殊检查

（1）实验室检查：血常规显示周围血白细胞升高，多在 20×10^9 以中性粒细胞为主。大便常规可见脓细胞和白细胞，潜血实验呈阳性，但肉眼血便少见。疑诊病例应至少送两份大便标本，进行艰难梭菌的培养，毒素鉴定为致病菌可确诊。

（2）内镜检查：内镜检查能直接明确病变的性质、范围和程度。急性期内镜检查应注意预防肠黏膜出血和穿孔，动作应轻柔、谨慎小心。抗生素相关性肠炎内镜下表现为肠壁充血水肿、糜烂，黏膜表面坏死、斑点状或地图状假膜形成，不易脱落，部分假膜脱落后可形成浅表溃疡。

（3）活组织检查：可见肠黏膜上黏液附着，炎症区有炎性细胞浸润、出血和坏死。伪膜由纤维素样物质、坏死细胞、多核白细胞及细菌菌落组成。血管腔内可见血栓形成。

（4）影像学检查：腹部平片可见无特殊发现，部分可见肠扩张、积气，由于结肠增厚水肿，可出现广泛而显著的指印征。气钡灌肠双重对比造影有助于诊断，但可加重病情，有发生肠穿孔的危险，故一般不主张施行。

（五）诊断和鉴别诊断

根据胃肠手术及抗生素应用的病史，临床上出现腹泻、腹痛、发热等症状，结合实验室和辅助检查，可做出初步诊断。本病需与溃疡性结肠炎、克罗恩病、艾滋病性肠炎及真菌性肠炎等相鉴别。

（六）治疗

抗生素相关性肠炎的治疗包括停用相关抗生素，给予支持对症治疗，促进肠道正常菌群生长，应用抗艰难梭菌药物治疗。

1. 一般治疗　立即停用相关抗菌药物，同时避免应用抑制肠蠕动的药物，减少毒素的吸收。加强支持对症治疗，给予静脉营养支持，纠正水电解质失衡。

2. 药物治疗　对于中、重度病例，应给予抗艰难梭菌抗生素治疗。本病首选万古霉素或甲硝唑。万古霉素或去甲万古霉素，1.0~2.0g/d，口服。甲硝唑每次0.25~0.5g，每日3~4次，口服，疗程均为7~10d，大多数患者治疗反应良好。杆菌肽，亦可用于本病，25 000U，4次/天，口服7~10d。应用微生态制剂可恢复肠道正常菌群，如金双歧、乳酸杆菌片、培菲康等。

3. 其他治疗　对于内科保守治疗无效或出现严重并发症，如肠梗阻、中毒性巨结肠、肠穿孔时，应考虑行手术治疗。

（七）预后

大多数病例经治疗后可获痊愈，轻症病例在停用相关抗生素后，有的可自愈，个别患者经治疗后仍可再度发生腹泻。重症病例，如出现严重并发症如肠梗阻、肠穿孔时，病死率可达16%~22%。

（魏丽娟）

第四节　小肠肿瘤

一、小肠肿瘤

（一）概述

小肠肿瘤（small intestine tumor，SIT）是指发生于小肠的肿物，可发生于小肠各种组织，种类繁多，临床表现缺乏特异性，复杂多样，缺乏有效诊断方法，漏诊或误诊率高，而小肠肿瘤手术切除较容易，早期治愈率较高。因此，早期诊断是提高小肠肿瘤诊治水平的关键。临床医师必须熟悉小肠肿瘤的流行病学及临床表现，对有反复腹痛、腹部包块、不全性肠梗阻及不明原因发热或消化道出血等临床表现的患者应将小肠肿瘤作为主要鉴别诊断之一，对于小肠疾病的各种检查手段宜合理选择、联合应用、互为补充，对于检查阴性而症状反复者须注意定期随访。

（二）流行病学

小肠占胃肠道全长的70% ~80%，其黏膜面积逾消化道总面积的90%，但小肠肿瘤少见。目前缺乏详细的流行病学资料，但依据现有的临床资料，认为小肠肿瘤约占全胃肠道肿瘤的1% ~5%，小肠原发性恶性肿瘤约占全胃肠道恶性肿瘤的1% ~3.6%。好发部位依次为回肠、空肠、十二指肠，以恶性肿瘤居多，约占75%，良性者约占25%。发病年龄多在40岁以上，男性多见，男：女=1.64：1。

（三）病因和发病机制

小肠肿瘤的发病与遗传因素、环境因素、免疫因素、胆盐衍生物及病毒感染等因素有关。

（1）遗传因素：研究表明，某些遗传性综合征的患者患小肠癌的发病率明显高于一般人群，约占1% ~5%，家族性腺瘤性息肉病危险性最高。遗传性非息肉病性结肠癌综合征的患者可发生多源发性癌，常见于结肠、胃、子宫及卵巢。发生于小肠的Peutz - Jeghers综合征常引起肠梗阻。

（2）环境因素：临床研究发现，回肠造瘘术的患者发生造瘘术内腺癌的发生率高，可能由于术后回肠造瘘部的菌群与结肠相似，接触的致癌物多于正常回肠。另外，克罗恩病发生癌变的部位多位于炎症活动的病变区，故考虑与慢性炎症刺激及黏膜的内分泌细胞异常增殖有关。

（3）免疫因素：各种原因引起的免疫功能低下者的小肠肿瘤发病率高于一般人群。艾滋病者以Kaposi肉瘤和淋巴瘤较常见。

（4）胆盐及其衍生物：研究发现胆盐在细菌的作用下可转变成致癌物质，后者在小肠肿瘤的形成过程中起一定的作用。脂肪摄入与小肠肿瘤的发生明显相关。

二、小肠良性肿瘤

小肠良性肿瘤（benign tumor of the small intestine）发病年龄以40 ~60岁多见，男女发病率相近。肿瘤通常根据组织来源分类，其中腺瘤、平滑肌瘤、脂肪瘤、血管瘤相对常见，而纤维瘤、神经纤维瘤、淋巴管瘤较罕见。

（一）临床病理

（1）腺瘤：好发于十二指肠，可以是单个或多个，也可成串累及整个小肠段。由增生的黏膜腺上皮构成，常呈息肉状。根据其组织学结构可分为4种类型，其中管状腺瘤是十二指肠内最常见的良性肿瘤，绒毛状腺瘤和管状绒毛状腺瘤容易发生癌变，Brunner腺瘤罕见、极少恶变。

（2）平滑肌瘤：好发于空肠和回肠，多单发，由梭形平滑肌细胞组成，边界清楚，但无包膜，外观灰色，呈分叶状。肿瘤大小不一，生长方式多种，以腔内生长多见。约15% ~20%的平滑肌瘤可发生恶性变。

（3）脂肪瘤：为起源于黏膜下层、界限明显的脂肪组织肿块，好发于回肠末端，多见于老年男性。

（4）血管瘤：多见于空肠，分为毛细血管瘤、海绵状血管瘤、混合型血管瘤3种类型，无被膜，界限不清。

（5）纤维瘤及神经纤维瘤：均少见。纤维瘤由致密的胶原囊及多少不等的成纤维细胞组成，可累及黏膜下、肌层或浆膜层。神经纤维瘤由增生的神经膜细胞和成纤维细胞构成，多发生在终末回肠、盲肠部和升结肠及其相关的肠系膜，常为多发性而称为神经纤维瘤病。

（6）错构瘤样病变：最常见的是Peutz - Jeghers综合征，有家族史。错构瘤不属于癌前病变，是肠道息肉而不是真性肿瘤。典型的临床表现是界限清晰的黑色素斑，直径1 ~2mm，分布在面部、唇颊黏膜、前臂、手掌、足底、指（趾）和肛周区。息肉数目很多，大小不等，多在空肠和回肠。

（二）临床表现

小肠良性肿瘤多无症状，而在手术、体检或尸检时发现，少数患者以急腹症或腹部肿块就诊。其临床表现与肿瘤类型、瘤体大小、部位、生长方式等有关，一般认为腹痛、消化道出血、腹部肿块、肠梗阻为主要表现，但对确定肿瘤性质无鉴定意义。如腺瘤、平滑肌瘤、脂肪瘤均可使表面黏膜糜烂、溃疡而发生肠道出血，亦都能引起肠套叠、肠腔狭窄、肠扭转导致肠梗阻。血管瘤和错构瘤样病变均主要表现为反复消化道出血。

（三）实验室检查及特殊检查

（1）实验室检查：血常规可有血红蛋白减少，白细胞升高。

（2）X 线钡餐检查：应作为常规和首选，主要的 X 线表现包括充盈缺损、肠袢推移、龛影及肠套叠或梗阻。

（3）内镜检查：胃镜及结肠镜检查可发现十二指肠和回肠末端的肿瘤，对怀疑小肠肿瘤者具有重要的鉴别意义。小肠镜对本病的诊断有重要作用，但因这种方法费时长、技术高，临床尚未普及。胶囊内镜的应用可提高小肠肿瘤的检出率，其缺点是不能取活检。超声内镜对小肠肿瘤的诊断亦有重要价值。

（4）其他：腹部 CT、B 超、放射性核素扫描及选择性肠系膜上动脉造影有助于小肠肿瘤的诊断。对于疑诊者，必要时可行腹腔镜检或剖腹探查。

（四）诊断和鉴别诊断

小肠肿瘤的诊断较为困难，近年来，随着影像、腹腔镜、小肠镜以及胶囊内镜等诊疗技术的提高和应用，其检出率明显提高。对有以下临床表现者需警惕小肠肿瘤可能性：①原因不明的小肠梗阻，或反复发作的不完全性小肠梗阻，并可以除外术后肠粘连及腹壁疝的患者。②原因不明的多次消化道出血，或伴有贫血表现而无胃及结肠病变的患者。③原因不明的下腹部或脐周肿块患者。宜进一步做 X 线或内镜检查等方法加以明确，必要时可考虑剖腹探查。

（五）治疗

手术是首选方法，由于小肠良性肿瘤可引起严重并发症，并有恶变可能，因此一旦诊断明确即应积极切除。近年来，由于内镜和腹腔镜技术发展，一些病例可采用内镜、腹腔镜治疗。

（六）预后

一般经手术切除或内镜下治疗者预后良好，少数可发生癌变。

三、原发性小肠恶性肿瘤

原发性小肠恶性肿瘤（primary malignant tumor of the small instestine）占全消化道恶性肿瘤的 1% ~ 3%，60 ~ 70 岁较多，男性多于女性。小肠恶性肿瘤以腺癌、恶性淋巴瘤多见，平滑肌肉瘤及类癌较少见，其他少见的尚有脂肪肉瘤、纤维肉瘤、血管肉瘤和恶性神经鞘瘤等。

（一）临床病理

（1）腺癌：好发于十二指肠和空肠上段，尤以十二指肠降部最多见。组织学分为腺癌、黏液腺癌及未分化癌，以分化较好的腺癌多见。腺癌呈息肉样肿块或浸润型增生，容易转移至区域淋巴结，晚期穿透浆膜侵犯邻近脏器，并可转移到肝、肺、肾和肾上腺等处。小肠腺癌有时可同时有两个原发病灶，另一个癌灶可位于结肠、乳房、胰腺、肾脏等器官。

（2）平滑肌肉瘤：占各型小肠肉瘤的 90% 以上，可发生于小肠各段，以空肠最多，十二指肠最少。小肠平滑肌肉瘤与平滑肌瘤往往较难区别，肿瘤细胞异型性、凝固性坏死和核分裂象多少对平滑肌肉瘤诊断及其恶性程度判断很重要，一般认为 10 个高倍镜视野下 >5 个核分裂象是诊断平滑肌肉瘤的依据。肉瘤可直接浸润周围组织或通过血道转移，常见的是肝、肺和骨转移，也可通过腹膜种植转移。

（3）类癌：是一组源于嗜铬细胞，能产生小分子多肽或肽类激素的肿瘤，即 APUD 细胞瘤。90%

以上的类癌发生于胃肠道，主要见于阑尾、小肠和直肠。小肠类癌发病年龄平均60岁左右，男性较多。多见于末端回肠，常为黏膜下多发性小肿瘤，发生转移者远多于阑尾和直肠类癌，转移主要和肿瘤大小有关。

（4）恶性淋巴瘤。

（二）临床表现

早期常无典型临床表现，甚至无症状，中晚期出现症状亦表现多样复杂且无规律。主要临床表现有：

（1）腹痛：最常见，轻重不一，隐匿无规律，呈慢性过程，也有急性起病呈急腹症。腹痛可因肠梗阻、肿瘤牵拉、肠管蠕动失调及继发肠管炎症、溃疡、穿孔所致。

（2）消化道出血：以腺癌最常见，平滑肌肉瘤和淋巴瘤次之。可表现为间歇性，反复小量出血，亦可表现为急性消化道大出血。

（3）肠梗阻：多为不完全性梗阻，如肿瘤带动肠扭转，可导致绞窄性肠梗阻。

（4）腹块：恶性肿瘤腹部肿块多于良性肿瘤，肉瘤多于腺癌。

（5）肠穿孔：恶性肿瘤穿孔发生率明显高于良性肿瘤，常由于肠壁发生溃疡、坏死、感染引起，可导致腹膜炎，死亡率高。

（6）其他：常可出现腹泻、发热、腹胀、乏力、贫血、消瘦等症状，位于十二指肠的肿瘤，特别是十二指肠乳头及其附近可出现黄疸。肿瘤广泛浸润可压迫淋巴管引起乳糜泻、小肠吸收不良、低蛋白血症、水肿、恶病质、腹水及远处转移等症状。此外，类癌由于能分泌5－羟色胺、缓激肽、组胺等生物活性因子，可引起血管运动障碍、胃肠症状、心肺病变等，称为类癌综合征。

（三）实验室检查及特殊检查

各种检查手段运用应遵循合理顺序。腹部平片可显示小肠梗阻的典型征象。怀疑患者小肠肿瘤，常先行胃、十二指肠镜和结肠镜检查，能发现十二指肠和回肠末端病变。如无病变，可通过导管插入将稀钡注入小肠行低张气钡双重对比X线检查。如已有梗阻，则禁用稀钡灌肠造影，可先插管吸引减压，梗阻缓解后再用30%泛影葡胺溶液经管缓注造影，也有助于小肠肿瘤诊断。X线主要表现为病变部肠管僵硬、黏膜破坏、充盈缺损、龛影或不规则狭窄，伴有近侧的扩张张及组织阴影等。若上述X线造影检查阴性，并不能排除肿瘤存在可能性，应进一步采用选择性肠系膜上动脉造影，对血管瘤和血管丰富的平滑肌肿瘤、腺癌等具有较高诊断率。放射性核素扫描能显示胃肠道出血部位，与血管造影联合应用可提高诊断率，并可作为血管造影的预先检查方法。近年来，内镜技术发展，可望提高小肠肿瘤早期检出率：双气囊小肠镜能观察全部小肠的病变并能进行组织活检，超声内镜对十二指肠肿瘤的诊断和鉴别诊断具有重要的价值，胶囊内镜亦应用于临床，患者耐受良好。至于B超、CT及MRI，对肿瘤早期诊断价值不大，但对中晚期肿瘤性质鉴别、生长和浸润转移情况、指导肿瘤分期、穿刺活检以及治疗方案有意义。总的来说，虽然小肠肿瘤的检查方法很多，但各有其局限性，应注意联合应用。如经各种检查仍不能确诊，应考虑行腹腔镜检查或剖腹探查术。

（四）诊断和鉴别诊断

小肠恶性肿瘤早期症状多缺乏或不典型，极易漏诊误诊，而且从症状出现到明确诊断往往经历较长时间，一经确诊，多属于晚期。因此对出现下列情况应做进一步检查，及早确诊：①近期食欲减退、消瘦、腹痛、不明原因的反复消化道出血或持续大便隐血阳性，而经食管、胃、结肠等部位各种检查未发现病变者；②无痛性黄疸、慢性腹泻或不完全性肠梗阻，成人反复肠套叠或腹部有肿块者；③不明原因的贫血，伴有粪便隐血反复阳性或有慢性小肠穿孔及腹部包块伴压痛者。

（五）治疗

手术仍为首选的治疗方法，应尽可能行根治手术。多数小肠恶性肿瘤对化、放疗不敏感，化疗需根据病理分类选用药物，以联合用药较好，肝转移者还可行供瘤动脉栓塞化疗。但小肠淋巴瘤术后应辅以化疗和/或放疗，能明显减少术后复发和提高治愈率。化疗也可提高腺癌术后疗效，但类癌一般对化疗不敏感，类癌患者还应注意防治类癌综合征。

（六）预后

在小肠恶性肿瘤中，5 年生存率腺癌最低，约 20% ~28%，预后最差。

四、小肠恶性淋巴瘤

小肠恶性淋巴瘤（malignant lymphoma of the small instestine）起源于肠道黏膜下淋巴组织，在小肠恶性肿瘤中占较大比例，发病年龄多在 40 ~50 岁，男多于女，发病部位以回肠最多，其次为空肠。

（一）临床病理

根据组织病理学，淋巴瘤可分为霍奇金淋巴瘤（Hodgkin lymphoma，HL）和非霍奇金淋巴瘤（non Hodgkin lymphoma，NHL）两大类。2001 年 WHO 的分型方案将淋巴组织肿瘤分为三大类：B 细胞肿瘤、T 和 NK 细胞肿瘤和 HL。NHL 大部分为 B 细胞性，常有侵袭性，发展迅速，早期即易远处扩散。小肠恶性淋巴瘤多为成熟 B 细胞肿瘤，T 细胞淋巴瘤和 HL 很少见。常见的淋巴瘤亚型有：

（1）弥漫性大 B 细胞淋巴瘤：最常见的侵袭性 NHL，呈弥漫生长，常有 Bcl－2 或Bcl－6 基因过表达。

（2）伯基特淋巴瘤（Burkitt lymphoma，BL）：多见于感染 EB 病毒的儿童和青少年，多累及末端回肠，是严重的侵袭性 NHL。BL 由形态一致的小无裂细胞组成，表达表面 IgM 和泛 B 细胞标志，伴 t（8；14），与 MYC 基因表达有关。

（3）结外边缘区 B 细胞淋巴瘤：是发生在结外淋巴组织淋巴滤泡及滤泡外套之间区域的淋巴瘤，亦称为黏膜相关性淋巴样组织（MAIJT）淋巴瘤。细胞表达分泌型免疫球蛋白，B 细胞相关抗原，常出现 3 号染色体三体，cylin D_1（－）。临床预后较好，但也可能向高度恶性转化。

（4）套细胞淋巴瘤：由淋巴小结外套区的 B 淋巴细胞发生，常在肠黏膜下形成多个结节，肉眼观察似息肉，称淋巴瘤息肉病。细胞常同时表达 sIgM、IgD、泛 B 细胞抗原 CD_{19}、CD_{20}、CD_{22}和 T 细胞相关抗原 CD_5，常有 t（11；14），表达 cylin D_1。本病多见于老年男性，发展迅速，化疗完全缓解率低。

（5）滤泡淋巴瘤：发生于生发中心的淋巴瘤，细胞表达泛 B 细胞标志和 Bcl－2 蛋白，伴 t（14；18）。肿瘤属低度恶性 B 细胞淋巴瘤，但不易治愈，病程长，反复复发或转成侵袭性。

（6）T 细胞淋巴瘤：原发性于肠道者少见，包括肠病型 T 细胞淋巴瘤和无肠病表现的 T 细胞淋巴瘤，以前者常见，来源于肠道黏膜 T 淋巴细胞群。细胞表达全 T 细胞抗原（CD_3^+、CD_7^+），也表达 CD_8 和黏膜淋巴抗原 CD_{103}，常存在 TCRβ 基因的克隆性重排。本病多见于有肤质过敏性肠病病史的成年男性，病变常见于空肠，呈单个或多发的黏膜溃疡，为穿孔性，伴或不伴相关性包块。病情进展快，预后差。

（二）临床表现

小肠恶性淋巴瘤病程较短，症状较明显。主要表现为腹痛，呈隐痛、钝痛或胀痛，当有梗阻时，出现阵发性绞痛。其次为恶心、呕吐、食欲减退、体重下降、乏力、腹泻、便秘、间歇性黑便、吸收不良综合征等。常有发热，易并发肠穿孔，也可发生肠套叠。体检时可扪及腹部包块，质地较硬，呈结节状，有时尚可触及肿大淋巴结。

（三）诊断和鉴别诊断

诊断要排除继发性小肠恶性肿瘤，可参考 Dawson 原发性胃肠淋巴瘤诊断标准：①无浅表淋巴结肿大；②无肝脾肿大；③胸片无纵隔淋巴结肿大；④周围血白细胞总数及分类正常；⑤手术证实病变局限于小肠及引流区域淋巴结。

怀疑小肠恶性淋巴瘤，应进一步做影像、内镜等检查。X 线钡剂造影可显示小肠呈现不规则边缘，多发性结节状隆起或溃疡形成。B 超、CT 可显示肠壁局限或不规则增厚，腹腔淋巴结肿大等，超声内镜有助于判断病变深度和分期，对疑难病例应尽早手术，内镜下活检及术后组织病理学检查是最可靠的确诊方法。在组织学诊断基础上，应尽量采用单克隆抗体、细胞遗传学和分子生物学技术，按 WHO 的淋巴组织肿瘤分型标准进行分类分型诊断。

明确淋巴瘤的诊断后，还需根据其分布范围进行临床分期，可参考表6－2。

表6－2 原发性小肠NHL分期

分期	分布
Ⅰ期	累及小肠局部肠段，无淋巴结转移
Ⅱ期	累及小肠局部肠段，伴局部淋巴结转移
Ⅲ期	累及小肠和膈上、下淋巴结，脾脏
Ⅳ期	广泛累及器官和组织，无论其有无淋巴结受累

（四）治疗

应采取手术，放、化疗等相结合的综合治疗。手术可以切除病灶，解除肿瘤所致的肠梗阻，还可预防出血和穿孔。对肿瘤局限于某一肠段，无或仅有区域淋巴结转移或肠道梗阻有明显外科体征者，首选手术治疗。但除局限于黏膜层的孤立病灶外，其余术后需辅加放疗或化疗，对有残存病变者可先给予放疗。

如病变广泛则根据肿瘤范围和恶性程度，进行以化疗为主的放、化疗结合的综合治疗。滤泡淋巴瘤、边缘区淋巴瘤等低度恶性NHL，放、化疗有效，但不易缓解。单药可给予苯丁酸氮芥或环磷酰胺，联合化疗可用COP方案（环磷酰胺、长春新碱、泼尼松）。临床资料表明无论单药或联合化疗，强烈化疗效果差，不能改善生存。新药氟达拉宾、2－氯去氧腺苷等有报道能提高缓解率。高度恶性NHL，如大B细胞淋巴瘤、套细胞淋巴瘤、周围性T细胞淋巴瘤等，不论分期均应以化疗为主，常用的化疗方案为CHOP（环磷酰胺、阿霉素、长春新碱、泼尼松），BACOP（博莱霉素、阿霉素、环磷酰胺、长春新碱、泼尼松）等，伯基特淋巴瘤等增生极快，应采用强烈的化疗方案予以治疗。小肠HL非常少见，其化疗方案同其他部位的HL，一般首选ABVD方案（阿霉素、博莱霉素、长春碱、达卡巴嗪）。

近年来，生物辅助治疗淋巴瘤取得可喜进展：①单克隆抗体。凡CD_{20}阳性的B细胞淋巴瘤，均可用CD_{20}单抗治疗，与化疗合用疗效更好。②干扰素α用作低度恶性淋巴瘤化疗后的维持治疗，可延长患者的无病生存期。③Bcl－2的反义寡核苷酸可减少Bcl－2基因的表达，促使表达Bcl－2的淋巴瘤细胞凋亡，靶向治疗淋巴瘤。

中、高度恶性NHL患者，如常规治疗只取得部分缓解或复发，应及时做自体骨髓移植治疗。对某些高危型如伯基特淋巴瘤，如不为化疗和放疗所缓解，宜考虑行异基因骨髓移植。

（五）预后

恶性淋巴瘤预后较差，仅次于腺癌，5年生存率约35%，与年龄、性别、组织病理类型及原发肿瘤大小等因素有关。

（魏丽娟）

第五节 肠结核

肠结核（intestinal tuberculosis）是结核杆菌引起的肠道慢性特异性炎症。

一、流行病学

可见于任何年龄，而以20～40岁最多，女性多于男性。我国属于结核病流行区，因艾滋病病毒的流行及人口流动，近年来肺结核发病有上升趋势，故临床上应对本病加以重视。

二、病因和发病机制

肠结核主要由人型结核杆菌引起，少数系牛型结核杆菌所致。感染结核杆菌仅是致病条件，只有当入侵的结核杆菌数量较多、毒力较强，而人体免疫功能低下、肠道局部抵抗力削弱时，才会发病。肠结核主要经胃肠道传播，绝大多数患者继发于肠外结核灶，尤其是排菌性肺结核，患者常因吞咽含结核菌的痰液而致病。经常和开放性肺结核患者共餐而忽视餐具消毒隔离，或饮用未经消毒的带菌牛奶也可致病。肠外结核病变经血行播散或邻近器官的病灶直接蔓延至肠道，也可引起肠结核。

肠结核的最常见部位是回盲部，其次为升结肠、空肠、横结肠、降结肠、阑尾、十二指肠、乙状结肠和直肠。由于机体对结核杆菌的免疫力和结核菌侵入的数量和毒力有所不同，病理表现为溃疡型、增生型和混合型肠结核。机体免疫力低、菌量多且致病力强，表现为溃疡型；反之，则表现为增生型；兼有这两型病理特点的即称为混合型肠结核。

（1）溃疡型肠结核：占大多数。病变始于肠壁的集合淋巴组织和孤立淋巴滤泡，呈充血、水肿及炎症渗出性病变，进一步发展为干酪样坏死，肠黏膜因坏死脱落形成溃疡。溃疡可逐渐融合增大，边缘不整，深浅不一，可深达肌层或浆膜层，可累及周围腹膜或邻近肠系膜淋巴结，引起局限性结核性腹膜炎或肠系膜淋巴结结核。因溃疡周围血管多有闭塞性动脉内膜炎，故引起大出血者少见。由于溃疡常沿肠壁淋巴管走行呈环形，故病变修复时可形成环形肠腔狭窄。肠结核病变发展缓慢，常与周围组织粘连，故溃疡急性穿孔较少见，但可发生慢性肠穿孔而致局部脓肿或肠瘘。

（2）增生型肠结核：病变多局限于盲肠，有时可累及升结肠近段或回肠远段。病变急性期充血、水肿和淋巴管扩张，慢性期大量结核性肉芽肿和纤维组织增生，使局部肠壁增厚、变硬，肠壁狭窄而致肠梗阻。黏膜层可伴有浅表性小溃疡及炎性息肉形成。

三、临床表现

肠结核大多起病缓慢，缺乏特异性症状和体征，主要临床表现有：

（1）腹痛：疼痛部位因病变所在部位不同而异，多位于右下腹部，反映肠结核好发于回盲部，有时可引起脐周或上腹部牵涉痛。一般为隐痛或钝痛，若合并肠梗阻，急性穿孔或阑尾受侵，则疼痛较剧烈。因进食能引起胃回肠反射或胃结肠反射而使病变肠段痉挛，故可诱发腹痛，排便可使之缓解。

（2）腹泻和便秘：腹泻常见于溃疡型肠结核，粪便每日数次至十数次，呈糊状或水样，一般无黏液或脓血，不伴里急后重感。左半结肠受累时可有黏液脓血便，量多，常有恶臭味。有时患者出现腹泻与便秘交替，这是肠功能紊乱的一种表现。便秘者多见于增生型肠结核。

（3）腹块：多位于右下腹，质地中等，表面不平，有压痛，比较固定。腹块主要见于增生型肠结核，也可见于溃疡型肠结核合并有局限性腹膜炎，肠管与周围组织粘连，或同时有肠系膜淋巴结结核。

（4）全身症状：结核中毒症状多见于溃疡型肠结核，表现为不同热型的发热、盗汗、乏力等。患者逐渐出现消瘦、贫血、维生素缺乏等营养不良表现，可同时有肠外结核特别是活动性肺结核的表现。增生型肠结核病程较长，全身情况一般较好，多不伴肠外结核表现。

（5）并发症：见于晚期患者。肠梗阻最常见，多见于增殖型肠结核，一般为慢性不全性肠梗阻。肠穿孔多为慢性，在腹腔形成局限性脓肿、肠瘘，可有瘘管形成。消化道出血少见，多见于十二指肠结核。尚可合并腹膜炎、肠粘连、肠套叠等。

四、实验室检查及特殊检查

（1）血液检查：白细胞计数多正常或升高，淋巴细胞增高，轻中度贫血多见，血沉多增快，可作为估计结核病活动程度的指标。部分患者可有血白蛋白降低。

（2）粪便检查：一般无肉眼黏液或脓血，但显微镜下可减少量脓细胞和红细胞。粪便浓缩查抗酸杆菌和粪便结核菌培养，阳性率均不高。

（3）结核菌素试验：现用纯结核蛋白衍化物（PPD）试验，若为强阳性有助于本病诊断。

（4）X线检查：腹部平片若发现腹腔淋巴结钙化或胸片有肺结核病变，对诊断有帮助。钡餐造影和钡灌肠检查对肠结核有较高诊断价值，但有肠梗阻表现时，钡餐检查应慎重。常见X线造影征象有：①溃疡型肠结核常见肠激惹征象，又称为跳跃征象（stierlin，sign），病变肠段钡剂排空很快，充盈不良，而病变上、下肠段钡剂充盈良好。病变部位黏膜皱襞粗乱，可见肠壁溃疡、边缘不整，有时呈锯齿状。②增殖型肠结核常出现盲肠或附近肠段的肠壁增厚僵硬，肠腔狭窄，黏膜呈结节状改变。③晚期多见肠腔狭窄，可伴有近端肠腔扩张或见肠段缩短变形，肠管移位、回肠盲肠正常角度消失等。

（5）结肠镜检查：肠结核病变主要在回盲部，结肠镜可以对全结肠和回肠末段进行直接观察，有重要诊断价值。内镜下见病变肠黏膜充血、水肿、溃疡形成（常呈环形溃疡，边缘呈鼠咬状），大小及形态各异的炎性息肉、肠腔狭窄等。活检如能找到干酪样坏死性肉芽肿或结核杆菌具有确诊意义。

五、诊断和鉴别诊断

如有下列情况应考虑肠结核：①青壮年患者有肠外结核，尤其是开放性肺结核。②临床表现有腹痛、腹泻、右下腹压痛，也可有腹块，原因不明的肠梗阻，伴有结核毒血症状。③结核菌素试验强阳性。④X线钡餐检查发现回盲部有激惹、肠腔狭窄、肠段缩短变形等征象。

对高度怀疑肠结核的病例，如抗结核治疗2~6周有效，可做出肠结核的临床诊断。如病变在回肠末段及结肠者，结肠镜检查及活检有助诊断和鉴别诊断。对诊断有困难者，主要是增殖型肠结核，有时需剖腹探查才能确诊。

肠结核需与下列疾病相鉴别：

（1）克罗恩病：本病与肠结核鉴别要点有：①无肠外结核证据；②病程一般更长，有缓解和复发趋势；③肠梗阻、瘘管等并发症更为常见，可有肛门直肠周围病变；④X线检查病变以回肠末段为主，可有其他肠段受累，并呈节段性分布；⑤结肠镜下溃疡多为纵行、裂隙状，病变之间黏膜正常；⑥抗结核药物治疗无效；⑦Crohn病为非干酪样肉芽肿。

（2）右侧结肠癌：本病的特点有①发病年龄较大，常在40岁以上；②病程进行性发展；③一般无发热、盗汗等结核中毒症状；④肠梗阻较常见，且出现较早，粪便潜血试验常持续阳性；⑤X线检查可见病变范围局限，不累及回肠，主要表现为充盈缺损；⑥结肠镜检查及活检可确定结肠癌诊断。

（3）阿米巴性或血吸虫性肉芽肿：既往有相应感染史。脓血便常见。粪便常规或孵化检查发现致病原体。结肠镜检查多有助于鉴别诊断。相应特效治疗有效。

（4）其他：尚需与肠恶性淋巴瘤、慢性细菌性痢疾、溃疡性结肠炎合并逆行性回肠炎、耶尔森菌肠炎及一些少见的感染性肠病，如非典型分枝杆菌、性病性淋巴肉芽肿、梅毒侵犯肠道等相鉴别。

六、治疗

治疗目的是消除症状，改善全身情况，促使病灶愈合及防治并发症。肠结核早期病变是可逆的，故强调早期治疗。

1. 一般治疗　休息和营养可加强患者的抵抗力，是治疗的基础。活动性肠结核须卧床休息。应给予营养丰富、易消化、少渣、无刺激性饮食，必要时可经静脉高营养治疗。

2. 抗结核化学药物治疗　是本病治疗的关键，与肺结核的治疗方案相同，一般选用三联治疗方案，用药时间1年以上。

3. 对症治疗　腹痛可用抗胆碱能药物；摄入不足或腹泻严重者应注意纠正水、电解质与酸碱平衡紊乱；有贫血及营养不良者可输血，静脉补充氨基酸或脂肪乳；有肠梗阻者应禁食及行胃肠减压。

4. 手术治疗　适应证包括：①完全性肠梗阻；②急性肠穿孔，或慢性肠穿孔瘘管形成经内科治疗而未能闭合者；③肠道大量出血，经内科治疗无效；④诊断困难需剖腹探查者。

七、预后

早期诊断和及时治疗对肠结核的预后起决定性作用，另外，合理选用抗结核药物，足剂量和足疗程，也是预后的关键。

（焦栓林）

第六节　肠梗阻

肠梗阻（intestinal obstruction）指肠内容物在肠道中通过受阻，是常见急腹症，可由多种因素引起。

一、流行病学

目前缺乏完善的流行病学资料。

二、病因和发病机制

肠梗阻有多种病因，发病机制不同，其临床表现及预后相差很大，故肠梗阻依据病因和发病机制的不同进行以下临床分型：

（一）按梗阻原因分

（1）机械性肠梗阻：最常见，由机械因素造成肠腔变窄或闭塞，使肠内容物通过障碍。原因有：①肠外因素，如粘连、肠扭转、嵌顿疝、肠外肿块压迫等；②肠壁病变，如肠道先天性病变、套叠、炎症、肿瘤等导致狭窄；③肠内因素，如粪块、蛔虫团、异物、胆石等堵塞肠腔。

（2）动力性肠梗阻：肠腔无器质性狭窄，是因肠壁肌肉舒缩紊乱而致肠内容物不能正常运行。分为：①麻痹性肠梗阻，多见，因腹部手术、感染中毒、低血钾、脊髓炎等影响肠道神经功能或平滑肌收缩，使肠蠕动丧失；②痉挛性肠梗阻，少见且多短暂出现，是由于肠肌持续过度收缩所致，可见于慢性铅中毒，急性肠炎等并发的肠梗阻。

（3）血运性肠梗阻：肠系膜血管血栓形成或栓塞，肠管血液循环障碍，导致肠麻痹，而使肠内容物不能运行。

（二）按肠壁血运情况分

（1）单纯性肠梗阻：肠壁血运正常，只是肠内容物通过受阻。

（2）绞窄性肠梗阻：梗阻并伴有肠壁血运障碍者，可因肠扭转、肠套叠、嵌顿疝等使肠系膜血管受压或肠系膜血管血栓形成或栓塞引起。

（三）按梗阻部位分

（1）高位小肠梗阻：主要指发生于十二指肠或空肠的梗阻。

（2）低位小肠梗阻：主要指回肠远段的梗阻。

（3）结肠梗阻：多发生于左侧结肠，尤其在乙状结肠或乙状结肠与直肠交界处。

（四）按梗阻程度分

分为部分性与完全性肠梗阻。

（五）按发病缓急分

分为急性与慢性肠梗阻。

值得指出的是，上述各型肠梗阻既相互关联，又可随病理过程演变而转化。例如：单纯性与慢性肠梗阻多为部分性肠梗阻，而一定条件下，单纯性可变为绞窄性，部分性可转成完全性，慢性亦可变为急性肠梗阻。

肠梗阻的主要病理生理变化包括肠膨胀、体液和电解质丢失、感染和毒素吸收三大方面。

（1）肠膨胀：肠梗阻后梗阻以上的肠腔因积气积液而膨胀，梗阻部位越低，时间越长，则肠膨胀越明显。肠腔积气主要来自咽下的空气，其余是由血液弥散或肠内容物腐败、发酵产生的气体。积聚的液体主要是消化液，正常时绝大部分被小肠黏膜吸收，而梗阻后肠膨胀、肠内压增高，既抑制肠黏膜吸收，又刺激其分泌增多，结果肠内液体越积越多。肠内压增高到一定程度，可使肠壁血运障碍，单纯性肠梗阻变为绞窄性肠梗阻。早期主要是静脉回流障碍，肠壁充血、水肿，呈暗红色；继而动脉血流受阻、血栓形成，肠管因缺血而坏死，呈紫黑色，最后可自行破裂。严重的肠膨胀可使膈肌升高，影响患者的呼吸、循环功能。

（2）水电解质、酸碱平衡紊乱：正常成人每日胃肠道分泌液的总量约为8L，绝大部分被再吸收，以保持体液平衡。高位肠梗阻患者频繁呕吐，大量水分及电解质被排出体外；低位肠梗阻时呕吐虽较少，但梗阻以上肠腔中大量积液，造成体液内丢失。如有肠绞窄存在，更丢失大量血液。这些变化导致机体严重缺水、血液浓缩，以及电解质、酸碱平衡失调。但其变化也因梗阻部位的不同而有差别。如为十二指肠第1段梗阻，可因丢失大量胃酸而产生低氯低钾性碱中毒。一般小肠梗阻，丧失的体液多为碱性或中性，钠、钾离子的丢失较氯离子为多，以及在低血容量和缺氧情况下酸性代谢物剧增，加之缺水，少尿可引起严重的代谢性酸中毒。严重的缺钾可加重肠膨胀，并可引起肌肉无力和心律失常。

（3）感染和中毒：正常人小肠内仅有极少数细菌，肠梗阻时内容物滞留，梗阻以上肠腔内细菌大量繁殖，产生许多毒素及其他毒性产物。肠膨胀、肠壁变薄，黏膜屏障破坏，尤其肠管绞窄时，毒素和细菌可通过肠壁引起腹腔感染，并经腹膜吸收产生全身中毒。

肠梗阻的病理生理变化程度随着梗阻的性质、部位而有所差异。如单纯性肠梗阻，以体液丧失和肠膨胀为主。如发生绞窄性肠梗阻，开始时肠壁静脉回流受阻，小静脉和毛细血管瘀血、通透性增强，大量血浆、血液渗入肠腔和腹腔，同时动脉继续向绞窄肠袢供血，使血容量迅速减少。继而动脉血流被阻断，肠管缺血性坏死，当肠坏死、穿孔，发生腹膜炎时，全身中毒尤为严重。最后可因急性肾功能及循环、呼吸功能衰竭而死亡。

三、临床表现

腹痛、呕吐、腹胀和无肛门排气排便是肠梗阻的典型症状，但在各型肠梗阻中表现并不一致。

（1）腹痛：机械性肠梗阻时肠段的最先反应是梗阻以上部位增强蠕动，导致阵发性绞痛，多位于腹中部，也可偏于梗阻所在部位。绞痛的程度和间歇期的长短与梗阻部位的高低和病情的缓急有关，急性空肠梗阻时绞痛较剧烈，结肠梗阻者腹痛一般不如小肠梗阻明显。麻痹性肠梗阻一般无腹绞痛，但可因肠管高度膨胀引起持续性胀痛。

（2）呕吐：很快即可发生，早期为反射性的，呕吐物多为胃内容物，晚期则为反流性呕吐，梗阻部位越高，呕吐越严重。结肠梗阻时因回盲瓣作用，晚期才出现呕吐，呕吐物可含粪汁。如呕吐物呈棕褐色或血性，应考虑绞窄性梗阻。麻痹性肠梗阻时，呕吐多为溢出性。

（3）腹胀：较迟出现，程度与梗阻部位有关，低位肠梗阻及麻痹性肠梗阻常有显著全腹膨胀。结肠梗阻时如回盲瓣关闭良好，梗阻以上结肠可形成闭袢，则腹周高度膨胀且往往不对称。腹胀不均匀对称，是肠扭转等闭袢性肠梗阻的特点。

（4）停止排便排气：完全性肠梗阻后多患者多停止排便排气，但在早期，尤其高位梗阻者，梗阻以下肠内残留的气体和粪便仍可排出，所以不能因此否定完全性肠梗阻诊断。某些绞窄性肠梗阻尚可排出血性液体或果酱样便。

（5）全身症状：单纯性肠梗阻早期，患者全身情况多无明显变化。梗阻晚期或绞窄性肠梗阻，患者可出现严重脱水，电解质、酸碱紊乱表现及感染、毒血症状和休克征象。

（6）腹部体征：视诊，机械性肠梗阻常可见肠型和蠕动波，在慢性梗阻和腹壁较薄者尤为明显。触诊，单纯性肠梗阻因肠管膨胀，可有轻度压痛。绞窄性肠梗阻，可有固定压痛和腹膜刺激征。蛔虫团、肠套叠或结肠癌等导致的梗阻，可触及相应的腹块。叩诊，腹腔有渗液时，可出现移动性浊音。听诊，机械性肠梗阻早期，肠鸣音亢进，有气过水声或金属音。麻痹性肠梗阻或机械性肠梗阻并发腹膜炎时，肠鸣音则减弱或消失。

四、实验室检查及特殊检查

（1）实验室检查：单纯性肠梗阻早期无明显变化，随着病情发展，因缺水、血液浓缩，血常规可有血红蛋白及血细胞比容升高。白细胞和中性粒细胞计数明显增加。血生化可出现血钾、血氯、血钠降低。代谢性酸中毒时，二氧化碳结合力可降低。

（2）X线平片：一般在肠梗阻、发生4～6h，X线即可出现变化。取直立位或左侧卧位摄片，可见到阶梯状的液平面和充气的肠袢。由于梗阻部位不同，X线表现不一，如空肠黏膜的环状皱襞呈“鱼骨刺”样。结肠胀气时显示结肠袋形，位于腹部周边。

五、诊断和鉴别诊断

在诊断过程中必须明确以下几个问题：

（一）是否肠梗阻

典型肠梗阻具有以下特点：

（1）有腹痛、呕吐、腹胀、停止自肛门排气排便这四大症状。

（2）腹部检查可见肠型或蠕动波、腹部压痛、肠鸣音亢进或消失等体征。

（3）腹部X线透视或拍片可见气胀肠袢及多个液平面。

但某些病例并不完全具备这些典型表现，特别是某些绞窄性梗阻早期，可能与急性坏死性胰腺炎、输尿管结石、卵巢囊肿蒂扭转等疾病混淆，甚至误诊为一般肠痉挛，尤应注意。肠梗阻的原因需根据年龄、病史、症状、体征、X线检查等综合分析而做出判断，新生儿肠梗阻以先天性肠道畸形多见；3岁以下幼儿，则肠套叠多见；儿童可有蛔虫性肠梗阻；青中年患者的常见原因是肠粘连、嵌顿性疝、肠扭转；老年人则以结肠癌或粪块堵塞多见。临床上粘连性肠梗阻最常见，多发生于有腹部手术、外伤或感染史者；而有心脏病者，应考虑肠系膜血管栓塞。

（二）单纯性肠梗阻和绞窄性肠梗阻的鉴别

绞窄性肠梗阻预后严重，必须及早手术治疗，应首先明确或排除。有下列表现者应怀疑为绞窄性肠梗阻：

（1）腹痛发作急骤，起始即呈持续性剧痛，可有阵发性加重，或由阵发性绞痛转为持续性腹痛，或出现腰背痛。

（2）呕吐出现早且频繁，呕吐物为血性或肛门排出血性液体或腹腔穿刺抽出血性液体。

（3）腹胀不对称，可触及压痛的肠袢或有腹膜刺激征，肠鸣音可不亢进。

（4）全身情况急剧恶化，毒血症表现明显，早期出现休克。

（5）X线检查见孤立、固定胀大的肠袢，可见扩张的肠管充满液体或显示肠间隙增宽，提示有腹水。

（6）经积极非手术治疗而症状、体征无明显改善。

（三）机械性肠梗阻和动力性肠梗阻的鉴别

前者多须手术，后者常不必手术，故鉴别十分重要。首先分析病史有无机械性肠梗阻因素或引起肠动力紊乱的原发病。机械性肠梗阻的特点是阵发性腹绞痛，腹胀早期可不显著，肠鸣音亢进，X线检查见胀气限于梗阻以上的肠管，即使晚期并发肠麻痹和绞窄，结肠也不会全部胀气。麻痹性肠梗阻特征为无绞痛、肠鸣音减弱或消失、腹胀显著，X线检查见全部小肠和结肠都均匀胀气。痉挛性肠梗阻时腹痛突然发作和消失，间歇不规则，肠鸣音减弱而不消失，无腹胀，X线检查肠亦无明显胀气。

（四）高位肠梗阻和低位肠梗阻的鉴别

高位小肠梗阻，呕吐出现早而频繁，腹胀不明显；低位小肠梗阻和结肠梗阻则反之。后两者可通过X线检查鉴别：低位小肠梗阻，扩张的肠管多在腹中部，液平较多，而结肠内无积气。结肠梗阻时扩张的肠管分布在腹周围，胀气的结肠在梗阻处突然中断，小肠内积气则不明显。

（五）完全性肠梗阻和部分性肠梗阻的鉴别

完全性梗阻多为急性发作，症状体征明显且典型。部分性梗阻多为慢性梗阻，症状不明显，可反复发作，可有排气排便。X线检查完全性梗阻者肠袢充气、扩张明显，梗阻以下结肠内无气体；部分性梗阻则否。

六、治疗

治疗原则是纠正因肠梗阻所引起的全身生理紊乱和解除梗阻，包括非手术和手术治疗两方面。

（一）非手术治疗

是被首先采用的治疗措施，手术治疗必须在此基础上进行。多数动力性肠梗阻只需非手术治疗。对单纯性机械性肠梗阻，尤其早期部分性肠梗阻，如粘连或蛔虫、粪块阻塞所致的肠梗阻，通过非手术治疗可使症状解除；早期肠套叠、肠扭转引起的肠梗阻亦可在严密观察下先行此法使患者免于手术。但在治疗期间必须严密观察，如症状体征不见好转或反有加重，即应手术治疗。非手术治疗具体包括以下措施：

（1）禁食、胃肠减压：怀疑有肠梗阻存在，应严格禁食，超过2d即应给予营养治疗。有效的胃肠减压能减少肠腔内积液积气及细菌和毒素量，减轻腹胀，降低肠腔内压，改善肠壁血液循环及因腹胀引起的循环和呼吸窘迫症状。少数轻型单纯性肠梗阻经有效的减压后可恢复畅通。对需手术治疗者，胃肠减压可减少手术操作困难，增加安全性。

高位小肠梗阻一般采用较短的Levin管；低位小肠梗阻和麻痹性肠梗阻，用较长的Miller - Abbott管并能放置至梗阻部位，则效果较好；结肠梗阻发生肠膨胀时，插管减压多无效，常需手术减压。

（2）纠正水、电解质和酸碱平衡紊乱：是极重要的措施。输液的种类和量要根据患者呕吐情况、脱水类型及程度、尿量及尿比重、血液浓缩程度、血电解质及肌酐测定、血气分析及中心静脉压监测情况综合分析计算。不但要补充因呕吐、胃肠减压等外丢失量，还要充分考虑到渗至肠腔、腹腔等的内丢失量。要注重酸中毒的纠正及钾的补充。绞窄性肠梗阻和机械性肠梗阻晚期尚应注意血浆或全血等的补给。

（3）防止感染和中毒：适时合理应用抗生素可防止因梗阻时间过长或发生绞窄时继发的多种细菌感染。一般选用以抗革兰阴性杆菌及厌氧菌为主的广谱抗生素。

（4）恢复肠道功能：可试用口服或胃肠灌注油类、中医中药、针灸等方法解除梗阻。麻痹性肠梗阻如无外科情况可用新斯的明注射、腹部芒硝热敷等治疗。肠套叠可用空气钡灌肠法，乙状结肠扭转可用结肠镜，使之复位解除梗阻。

此外，适当应用镇静剂、解痉剂等进行对症处理，麻醉性止痛剂只能在确定手术治疗后使用。

（二）手术治疗

各种类型绞窄性肠梗阻、绝大多数机械性肠梗阻，以及非手术治疗无效的患者，需做手术治疗。由于急性肠梗阻患者的全身情况常较严重，所以手术的原则和目的是：在最短手术时间内，以最简单的方法解除梗阻和恢复肠腔的通畅。具体手术方法要根据梗阻的病因、性质、部位及全身情况而定。手术的主要内容为：①松解粘连或嵌顿性疝，整复套叠或扭转的肠管等，以消除梗阻的局部原因；②切除坏死或有肿瘤的肠段，引流脓肿等，以清除局部病变；③行肠造瘘术以解除肠膨胀，肠吻合术以绕过病变肠段等，恢复肠道功能。

七、预后

绞窄性肠梗阻的预后不良，死亡率高，达10%～20%。而单纯性肠梗阻相对较好，死亡率约3%。

（焦栓林）

第七章

肝脏疾病

第一节　肝硬化

肝硬化（hepatic cirrhosis）是一种由不同病因长期作用于肝脏引起的慢性、进行性、弥漫性肝病的终末阶段。是在肝细胞广泛坏死基础上产生肝脏纤维组织弥漫性增生，并形成再生结节和假小叶，导致肝小叶正常结构和血液供应遭到破坏。病变逐渐进展，晚期出现肝功能衰竭、门静脉高压和多种并发症，死亡率高。在我国肝硬化是消化系统常见病，也是后果严重的疾病。年发病率17/10万，主要累及20～50岁男性。城市男性50～60岁肝硬化患者的病死率高达112/10万。

一、病因

（一）病毒性肝炎

乙型、丙型和丁型肝炎病毒引起的肝炎均可进展为肝硬化，大多数患者经过慢性肝炎阶段。急性或亚急性肝炎如有大量肝细胞坏死和纤维化可以直接演变为肝硬化。

我国的肝硬化患者有一半以上是由乙肝病毒引起。慢性乙型肝炎演变为肝硬化的年发生率为0.4%～14.2%。病毒的持续存在、中到重度的肝脏坏死炎症以及纤维化是演变为肝硬化的主要原因。乙型和丙型或丁型肝炎的重叠感染常可加速肝硬化的发展。

（二）慢性酒精性肝病

在欧美国家慢性酒精中毒为肝硬化最常见的原因（约50%～90%），我国较为少见（约10%），但近年来有升高趋势。长期大量饮酒可导致肝硬化。如并发乙型和丙型肝炎的感染，可加速病情的进展。

（三）非酒精性脂肪性肝病

是仅次于上述两种病因的最为常见的肝硬化前期病变。危险因素有肥胖、糖尿病、高甘油三酯血症、空回肠分流术、药物、全胃肠外营养、体重极度下降等。

（四）长期胆汁淤积

包括原发性胆汁性肝硬化和继发性胆汁性肝硬化。后者是由各种原因引起的肝外胆道长期梗阻所致。高浓度胆酸和胆红素对肝细胞的毒性作用可导致肝细胞变性、坏死、纤维化，进而发展为肝硬化。

（五）药物或毒物

长期服用对肝脏有损害的药物如对乙酰氨基酚、甲基多巴等或长期反复接触化学毒物如砷、四氯化碳等，均可引起药物性或中毒性肝炎，最后演变为肝硬化。

（六）肝脏血液循环障碍

慢性右心衰竭、慢性缩窄性心包炎和各种病因引起的肝静脉阻塞综合征（布－加综合征）、肝窦阻塞综合征（hepatic sinusoidal obstruction syndrome，HSOS）（亦称肝小静脉闭塞病，hepatic venoocclusive disease，HVOD）引起肝内长期淤血、缺氧，导致肝小叶中心区肝细胞坏死、纤维化，演变为肝硬化。

（七）遗传和代谢性疾病

由遗传和代谢疾病的肝脏病变发展成肝硬化，又称代谢性肝硬化。在我国，以由铜代谢障碍所致的肝豆状核变性（Wilson 病）最多见。其他少见的由铁代谢障碍引起的血色病（hemochromatosis）、肝细胞和红细胞内缺乏半乳糖代谢所需要的半乳糖－1－磷酸－尿苷酰转换酶，造成半乳糖血症（galactosemia）、al－抗胰蛋白酶（al－Antitrypsin，al－AT）基因异常引起 α_1－AT 缺乏症、酪氨酸代谢紊乱造成酪氨酸血症以及肝糖原累积症等都可引起肝硬化。

（八）免疫紊乱

自身免疫性肝病最终可发展为肝硬化。

（九）血吸虫病

血吸虫卵在门静脉分支中堆积，造成嗜酸性粒细胞浸润、纤维组织增生，导致窦前区门静脉高压，在此基础上发展为血吸虫性肝硬化。

（十）隐源性肝硬化

由于病史不详，组织病理辨认困难、缺乏特异性的诊断标准等原因未能查出病因的肝硬化，约占5%～10%。其他可能的病因包括营养不良、肉芽肿性肝损、感染等。

二、发病机制

上述各种病因均可引起肝脏的持续损伤，肝星状细胞（hepatic stellate cell，HSC）激活，细胞因子生成增加，细胞外基质（extracellular matrix，ECM）成分合成增加、降解减少，总胶原量增加为正常时的3～10倍，同时其成分发生变化、分布改变。胶原在 Disse 间隙沉积，导致间隙增宽，肝窦内皮细胞下基底膜形成，内皮细胞上窗孔的数量和大小减少，甚至消失，形成弥漫性屏障，称为肝窦毛细血管化（sinusoid capillarization）。肝细胞表面绒毛变平以及屏障形成，肝窦内物质穿过肝窦壁到肝细胞的转运受阻，直接扰乱肝细胞功能，导致肝细胞的合成功能障碍。肝窦变狭窄、肝窦血流受阻、肝内阻力增加影响门静脉血流动力学，造成肝细胞缺氧和养料供给障碍，加重肝细胞坏死，使始动因子得以持续起作用。肝细胞广泛坏死、坏死后的再生以及肝内纤维组织弥漫增生，导致正常肝小叶结构的破坏。肝实质结构的破坏还能引起肝内血管分流，例如从门静脉分支到肝静脉的短路，肝硬化时约 1/3 的肝血流分流，加重了肝细胞的营养障碍。纤维隔血管交通吻合支的产生和再生结节压迫以及增生的结缔组织牵拉门静脉、肝静脉分支，造成血管扭曲、闭塞，使肝内血液循环进一步障碍，增生的结缔组织不仅包绕再生结节，并将残存的肝小叶重新分割，形成假小叶。假小叶的肝细胞没有正常的血流供应系统，可再发生坏死和纤维组织增生。如此病变不断进展，肝脏逐渐变形、变硬，功能进一步减退，形成肝硬化。以上病变也是造成硬化的肝脏进一步发生肝功能不全和门静脉高压的基础。

三、病理与病理生理

（一）病理

1. 肝脏　病理特点是在肝细胞坏死基础上，小叶结构塌陷，弥漫性纤维化以及肝脏结构的破坏，代之以纤维包绕的异常的肝细胞结节（假小叶）和肝内血管解剖结构的破坏。1994 年国际肝病信息小组，按结节形态将肝硬化分为三类。

（1）小结节性肝硬化：酒精性和淤血性肝硬化常属此型。肉眼见肝脏体积有不同程度缩小、重量减轻、硬度增加，伴脂肪变时体积可增大。肝包膜增厚，表面高低不平，呈弥漫细颗粒状，颗粒大小相等，直径＜3mm，结节间有纤细的灰白色结缔组织间隔。光镜下可见正常肝小叶结构破坏，肝实质被纤维间隔分为圆形或类圆形的肝细胞集团，称为假小叶。中央静脉位置不在小叶中央，可缺如或增多。

（2）大结节性肝硬化：是在肝实质大量坏死基础上形成的，慢性乙型肝炎和丙型肝炎基础上的肝硬化、血色病、Wilson 病大多属此型。肝体积大多缩小变形，重量减轻，表面有大小不等的结节和深浅不同的塌陷区，结节直径 >3mm，也可达 5cm 或更大，纤维间隔粗细不等，一般较宽。光镜下可见到大小不等、形态不规则的假小叶被厚实但宽度不等的纤维隔分割。结缔组织中有时见到几个汇管区挤在一起，常伴假胆管增生和单核细胞浸润。

（3）大小结节混合性肝硬化：大结节与小结节比例相同，α_1 - AT 缺乏症属此型。部分 Wilson 病和乙型肝炎引起的肝硬化也属此型。

2. 脾　常中等度肿大，门静脉压增高造成脾慢性淤血，脾索纤维组织增生。镜检可见脾窦扩张，窦内的网状细胞增生和吞噬红细胞现象。脾髓增生，脾动脉扩张、扭曲，有时可发生粥样硬化。脾静脉曲张，失去弹性，常并发静脉内膜炎。

3. 胃肠道　门静脉高压导致食管、胃底和直肠黏膜下层静脉曲张、淤血，进而破裂致大量出血。胃黏膜血管扩张、充血形成门脉高压性胃病，有时伴有慢性炎症。本病合并消化性溃疡者，并不少见。

4. 肾脏　慢性乙型肝炎肝硬化常可由于 HBV 抗原 - 抗体循环免疫复合物形成的免疫损伤，造成膜性、膜增殖性和系膜增殖性肾小球肾炎及肾小球硬化。门静脉高压和腹水形成后，有效血容量不足导致肾小球入球动脉出现痉挛性收缩，初期可仅有血流量的减少而无显著的病理改变，但病变持续发展则可导致肾小管变性、坏死。持续的低血钾和肝功能失代偿时，胆红素在肾小管沉积，胆栓形成，也可引起肾小管变性、坏死，并导致急性肾衰竭。

5. 内分泌腺　睾丸、卵巢、肾上腺皮质、甲状腺等常有萎缩及退行性变。

（二）病理生理

1. 门静脉高压症（portal hypertension）　指门静脉压力持续升高（>5mmHg），临床上常用肝静脉楔入压与游离压之差即肝静脉压力梯度（hepatic venious pressure gradient，HVPG）来代表门静脉压力。HVPG 5～10mmHg 为亚临床门脉高压，>10mmHg 出现临床症状。门静脉压力取决于门静脉血流量和门静脉阻力。肝硬化引起的门脉高压是窦性和窦后性的。

（1）门静脉阻力增加：是门静脉高压发生的始动因子，主要由肝结构改变相关的机械因素引起（占 70%）。包括肝窦毛细血管化导致肝窦顺应性下降；胶原在 Disse 间隙沉着使肝窦变狭，以及再生结节压迫肝窦和肝静脉系统导致肝窦及其流出道受阻均引起门静脉血管阻力的增加。另有 30% 是可调控的因素，可以通过药物进行调节。肝窦内引起血管阻力增加的因素有内源性血管收缩物质（内皮素、血管紧张素、加压素、肾上腺素、血栓素 A2 以及 RhoA/Rho 激酶）增加和舒张因子如一氧化氮（NO）减少以及对 NO 反应的减弱引起星状细胞、成纤维细胞和血管平滑肌细胞收缩。

（2）门静脉血流量增加：是维持和加剧门静脉高压的重要因素，肝硬化时肝脏对去甲肾上腺素等物质清除能力降低以及交感神经兴奋，使心脏收缩增加，心排血量增加。在外周血中致胰高糖素、NO、CO、PGI2、SH、VEGF、cGRP 等扩血管因子增加。同时对缩血管物质 G 蛋白依赖的传导途径损害，造成了血管对缩血管物质的低反应性，导致内脏小动脉扩张，形成肝硬化患者的内脏高动力循环。另一个原因是肠道细菌的移位导致细菌产物如内毒素和 TGF - α 增加，造成内脏动脉扩张。此时内脏血管充血，门静脉血流量增加，静脉压力持续升高，形成门静脉高压症。

晚近的研究结果提示新生血管的形成既增加了肝内阻力，又增加了内脏血流量，因此也是导致门静脉压力增高的因素。

（3）门静脉高压的后果

1）侧支循环形成：门静脉高压时形成侧支循环来降低门脉压力，因此在门静脉与腔静脉之间形成许多交通支。这些交通支开放后，出现血流方向的改变，静脉扩张和迂曲。此时门静脉血可不经肝，通过侧支经腔静脉直接回右心。

主要的侧支循环有：①食管下段和胃底静脉曲张：门静脉血液通过胃左和胃短静脉、食管静脉回流到奇静脉。由于食管下段黏膜下静脉缺乏结缔组织支持，曲张静脉突出于食管腔内，该静脉距门静脉主干最近，最直接持续受门脉高压影响。当 HVPG >10mmHg，可产生静脉曲张，当 HVPG >12mmHg 时可能发生出血。食管静脉的局部因素决定了出血的危险性，包括曲张静脉的直径、静脉壁的厚度、曲张静脉内与食管腔之间的压力梯度。而出血的严重度则取决于肝脏失代偿程度、凝血功能障碍程度、门静脉压力和曲张静脉的粗细。门静脉高压导致的胃底静脉曲张及胃底黏膜血管扩张充血、黏膜水肿糜烂（门脉高压性胃病）也是引起上消化道出血的重要原因。②腹壁静脉显露和曲张：门静脉高压时脐静脉重新开放，通过腹壁上、下静脉回流，形成脐周和腹壁静脉曲张。脐静脉起源于肝内门静脉左支，因此肝外门静脉阻塞时无脐静脉开放，亦无腹壁静脉曲张。③直肠下端静脉丛：肠系膜下静脉分支痔上静脉与回流髂静脉的痔中、下静脉吻合，形成肛管直肠黏膜下静脉曲张，易破裂产生便血。此外，所有腹腔脏器与腹膜后或腹壁接触、黏着的部位，均可能有侧支循环的建立。

侧支循环建立后不仅可引起消化道出血，还由于大量门静脉血不经肝脏而流入体循环，一方面使肝细胞营养进一步障碍，坏死增加，代谢障碍；另一方面对毒素清除减少，易产生内毒素血症和引起肝性脑病，内毒素血症可促使 NO 合成增加，进一步加重高动力循环。门静脉高压引起的胃肠道淤血、胃肠黏膜水肿可引起胃肠道分泌吸收功能紊乱，产生食欲缺乏、消化吸收不良、腹泻、营养不良等后果。

2）腹水形成：见下文“腹水”。

3）脾肿大：门静脉高压时脾淤血肿胀，可引起脾功能亢进（hypersplenism）。表现为外周血红细胞、白细胞和血小板降低，加上患者由于肝细胞合成功能障碍，凝血因子尤其是凝血酶原合成减少，患者易有出血倾向。

2. 腹水

（1）腹水形成机制：液体潴留在腹腔形成腹水（ascites），是多种因素综合作用的结果。门静脉高压是引起腹水的主要原因，血清白蛋白减少导致的胶体渗透压降低是引起腹水的重要因素。内脏动脉扩张导致有效动脉循环血容量下降，激活交感神经系统、肾素－血管紧张素－醛固酮系统，造成肾血管收缩，是最终造成水和电解质失衡的原因。

1）门静脉压力增高：正常时肝窦压力十分低（0～2mmHg），门静脉高压时，肝窦静水压升高（门脉压力 >10mmHg，是腹水形成的基本条件），大量液体流到 Disse 间隙，造成肝脏淋巴液生成过多，肝硬化患者常为正常人的 20 倍，当胸导管不能引流过多的淋巴液时，就从肝包膜直接漏入腹腔形成腹水。肝窦压升高还可引起肝内压力受体激活，通过肝肾反射，减少肾对钠的排泄，加重了水钠潴留。

2）内脏动脉扩张：肝硬化早期阶段，内脏血管扩张，通过增加心排血量和心率等，将有效血容量维持在正常范围。肝硬化进展期，内脏动脉扩张更明显，导致有效循环血容量明显下降，动脉压下降，进而激活交感神经系统、肾素－血管紧张素－醛固酮系统、增加抗利尿激素（ADH）释放来维持动脉压，造成肾血管收缩和钠水潴留。门脉高压与内脏血管扩张相互作用，改变了肠道的毛细血管压力和通透性，有利于液体在腹腔积聚。

3）血浆胶体渗透压降低：肝硬化患者摄入减少，肝储备功能下降，合成白蛋白的能力下降，导致血浆白蛋白降低，进而血浆胶体渗透压降低，大量的液体进入组织间隙，形成腹水。

4）其他因素：肝硬化患者的内毒素血症和炎症也可导致毛细血管通透性增加。血浆中心钠素相对不足和机体对其敏感性降低、雌激素灭活减少、抗利尿激素分泌增加导致的排水功能障碍和前列腺素分泌减少，造成肾血管收缩，肾脏灌注量下降，肾血流量重新分布，均与腹水的形成和持续存在有关。

腹水可经壁腹膜吸收，最大速率 900ml/d，吸收的腹水经肠淋巴管引流或经内脏毛细血管重吸收。由于淋巴系统已超负荷，内脏毛细血管循环因 Starling 力的作用吸收有限，加上肝硬化患者常有腹膜增厚，吸收率下降。腹水生成增加而吸收下降，使腹水逐渐增多。

（2）自发性细菌性腹膜炎形成机制：在腹腔内无感染源的情况下，腹腔积液自发性感染导致自发性细菌性腹膜炎（spontaneous bacterial peritonitis，SBP）和内毒素血症。肝硬化患者肠道细菌过度生长和肠壁通透性增加，肠壁局部免疫防御功能下降，使肠腔内细菌发生易位经过肠系膜淋巴结进入循环系统产生菌血症。由于患者网状内皮系统活性减弱，以及腹水中调理素、免疫球蛋白、补体及白蛋白下降导致腹水感染。

3. 内分泌系统

（1）主要表现为性激素紊乱，由于肝细胞功能衰竭以及门体分流使主要在肝脏灭活的雌激素水平增高，在外周组织例如皮肤、脂肪组织、肌肉中雄激素转换为雌激素的转换率增高。患者出现肝掌、蜘蛛痣以及男性乳房发育。

（2）甲状腺激素：由于肝病时 5' －脱碘酶活性降低，T4 转化为 T3 减少，反 T3（rT3）形成增加，肝硬化患者临床上可致生化性低 T3 综合征，血清总 T3、游离 T3 减低，游离 T4 正常或偏高，严重者 T4 也降低。上述改变与肝病严重程度之间具有相关性。此外，肝硬化血氨增高时，多巴胺类物质减少，可使 TSH 水平增高。

（3）肾上腺皮质功能：肝硬化特别是有并发症的患者常伴有肾上腺皮质功能不全（adrenal insufficiency），并随着疾病的进展，严重度增加。

4. 呼吸系统

（1）肝性胸水：腹水患者常伴胸水，其性质与腹水相同，称为肝性胸水（hepatic hydrothorax）。其发生机制可能由于腹压增高，膈肌腱索部变薄，形成胸腹间通道。由于胸腔负压，腹腔积液由孔道进入胸腔。也可能与低蛋白血症引起胸膜毛细血管胶体渗透压降低，胸水滤出增加，吸收降低以及奇静脉、半奇静脉压力增高、肝淋巴回流增加，导致胸膜淋巴管扩张、淤积、破坏，淋巴液外溢形成胸水有关。胸水以右侧多见。

（2）门脉性肺动脉高压：门脉高压患者中 2% ～5% 有继发性肺动脉高压，称为门脉性肺动脉高压（portopulmonaryhypertension）。由于肺动脉收缩、肺动脉内膜纤维化和微小血栓形成所致。

（3）肝肺综合征：肝肺综合征（hepatopulmonary syndrome，HPS）是进展性肝病、肺内血管扩张、低氧血症/肺泡－动脉氧梯度增加（ >20mmHg）组成的三联征，肝脏对肺部扩血管活性物质灭活能力降低和肺部 NO 增多，引起肺血管阻力降低，出现肺内血管尤其是肺前毛细血管或毛细血管扩张、使氧分子难以弥散到毛细血管中去，难以与血红蛋白氧合，引起低氧血症/肺泡－动脉氧梯度增加。

5. 泌尿系统　由于肾血管的极度收缩导致的肾皮质灌注不足导致肾衰竭称肝肾综合征（hepatorenal syndrome，HRS），是终末期肝硬化最常见而严重的并发症。肝硬化患者肝窦压升高，NO 增加，造成内脏动脉扩张，有效血容量不足，反射性激活肾素－血管紧张素和交感系统产生肾动脉极度收缩，造成肾内血供过度不足，产生肝肾综合征。肝肾综合征时，患者虽然有肾功能不全，但是肾脏可无组织学上改变，是可逆的循环相关性肾衰竭。

6. 血液系统　常表现为门静脉高压导致的脾肿大和脾功能亢进。外周血全血细胞减少。由于肝脏合成障碍导致凝血因子合成减少，凝血酶原时间延长。血小板有质与量的降低，因此，患者常有贫血及出血倾向。

7. 心血管系统　心排血量和心率增加、内脏血管扩张形成高动力循环。由于 β－肾上腺能受体信号传导降低，跨膜电流和电机械耦合的改变，NO 产生过多和大麻素－1 受体刺激上调出现心肌收缩和舒张功能不全，导致肝硬化性心肌病。

8. 神经系统　出现肝性脑病。

四、临床表现

起病常隐匿，早期可无特异性症状、体征，根据是否出现腹水可将肝硬化分为代偿期和失代偿期。

（一）代偿期肝硬化

10% ～20% 代偿期肝硬化患者可无症状。常在影像学、组织学检查时发现。其他患者可有食欲缺乏、乏力、消化不良、腹泻等非特异性症状。临床表现同慢性肝炎，鉴别常需依赖肝脏病理。

（二）失代偿期肝硬化

出现腹水是肝硬化患者进入失代偿期的标志。

1. 症状

（1）食欲缺乏：为最常见症状，在进展性肝病患者中十分明显，有时伴恶心、呕吐。

（2）乏力：为早期症状之一，其程度自轻度疲倦感到严重乏力，常与肝病活动程度一致。

（3）腹胀：为常见症状，可能由于低钾血症、胃肠胀气、腹水和肝脾大所致。

(4) 腹痛：常常为肝区隐痛，与肝大累及包膜有关。有脾周围炎时，可有左上腹疼痛。也可由于伴发溃疡病及胆道、肠道或腹水感染引起。

(5) 腹泻：较普遍，常与肠壁水肿、吸收不良和肠腔菌群失调有关。

(6) 体重减轻：为多见症状，晚期患者伴腹水及水肿时会使体重减轻不明显。

(7) 出血倾向：凝血功能障碍可出现牙龈、鼻腔出血、皮肤黏膜紫斑或出血点，女性常有月经过多。

(8) 内分泌系统失调：男性有性功能减退、乳房发育，女性常有闭经及不孕。肝硬化患者的糖尿病发病率增加，表现为高血糖、糖耐量试验异常、高胰岛素血症和外周性胰岛素抵抗。进展性肝硬化伴严重肝细胞功能衰竭患者常发生低血糖。

2. 体征　患者常呈慢性病容，面色黝黑，面部有毛细血管扩张、口角炎等。皮肤表现常见蜘蛛痣、肝掌，可出现男性乳房发育，胸、腹壁皮下静脉可显露或曲张，甚至在脐周静脉突起形成水母头状，曲张静脉上可听到静脉杂音。黄疸常提示病程已达到中期，随着病变进展而加重。1/3 患者常有不规则发热，与病情活动及感染有关。腹部移动性浊音阳性。肝性胸水常见于右侧（占 85%），但也有双侧甚至仅为左侧。

肝脏在早期肿大，晚期坚硬缩小、肋下常不易触及。胆汁淤积和静脉回流障碍引起的肝硬化晚期仍有肝大。35% ~50% 患者有脾大，常为中度，少数重度。

3. 并发症的临床表现

(1) 食管胃底静脉破裂出血：急性出血患者出现呕血、黑便，严重者休克。死亡率平均为 32%，是肝硬化较为常见和严重的并发症。

(2) 自发性细菌性腹膜炎（spontaneous bacterial peritonitis，SBP）：住院的腹水患者中发生率为 10% ~30%。常表现为短期内腹水迅速增加，对利尿药无反应，伴腹泻、腹痛、腹胀、发热，腹壁压痛和反跳痛。少数患者伴血压下降、肝功能恶化或门体分流性脑病加重。

(3) 原发性肝癌：进行性肝大，质地坚硬如石，表面结节状。

(4) 肝肾综合征：顽固性腹水基础上出现少尿、无尿以及恶心等氮质血症时的临床表现。常伴黄疸、低蛋白血症、肝性脑病；无蛋白尿。临床有两种类型：Ⅰ型，进展性肾功能损害，2 周内肌酐成倍上升；Ⅱ型，肾功能缓慢进展性损害。

(5) 肝肺综合征：终末期肝病患者中发生率为 13% ~47%。患者可出现杵状指、发绀、蜘蛛痣。

(6) 肝性脑病：扑翼样震颤、谵妄进而昏迷。

(7) 门静脉血栓形成：发生率为 10% ~25%，大多在筛查时发现。43% 为慢性型，血栓缓慢形成，无明显临床症状；38% 出现食管静脉或门脉高压性胃病出血；18% 可出现剧烈腹痛，其中 70% 小肠梗死（intestinal infarction）。

(8) 肝硬化性心肌病：没有其他已知的心脏疾病的肝硬化患者，在应激情况下（行创伤性措施如外科手术/TIPS），心脏收缩反应损害和（或）舒张功能不全以及电生理异常（如 Q－T 间期延长），发生心功能不全甚至猝死，称为肝硬化性心肌病（cirrhotic cardiomyopathy）。

综上所述，肝硬化早期表现隐匿，晚期的临床表现可以归结为：①门脉高压的表现，如侧支循环、脾大、脾功能亢进、腹水等；②肝功能损害所致的蛋白合成功能降低（包括白蛋白、凝血酶原）、黄疸、内分泌失调及皮肤表现等；③并可出现并发症相关的临床表现。

五、辅助检查

（一）实验室检查

1. 血常规　代偿期多在正常范围。失代偿期由于出血、营养不良、脾功能亢进可发生轻重不等的贫血。有感染时白细胞可升高，脾功能亢进者白细胞和血小板均减少。

2. 尿液检查　尿常规一般在正常范围，乙型肝炎肝硬化并发乙肝相关性肾炎时尿蛋白阳性。胆汁淤积引起的黄疸尿胆红素阳性，尿胆原阴性。肝细胞损伤引起的黄疸，尿胆原亦增加。腹水患者应常规测定24小时尿钠、尿钾。

3. 粪常规　消化道出血时出现肉眼可见的黑便和血便，门脉高压性胃病引起的慢性出血，粪隐血试验阳性。

4. 肝功能检查

（1）血清胆红素：失代偿期可出现结合胆红素和总胆红素升高，胆红素的持续升高是预后不良的重要指标。

（2）蛋白质代谢：肝脏是合成白蛋白的唯一场所，在没有蛋白丢失的情况（如蛋白尿）时，血清白蛋白量常能反映肝脏储备功能。在肝功能明显减退时，白蛋白合成减少。正常值为35～55g/L，白蛋白低于28g/L为严重下降。肝硬化时由于损伤的肝细胞不能清除从肠道来的抗原，或后者经过门体分流直接进入体循环，刺激脾中B淋巴细胞产生抗体，形成高球蛋白血症。白蛋白与球蛋白比例降低或倒置。蛋白电泳可显示白蛋白降低，γ－球蛋白显著增高，β－球蛋白轻度升高。血清前白蛋白（prealbumin）也由肝合成，当肝细胞受损伤尚未引起血清白蛋白下降时，血清前白蛋白则已明显下降。肝硬化患者可下降so%左右。

（3）凝血酶原时间：是反映肝脏储备功能的重要预后指标，晚期肝硬化及肝细胞损害时明显延长，如用维生素K后不能纠正，更说明有功能的肝细胞减少。

（4）血清酶学检查：①转氨酶：肝细胞受损时，ALT升高，肝细胞坏死时，AST升高。肝硬化患者这两种转氨酶不一定升高，但肝硬化活动时可升高。酒精性肝硬化患者AST/ALT≥2。②γ－GT：90%肝硬化患者可升高，尤其以原发性胆汁性肝硬化（PBC）和酒精性肝硬化升高更明显。并发肝癌时明显升高。③ALP：70%的肝硬化患者可升高，并发肝癌时常明显升高。④胆碱脂酶（ChE）：肝硬化失代偿期ChE活力明显下降，其降低程度与血清白蛋白大致平行，若ChE极度降低者示预后不良。

（5）反映肝纤维化的血清学指标：肝纤维化的血清标志物可以分为直接标志和间接标志。几种直接标志用于评价和检测血清内细胞外基质（如透明质酸、Ⅳ型胶原、Ⅲ型前胶原、层黏连蛋白、YKL－40）以及参与纤维化发生和溶解过程的酶和细胞因子，如基质金属蛋白酶（MMPs）和组织基质金属蛋白酶抑制剂（TIMPs）。非直接的标志包括肝功能和肝脏炎症的标志，并且一般来说是可常规获得的检测，如凝血酶原时间、血清胆红素、血小板计数、转氨酶，但也包括载脂蛋白A1和α_2－巨球蛋白。这些指标单独来看均没有足够的鉴别力以替代肝活检，如Ⅲ型前胶原氨基末端肽（P－Ⅲ－P）、Ⅳ型胶原、透明质酸等，肝纤维化发生时以上各项指标可升高，主要反映ECM转换，不反映已经沉积的基质含量，并受多种因素影响，不能作为确诊肝纤维化/肝硬化的指标。联合不同的血清标志可显著改善其性能，如已专利化并投入市场的Fibrotest，这些联合检测标志的数学模型以及联合其他无创方法如瞬时弹性扫描的应用，有助于评估肝纤维化/肝硬化程度并可减少肝穿刺的需要。

（6）脂肪代谢：代偿期患者血中胆固醇正常或偏低，失代偿期总胆固醇特别是胆固醇酯明显降低。

（7）定量肝功能试验：①吲哚菁试验（ICG）：检测肝细胞对染料清除情况以反映肝细胞储备功能，是临床初筛肝病患者较有价值和实用的试验。患者空腹静脉抽血后注射ICG 0.5mg/kg，注射后15分钟对侧手臂静脉血测滞留率。正常值为10%以下，肝硬化患者ICG滞留率明显升高，甚至达50%以上。②其他：包括利多卡因代谢产物生成试验、氨基比林呼气试验、半乳糖耐量试验、色氨酸耐量试验、咖啡因清除试验等。

（8）血氨：动脉血氨的测定对肝性脑病有辅助诊断的价值。

5. 血清电解质　对于判断患者有无电解质紊乱以及治疗有重要意义。

6. 甲胎蛋白（AFP）　肝硬化活动时，AFP可升高。合并原发性肝癌时明显升高，如转氨酶正常AFP持续升高，须怀疑原发性肝癌。

7. 病毒性肝炎标记的测定　疑肝硬化者须测定乙、丙、丁肝炎标记以明确病因。肝硬化有活动时应作甲、乙、丙、丁、戊型标记及CMV、EB病毒抗体测定，以明确有无重叠感染。

8. 血清免疫学检查　血清抗线粒体抗体阳性提示PBC（阳性率95%），抗平滑肌抗体、抗核抗体阳性提示自身免疫性肝炎。

9. 血清铜蓝蛋白　肝豆状核变性时明显降低（<200mg/L），伴尿铜增加（>100μg/24h），年龄<40岁的肝损伤患者应检查血清铜蓝蛋白排除此病。

（二）影像学检查

1. 超声检查　肝硬化的声像图根据病因、病变阶段和病理改变轻重不同而有差异。超声检查可发现肝表面不光滑或凹凸不平：肝叶比例失调，多呈右叶萎缩和左叶、尾叶增大：肝实质回声不均匀增强，肝静脉管腔狭窄、粗细不等。此外，还有门脉高压症的声像图改变，表现为脾大、门静脉扩张和门脉侧支开放，部分患者还可探及腹水。多普勒检查可发现门脉侧支开放、门静脉血流速率降低和门静脉血逆流等改变。对门静脉血栓形成和肝癌等肝硬化的并发症也有较高的诊断价值。超声造影检查对鉴别肝硬化结节和肝癌有较高的诊断价值。晚近，通过检测超声和低频弹性波的瞬时弹性记录仪（transient elastography，fibroscan）可以测定肝弹性变化，从而反映肝硬度的变化，有助于肝硬化的诊断。

2. CT　肝硬化的影像学与超声检查所见相似，表现为肝叶比例失调、肝裂增宽和肝门区扩大，肝脏密度高低不均。此外，还可见脾大、门静脉扩张和腹水等门脉高压症表现。对于肝硬化和原发性肝癌的鉴别十分有用。

3. 磁共振成像（MRI）　磁共振成像除与CT相似外，对鉴别肝硬化结节、肝癌结节更优于CT检查。磁共振血管成像（MRA）可代替血管造影显示门脉血管变化和门脉血栓。用于门静脉高压病因的鉴别以及肝移植前对门脉血管的评估。

4. 放射性核素显像　经放射性核素99mTc扫描测定的心/肝比值能间接反映门静脉高压和门体分流程度，对诊断有一定意义，正常值0.26，肝硬化患者一般在0.6以上，伴门脉高压者常>1。

5. 上消化道钡餐摄片　可发现食管及胃底静脉曲张征象，食管静脉曲张呈现虫蚀状或蚯蚓状充盈缺损，胃底静脉曲张呈菊花样缺损。但诊断的敏感性不如胃镜检查。

（三）特殊检查

1. 内镜　胃镜可直接观察并确定食管及胃底有无静脉曲张，了解其曲张程度和范围，并可确定有无门脉高压性胃病。存在食管及胃底静脉曲张是门静脉高压最可靠的指标，一旦出现曲张静脉即可诊断门静脉高压。结肠镜可在结肠发现异位静脉曲张；胶囊内镜和小肠镜可发现小肠异位静脉曲张，从而找出下消化道出血原因。

2. 肝穿刺　1秒钟快速穿刺、超声指引下或腹腔镜直视下肝穿刺，取肝组织作病理检查，对肝硬化，特别是早期肝硬化确定诊断和明确病因有重要价值。凝血酶原时间延长及有腹水者可经颈静脉、肝静脉作活检，安全、并发症少。

3. 腹腔镜　可见肝脏表面高低不平，有大小不等的结节和纤维间隔，边缘锐利不规则，包膜增厚，脾大，圆韧带血管充血和腹膜血管曲张，腹水原因诊断不明确时，腹腔镜检查有重要价值。

4. 门静脉测压　经颈静脉测定肝静脉楔入压和肝静脉游离压，两者差为肝静脉压力梯度（hepatic vein pressuregradient，HVPG），是门静脉压力最佳的替代指标。正常值<5mmHg，纤维化3~4级的患者，HVPG几乎都≥6mmHg，HVPG 8~10mmHg是发生腹水的阈值，食管静脉曲张及出血者均>12mmHg。门静脉压力的测定是评价降门脉压力药物疗效的金标准，HVPG可以预测并发症和死亡率，对进展到失代偿期的预测能力优于Child-Pugh和MELD评分。

5. 腹水检查　所有新出现的腹水者、进展性肝硬化或上消化道出血伴腹水者以及腹水稳定的患者病情突然恶化，都应作诊断性穿刺。目的在于明确腹水是否由肝硬化引起，如果血清—腹水白蛋白梯度（serum-ascites albumingradient，SAAG）11g/L提示腹水由肝硬化门静脉高压所致。此时还应寻找是否存在导致腹水增加的原因，如SBP等。检查内容包括：腹水的性质，如颜色、比重、蛋白含量、细胞分类以及腺苷脱氨酶（ADA）、血与腹水LDH比值、细菌培养和内毒素测定。腹水培养应在床旁进行，使用血培养瓶，包括需氧、厌氧两种。每个培养瓶接种的腹水至少10ml。

六、诊断与鉴别诊断

（一）肝硬化的诊断与鉴别诊断

1. 肝硬化诊断的主要依据 ①病史：以了解肝硬化病因。应详细询问肝炎史，饮酒史、药物史、输血史、社交史及家族遗传性疾病史。②症状体征：根据上述临床表现逐条对患者进行检查，确定是否存在门脉高压和肝功能障碍表现。③肝功能试验：血清白蛋白降低，胆红素升高，凝血酶原时间延长提示肝功能失代偿，定量肝功能试验也有助于诊断。④影像学检查：B 超、CT 有助于本病诊断。完整的诊断应包括病因、病理、功能和并发症四个部分。

（1）病因诊断：明确肝硬化的病因对于估计患者预后及进行治疗密切相关。根据上述各种病因作相关检查以排除及确定病因诊断，如应检测病毒性肝炎标志物排除由肝炎引起的肝硬化，怀疑 Wilson 病应由眼科检查 K－F 环，测定血清铜蓝蛋白、尿铜、血铜等。

（2）病理诊断：肝活组织检查可明确诊断及病理分类，特别在有引起肝硬化的病因暴露史，又有肝脾大但无其他临床表现、肝功能试验正常的代偿期患者，肝活检常可明确诊断。

（3）肝脏储备功能诊断：可用 Child－Pugh 分级（Child－Pugh classification）来评定。

2. 鉴别诊断

（1）肝、脾大：与血液病、代谢性疾病的肝脾大鉴别。必要时做作肝活检。

（2）腹水的鉴别诊断：应确定腹水的程度和性质，与其他原因引起的腹水鉴别。肝硬化腹水为漏出液，SAAG $>11g/L$；并发自发性腹膜炎为渗出液，以中性粒细胞增多为主，但 SAAG 仍 $>11g/L$。结核性和肿瘤性腹水 SAAG $<11g/L$。结核性腹膜炎为渗出液伴 ADA 增高。肿瘤性腹水比重介于渗出液和漏出液之间，腹水 LDH/血 LDH >1，可找到肿瘤细胞。腹水检查不能明确诊断时，可做腹腔镜检查，常可明确诊断。

（二）并发症的诊断与鉴别诊断

1. 食管胃静脉破裂出血 表现为呕血、黑便，常为上消化道大出血。在大出血暂停、血压稳定后，急症胃镜检查（一般在入院后 12～48 小时）可以明确出血部位和原因，鉴别是胃食管静脉破裂出血还是门静脉高压性胃病或溃疡病引起。如由静脉曲张引起，需进一步检查明确静脉曲张由单纯肝硬化引起还是由门脉血栓或癌栓引起的门静脉高压。

2. 感染 发热的肝硬化患者需要确定有无感染以及感染的部位和病原。应摄胸片，作痰培养、中段尿培养、血培养，有腹水者进行腹水检查，以明确有无肺部、胆道、泌尿道及腹水感染。患者在短期内腹水迅速增加，伴腹痛、腹胀、发热，腹水检查白细胞数 $>500\times10^6/L$ 或中性粒细胞数 $>250\times10^6/L$，如能排除继发性感染者，即可诊断 SBP。腹水和血鲎试验以及血细菌培养可阳性，常为革兰阴性菌。少数患者可无腹痛，患者可出现低血压或休克（革兰阴性菌败血症）。鉴别诊断应除外继发性腹膜炎、内脏破裂或脓肿。继发陛腹膜炎的特点是腹水中性粒细胞数 $>10\,000\times10^6/L$，糖 $<0.5g/L$，蛋白 $>10g/L$，抗生素治疗无效，腹水可分离出 2 种以上病原体，以及不常见病原体如厌氧菌及真菌。

3. 肝肾综合征 顽固性腹水患者出现少尿、无尿、氮质血症、低血钠、低尿钠，考虑出现肝肾综合征。国际腹水协会诊断标准：①肝硬化腹水；②血清肌酐 $>133\mu mol/L$（1.5mg/d），Ⅰ型 HRS 2 周内；血清肌酐成倍上升，$>226\mu mol/L$（2.5mg/dl）；③停止使用利尿药和使用白蛋白［1g/（kg·d），最多100g/d］扩容治疗后 2 天，血清肌酐水平无改善（降低到 $133\mu mol/L$ 或以下）；④未出现休克，或近期使用过肾毒性或血管扩张药物；⑤无肾实质病变（蛋白尿 $>500mg/d$），无微小血尿（红细胞 $>50/Hp$）和（或）无超声波肾脏异常发现。应当注意的是应与由于利尿药、乳果糖过度使用、非甾体类抗炎药、环孢素 A 和氨基糖苷类药物的应用引起的医源性肾衰区分开来。

4. 原发性肝癌 患者出现肝大、肝区疼痛、有或无血性腹水、无法解释的发热要考虑此症，血清甲胎蛋白持续升高而转氨酶正常或 B 超提示肝占位病变时应高度怀疑，CT 或 MR 可确诊。

5. 肝性脑病 见有关章节。

6. 肝肺综合征　有上述 HPS 临床表现，立位呼吸室内空气时动脉氧分压 < 70mmHg 或肺泡－动脉氧梯度 > 20mmHg。下述试验提示肺血管扩张有助于作出诊断：①超声心动图气泡造影左心房有延迟出现的微气泡（心跳 4～6 次后）；②肺扫描阳性。前者敏感性高，后者特异性高。HPS 应与肺动脉高压相鉴别，后者有进行性呼吸困难，而发绀少见。心前区疼痛，体检肺动脉瓣区第 2 心音亢进，杂音向胸骨左缘传导，X 线显示心脏扩大，心脏超声提示右室肥厚，心导管检查可确诊。

7. 肝硬化性心肌病　2005 年世界胃肠病会议的诊断标准为：患者有隐匿性收缩功能不全，表现在运动、血容量变化、药物刺激时，心排血量的增加受阻，休息时射血分数（ejection fraction，EF）< 55%；舒张功能不全，表现为 E/A 比例 < 1.0、减速时间延长（> 200msec）、等容舒张时间延长（> 80msec）；以及有 Q－T 间期延长、左心房扩大等。

七、治疗

（一）治疗原则

肝硬化治疗应该是综合性的，首先针对病因进行治疗，如酒精性肝硬化患者必须戒酒，乙型肝炎病毒复制活跃者须行抗病毒治疗，忌用对肝脏有损害的药物。晚期主要针对并发症治疗。

（二）一般治疗

1. 休息　代偿期患者可参加轻工作，失代偿期尤其出现并发症患者应卧床休息。由于直立体位激活 RAAS 及交感神经系统引起肾小球滤过减少和钠潴留。因此，对于肝硬化腹水的住院患者卧床休息有一定益处。

2. 饮食　肝硬化是一种慢性消耗性疾病，目前已证实营养疗法对于肝硬化患者特别是营养不良者降低病残率及死亡率有作用。没有并发症的肝硬化患者的饮食热量为 126～168kJ/（kg·d），蛋白质 1～1.5g/（kg·d），营养不良者摄入热量为 168～210kJ/（kg·d），蛋白质 1～1.8g/（kg·d）。应给予高维生素、易消化的食物，严禁饮酒。可食瘦肉、河鱼、豆制品、牛奶、豆浆、蔬菜和水果。盐和水的摄入应根据患者水及电解质情况进行调整，食管静脉曲张者应禁食坚硬粗糙食物。

（三）药物治疗

1. 抗病毒治疗　代偿期乙肝肝硬化患者 HBeAg 阳性者的治疗指征为：不论 ALT 是否升高，HBV DNA≥104 拷贝/ml，HBeAg 阴性者为 HBVDNA≥103 拷贝/ml；对于 HBV DNA 可检测到但未达到上述水平者，如有疾病活动或进展的证据且无其他原因可解释，在知情同意情况下亦可开始抗病毒治疗。治疗后可以延缓或降低肝功能失代偿和 HCC 的发生。对于失代偿期肝硬化患者，只要能检出 HBV DNA，不论 ALT 或 AST 是否升高，建议在知情同意的基础上，及时应用核苷（酸）类药物抗病毒治疗，以改善肝功能并延缓或减少肝移植的需求。抗病毒治疗并不能改变终末期肝硬化的最终结局，进展期失代偿患者治疗 3 个月后如果 Child－Pugh 评分≥11 或 MELD 评分≥17.5，须进行肝移植的评估。抗病毒治疗首选核苷类似物，目前可供使用的有拉米夫定、阿德福韦、替比夫定、恩替卡韦和替诺福韦，应首选抗病毒效力强不易耐药的药物，须长期甚至终生服药。服药期间须随访。代偿期患者肝功能好的在严密监测下也可选择干扰素，疗程 1 年。

丙型肝炎肝硬化患者抗病毒治疗用长效干扰素联合利巴韦林，应减少剂量并在有经验医生指导下使用。

2. 抗纤维化药物　迄今尚无有力的循证证据推荐能有效地逆转肝纤维化的方法，有报道活血化瘀软坚的中药如丹参、桃仁提取物、虫草菌丝以及丹参、黄芪的复方制剂或干扰素－γ 和 α 用于早期肝硬化治疗，有一定的抗纤维化作用。

（四）腹水

腹水患者的治疗主要是减轻由于腹水或下肢水肿给患者带来的不适并防止腹水引起的并发症，如 SBP、脐疝的破裂以及进一步发展为肝肾综合征。因此主要目的是减少腹水以及预防复发。应测定体重、血清电解质、肾功能及 24 小时尿钠、尿钾排出量，以指导治疗。腹水的一线治疗方案是限钠加利尿药，90% 以上的腹水有效。二线治疗方案包括治疗性放腹水、TIPS 以及肝移植，用于 < 10% 顽固性腹水的治疗。

1. 腹水的一线治疗

（1）控制水和钠盐的摄入：对有轻度钠潴留者，钠的摄入量限制在 88mmol/d（5.0g 食盐）可达到钠的负平衡。检测随机尿中的钠钾比，如果 Na > K，24 小时尿钠 > 78mmol，腹水不减（体重增加），说明摄入的钠过多，应限钠摄入。应用利尿药时，可适度放开钠摄入，以尿钠排出量为给药指导。轻中度腹水在限钠饮食和卧床休息后可自行消退。稀释性低钠血症（ < 130mmol/L）患者，应限制水的摄入（800 ~ 1 000ml）。

（2）利尿药的应用：经限钠饮食和卧床休息腹水仍不消退者须应用利尿药，由于肝硬化腹水患者血浆醛固酮浓度升高，在增加肾小管钠的重吸收中起重要作用，因此利尿药首选醛固酮拮抗药——螺内酯。开始时 60 ~ 100mg/d，根据利尿反应（称体重、计尿量）每 4 ~ 5 天增加 60 ~ 100mg，直到最大剂量 400mg/d。可以合用袢利尿药呋塞米起始剂量 20 ~ 40mg/d，可增加到 160mg/d。利尿药的使用应每天 1 次顿服，效果优于分次服用，并从小剂量开始，服药后体重下降为有效（无水肿者每天减轻体重 500g，有下肢水肿者体重减轻 1 000g/d，如体重减轻超过此标准，利尿药宜减量）。利尿药的不良反应有水电解质紊乱、肾功能恶化、体重减轻过度、肝性脑病、男性乳房发育等。如出现肝性脑病、低钠血症（血钠 < 120mmol/L）、肌酐 > 120mmol/L 应停用利尿药。低钠血症可用胶体或盐水扩容或用 V2 受体拮抗药托伐普坦。但须避免 24 小时血钠上升 > 12mmol/L。

（3）提高血浆胶体渗透压：对于低蛋白血症患者，每周定期输注白蛋白、血浆可提高血浆胶体渗透压，促进腹水消退。

2. 顽固性腹水的治疗　对大剂量利尿药（螺内酯 400mg/d，呋塞米 160mg/d）缺少反应（无体重下降）或在小剂量利尿药时就发生肝性脑病、低钠、高钾等并发症，均属于顽固性腹水（refractory ascites），其在失代偿期肝硬化患者中的发生率为 10%。治疗首先应针对导致顽固性腹水发生的一些可逆性原因，如不适当的限钠、利尿；使用肾毒性药物；SBP；门静脉、肝静脉栓塞及未经治疗的活动性肝病。还可以用下列方法治疗：

（1）排放腹水、输注白蛋白：对于顽固性大量腹水患者，如无其他并发症（肝性脑病、上消化道出血、感染）、肝储备功能为 Child - Pugh A、B 级，无出血倾向（INR < 1.6，血小板计数 > 50×10^9/L）可于 1 ~ 2 小时内抽排腹水 4 ~ 6L，同时补充白蛋白 6 ~ 8g/L 腹水，以维持有效血容量，阻断 RAAS 系统激活。一次排放后仍有腹水者可重复进行，该方法腹水消除率达 96.5%，排放腹水后应用螺内酯维持治疗。

（2）经颈静脉肝内门体分流术：经颈静脉肝内门体分流术（transjugular intrahepatic portosystemic shunt，TIPS）可用于顽固性腹水患者。有效率 50% ~ 80%。术后门脉压力下降，阻断钠潴留，此外，改善肾脏对利尿药反应。因此，可预防腹水复发；但支架阻塞可导致腹水复发。同时，术后可逆性肝性脑病的发生率为 50% ~ 70%。因此，目前不作为首选方法，患者纳入标准：年龄 < 65 岁、Child - Pugh 分数 < 12、MELD < 18、非酒精性肝病、心脏射血分数 > 60%、无严重自发性肝性脑病或其他明显脑损伤史如脑卒中等。最近，有证据提示带膜支架可改善生存率。

（3）自身腹水浓缩回输：在严格无菌情况下，将腹水尽可能多的抽到无菌输液器，经特殊装置，去除腹腔积液中水分及小分子毒性物质，回收腹水中白蛋白等成分通过外周静脉回输或直接回输到腹腔，一般可浓缩 7 ~ 10 倍。用于顽固性腹水患者，术后尿量明显增加，腹水消退后可持续一段时间。有严重心肺功能不全、近期上消化道出血、严重凝血障碍、感染性或癌性腹水者不宜做此治疗。

（4）肝移植：难治性腹水患者极易并发 SBP 和肝肾综合征，1 年生存率仅 25%。患者由于腹水量多，生活质量也十分差，因此是肝移植的适应证。

（五）并发症的治疗

1. 胃底食管静脉破裂出血　胃底食管静脉破裂出血是肝硬化严重并发症和死亡主要原因，应予以积极抢救。

（1）重症监护：卧床、禁食、保持气道通畅、补充凝血因子、迅速建立静脉通道以维持循环血容量稳定，密切监测生命体征及出血情况。必要时输血。短期应用抗生素，不仅可以预防出血后感染，特别如 SBP，还可通过控制内毒素血症降低门脉压力，从而提高止血率、降低死亡率。可先予静脉用头孢曲松 1g/d，能进食时口服环丙沙星 0.4g，2 次/日，共 7 天。

（2）控制急性出血

1）血管活性药物治疗：一旦怀疑食管胃静脉破裂出血，应立即静脉给予下列缩血管药物，收缩内脏血管，减少门静脉血流量，达到止血效果。诊断明确后继续用 3～5 天。常用药物有 14 肽生长抑素，首剂 250μg 静脉推注，继以 250μg/h 持续静脉点滴；8 肽奥曲肽，首剂 100μg 静脉推注，继以 25～50μg/h 持续静脉滴注，必要时剂量加倍；三甘氨酰赖氨酸加压素（特利加压素）静脉输液泵，1～2mg，3～4 次/日；垂体后叶素（VP）0.4U/min 静脉点滴。VP 不良反应多，有腹痛、血压升高、心绞痛等，有心血管疾病者禁用。如要使用 VP 应合并硝酸甘油 0.3～0.6mg（舌下含化或静脉滴），可减少 VP 不良反应，增强降门脉压力作用。

2）气囊压迫术：使用三腔管对胃底和食管下段作气囊填塞。常用于药物止血失败者。每 6 小时放松 1 次，压迫总时间不宜超过 24 小时，否则易导致黏膜糜烂。这项暂时止血措施，可为急救治疗赢得时间，也为进一步做内镜治疗创造条件。

3）内镜治疗：经过抗休克和药物治疗血流动力学稳定者应立即送去作急症内镜检查，以明确上消化道出血原因及部位。如果仅有食管静脉曲张，还在活动性出血者，应予以内镜下注射硬化剂止血，止血成功率为 90%。如果在做内镜检查时，食管中下段曲张的静脉已无活动性出血，可用皮圈进行套扎。胃底静脉出血，宜注射组织黏合剂。

4）急症手术：上述急症治疗后仍出血不止，患者肝脏储备功能为 Child－Pugh A 级者可行断流术。

5）介入治疗：上述患者如无手术条件者可行 TIPS 作为挽救生命的措施。术后门脉压力下降，止血效果好，但易发生肝性脑病和支架堵塞。带膜支架（PTFE－TIPS）不仅可以控制出血和预防再出血，还可以延长生存期。对胃底静脉曲张活动性出血，药物和内镜治疗无效时可紧急做经皮经肝栓塞术或经静脉球囊逆行堵塞术（balloon－occluded retrograde transvenous obliteration，B－RTO）。

（3）预防再出血：在第 1 次出血后，1 年内再出血的发生率约 70%，死亡率约 30%～50%，因此在急性出血控制后，应采用以下措施预防再出血：

1）内镜治疗：首选套扎，套扎后的较小的曲张静脉可用硬化剂注射。注射黏合剂预防胃底静脉曲张（GOV2/IGV1）再出血的效果优于下述的药物并可延长生存期。

2）药物治疗：常用药物为普萘洛尔，通过其 β 受体阻断作用，收缩内脏血管，降低门静脉血流量而降低门静脉压力。用法：从 10mg/d 开始，逐日加 10mg，直至静息时心率下降到基础心率的 75%，作为维持剂量，长期服用，并根据心率调整剂量。禁忌证为窦性心动过缓、支气管哮喘、慢性阻塞性肺部疾病、心衰、低血压、房室传导阻滞、胰岛素依赖性糖尿病。联合内镜治疗，预防出血效果更好。亦可联用扩血管药物 5－单硝酸异山梨醇，通过降低门脉阻力，增加其降门静脉压力效果，疗效优于单用普萘洛尔。

3）外科减压或断流：如果患者为代偿期或 Child－Pugh A 级肝硬化伴脾功能亢进，在药物或内镜治疗失败时也可考虑做远端脾肾吻合术或断流术加脾切除术。

4）TIPS：仅用于药物、内镜治疗失败的肝移植候选人。

5）肝移植：终末期肝病伴食管静脉反复出血者是肝移植的适应证。

（4）预防首次出血：曲张的食管静脉直径＞5mm，出血危险性高达 75%，首选普萘洛尔预防首次出血（用法同上）。目的是使门脉压力下降到 12mmHg 以下，或下降大于基线 20%，无效或有禁忌证者可用内镜下套扎作为替代疗法。晚近报道卡维地洛（carvedilol），通过非选择性 β 受体阻断和 α_1 肾上腺能阻断作用，同时降低门脉血流量和肝血管张力，其降低门脉压力的作用大于普萘洛尔，预防首次出血的作用优于普萘洛尔和 EVL。

2. 自发性细菌性腹膜炎　主要致病菌为革兰阴性菌（占 70%），如大肠杆菌（47%）、克雷伯杆菌

(13%)。由于 SBP 后果严重，如临床上怀疑 SBP 或腹水中性粒细胞 $>250\times10^6/L$，应立即行经验性治疗，抗生素首选静脉用头孢噻肟 2g，2 次/日，或头孢曲松 2g，1 次/日，在用药后 48 小时再行腹水检查，如中性粒细胞数减少一半，可认为抗生素治疗有效，疗程 5～10 天。腹水蛋白 <10g/L、已发生过一次 SBP 以及食管静脉破裂出血者是复发性 SBP 的高危患者，应口服环丙沙星 400mg/d 进行预防。SBP 最严重的并发症是肝肾综合征。一旦诊断 SBP 立即给予白蛋白输注 1.5g/(kg·d)，48 小时后 1g/(kg·d)，可预防 HRS，提高生存率。

3. 肝肾综合征　治疗原则是增加动脉有效血容量和降低门静脉压力，在积极改善肝功能前提下，可采取以下措施：①早期预防和消除诱发肝肾衰竭的因素，诸如感染、出血、电解质紊乱、不适当的放腹水、利尿等。②避免使用损害肾功能的药物。③输注白蛋白 1g/(kg·d)，以后 20～40g/d，持续 5～10天，使血 Cr <132.6μmol/L。④血管活性药物特利加压素 0.5～2mg 静注（缓推 1 小时或用输液泵），12 小时 1 次，通过收缩内脏血管，提高有效循环血容量，增加肾血流量，增加肾小球滤过率，阻断 RAAS 激活，降低肾血管阻力。也可用去甲肾上腺素（0.5～3mg/h）或米多君（2.5～3.75mg/d）加奥曲肽（300～600μg/d）代替特利加压素。⑤TIPS 有一定帮助，应用对象：SB <51μmol/L、Child－Pugh <12 分、无心肺疾患和肝性脑病者。⑥肝移植：对可能发生 HRS 的高危患者如稀释性低钠血症、低血压、低尿钠患者在发生 HRS 前行肝移植。

4. 肝肺综合征　内科治疗无效，TIPS 可改善患者症状，为肝移植创造条件。

5. 肝硬化性心肌病　治疗非特异性，主要针对左心室衰竭，肝移植是唯一可治疗的手段。

6. 门静脉血栓形成　新近出现或进展性门静脉血栓形成早期可行低分子肝素抗凝治疗，抗凝前对有高危的静脉曲张者应给予 β 受体阻断药或 EVL 预防出血。用药 2～3 个月后影像学评估，如血栓形成继续进展，考虑 TIPS；如有改善或稳定，继续抗凝直到肝移植。如果是稳定的陈旧性血栓或有门静脉海绵样变，在影响肠系膜上静脉的流量并且有易栓症情况下，进行抗凝；如不存在易栓症，影像学随访如血栓有进展，抗凝治疗。陈旧性血栓或有门静脉海绵样变的患者，肠系膜上静脉的流量未受影响的，则常规随访不必治疗。

八、预后

Child－Pugh 分级与预后密切相关，1 年和 2 年的估计生存率分别为 Child－PughA 级 100%，85%；B 级 80%，60%；C 级 45%，35%。呕血、黄疸、腹水是预后不利因素。肝移植的开展已明显地改变了肝硬化患者的预后。移植后患者 1 年生存率 90%、5 年生存率 80%，生活质量大大提高。

九、预防

肝硬化的病因复杂，明确病因和针对病因的治疗是防治关键。其中最常见者为病毒性肝炎。在我国乙型病毒性肝炎的发病率仍比较高，因此防治乙肝是预防本病的关键。新生儿和高危人群应注射乙肝疫苗，乙肝患者给予积极的抗病毒治疗；严格执行器械的消毒常规，严格选择献血员；节制饮酒；注意合理的营养；避免应用对肝有损的药物；加强劳动保健；避免工农业生产中的各种慢性化学品中毒；定期体格检查，无疑也是预防本病的积极措施。

（焦栓林）

第二节　药物性肝病

药物性肝病（drug induced liver disease，DILD）是指药物或（及）其代谢产物引起的肝损害，是引起肝损伤的常见病因。目前已发现有上千种药物可引起肝损害，并且药物名单在逐年扩展，其中包括医学处方药物及人们因治疗、营养等目的使用的非处方药物和中草药。事实上，DILD 越来越成为突出的健康问题，约占所有药物不良反应的 6%，所有黄疸和急性肝炎患者的 5%，非病毒性慢性肝炎患者的 20%～50%，并且是引起暴发性肝衰竭的重要病因之一（50% 以上）。

药物性肝损伤中只有少部分是由有剂量依赖的毒性药物引起，而绝大多数是特应性反应，机制不明确，难以预测，可能与环境和遗传易感因素有关。加强临床前新药对肝损伤的筛选、建立和加强药物不良反应监测系统以及提高医护人员的认识可对减少药物性肝损伤有所帮助。

一、发病机制

肝是药物清除、生物转化和分泌的主要场所。肝常能通过多种机制适应低水平的肝毒性，然而当药物代谢过程中毒反应性产物的产生超过它们能安全排泄的速率时就会引起肝损伤。药物性肝损伤的机制还包括药物本身的毒性、免疫过敏机制、代谢过程中由肝实质摄取、经胆盐及有机阴离子的转运和排出异常等方面。

（一）非免疫机制

某些药物（如对乙酰氨基酚）在肝内 P450 酶作用下可转化为毒性代谢产物，产生亲电子基和氧自由基，引起肝内谷胱甘肽耗竭，并与蛋白质、核酸和脂质等大分子物质共价结合，引起脂质过氧化，破坏线粒体、细胞骨架、微管、内质网及细胞核功能，结果导致肝细胞变性、坏死、凋亡和对炎症介质的敏感性增高。如果药物及其代谢产物引起肝窦底侧膜的摄取障碍、肝细胞分泌胆汁功能破坏和毛细胆管膜上的转运器的功能障碍，则可导致药物性胆汁淤积。

（二）免疫过敏机制

药物反应性代谢产物可通过改变肝细胞的蛋白质形成新抗原、以半抗原复合物形式获得抗原性、诱导自身抗体的产生等启动细胞免疫和（或）体液免疫反应，引起免疫介导的肝损伤。

（三）易感因素

许多获得和遗传性因素与药物性肝损伤的发生危险性有关，如：①年龄（老龄）。②性别（女性）。③慢性酒精摄入。④药物间协同作用。⑤基础疾病（肝脏疾病和代谢紊乱）等。对于老年人、新生儿、营养不良者和已患有肝、肾疾病的患者应适当调整用药剂量。⑥宿主遗传因素：一些与药物生物转化、解毒以及免疫反应过程相关基因（如细胞色素 P450、转运基因、解毒酶、免疫因子、HLA 基因等）的单核苷酸多态性与特异性药物性肝损伤相关。

二、病理

DILD 可引起所有类型的肝损伤病理变化。而肝内所有细胞均会受到药物的影响，有些药物甚至可能出现多种损伤表现。临床较多见的是类似急性黄疸性肝炎和胆汁淤积性肝病的症状和实验室检查异常。

三、临床表现与实验室检查

DILD 可因肝损伤药物的种类及机制不同而出现所有急慢性肝胆疾病的类似表现。而最多见的是急性肝炎型或胆汁淤积型。

急性肝炎表现为主者常有全身症状如发热、乏力、食欲缺乏、黄疸和血清氨基转移酶增高（达正常 2～30 倍），ALT/ALP≥5，高胆红素血症和凝血酶原时间延长与肝损伤严重度相关。病情较轻者，停药后短期能恢复（数周至数月）。重者发生暴发性肝衰竭，出现进行性黄疸、凝血异常和肝性脑病，常发生死亡。药物性肝损伤是引起急性肝衰竭的最常见原因之一。

以胆汁淤积为主的 DILD 其临床与实验室表现与肝内淤胆、肝外胆道梗阻、急性胆管炎相似，主要为黄疸和瘙痒，可伴有发热、上腹痛、右上腹压痛及肝大，伴血清氨基转移酶轻度增高而 ALP 明显增高（2～10 倍），ALT/ALP≤2（混合型 ALT/ALP 为 2～5），结合胆红素明显升高（34～500μmol/L），胆盐、脂蛋白 X、γ-GT 及胆固醇升高，而抗线粒体抗体阴性。一般于停药后 3 个月到 3 年恢复，少数出现胆管消失病伴慢性进展性过程。偶尔胆管损害不可逆而进展为胆汁性肝硬化。

以过敏反应为主的急性 DILD，常有发热、皮疹、黄疸、淋巴结肿大，伴血清氨基转移酶、胆红素和 ALP 中度增高，药物接触史常较短（4 周以内）。疾病严重程度与药物剂量之间无肯定联系；再次给药时，不仅疾病严重度增加，潜伏期也缩短，患者血清中存在自身抗体为其特点。

药物引起的慢性肝炎与自身免疫性慢性肝炎的临床表现相似，可以轻到无症状，而重到发生伴肝性脑病的肝衰竭。生化表现与慢性病毒性肝炎相同，有血清氨基转移酶、γ－GT 的升高，进展型可导致肝硬化伴低蛋白血症及凝血功能障碍。

四、诊断与鉴别诊断

DILD 的诊断主要根据服药史、发病过程与服药的时间相关特点并排除其他肝损伤因素作出综合诊断。

（一）用药史和危险因素

1. 用药史　需了解发病前 3 个月内服过的药物，包括剂量、用药途径、持续时间及同时使用的其他药物。更应详细询问非处方药、中草药及保健品应用情况。对使用中草药对疾病的治疗和可能引起的肝毒性应按照中医药辨证论治的原则和考虑配伍问题。此外还应了解患者的职业和工作环境。

临床支持 DILD 的诊断依据有：使用已知有肝毒性的药物（如化疗、抗结核、某些抗生素类药物）；血液药物分析阳性（如对乙酰氨基酚、维生素 A）；肝活检有药物沉积（如维生素 A 自发荧光）及小囊泡性脂肪肝、嗜伊红细胞浸润、小叶中央坏死、胆管损伤等肝损伤证据。

2. 危险因素　包括：①肝病史：原来有无病毒性肝炎和其他肝病的证据；②原发病：是否有可能累及肝；③年龄 >50 岁；④使用许多药物。

3. 时序特点　包括以下几个方面：①可疑药物的给药到出现肝损伤的时间间隔多在 1～12 周。但既往已有对该种药物的暴露史或致敏史的患者可能在较短的时间内发病（1～2 天）。1 年以前服用的药物基本排除是急性肝炎的诱因。②停药后肝功能异常和肝损伤好转，常常数周内完全恢复。如果停药后临床表现在几天内消失而氨基转移酶在 1 周内下降超过 50% 以上，则对诊断非常有意义。③偶然再次给予损伤药物引起肝异常的复发。但不可故意重新给予可疑损伤药物，以免引起严重肝损伤的危险，特别是免疫致敏性肝炎，重新给予药物有时会引起暴发性肝炎。

（二）药物过敏或过敏性疾病表现

任何相关的过敏反应如皮疹和嗜酸性粒细胞增多对诊断 DILD 十分重要。药物过敏反应具以下特点：①服药开始后 5～90 天及离最后一次用药 15 天之内出现肝功能障碍。②首发症状主要为发热、皮疹、皮肤瘙痒和黄疸等。③发病初期外周血嗜酸性粒细胞上升（达 6% 以上）或白细胞增加。④药物敏感试验（淋巴细胞培养试验、皮肤试验）为阳性，血清中有自身抗体。⑤偶然再次用药时可再引起肝病。对于药物过敏反应所致的肝病具①、④或①、⑤者可以确诊；具①、②或①、③者可以拟诊。

（三）排除其他能够解释肝损伤的病因

排除标准根据肝损伤的类型而有差别。①急性肝炎患者要询问有无肝胆疾病史、酒精滥用史和流行病学上与病毒感染相符合的情况（吸毒、输血、最近外科手术、流行病地区旅行）；②对主要的肝炎病毒应进行血清学分析（A、B、C、D、E 型肝炎病毒；某些情况下还包括巨细胞病毒、EB 病毒和疱疹病毒）；③需排除与心功能不全有关的潜在的肝缺血，特别是老年患者；④需通过超声或其他适当的检查手段排除胆道阻塞；⑤还应排除自身免疫性肝炎或胆管炎、一些酷似急性肝炎过程的细菌感染（如弯曲菌属、沙门菌属、李斯特菌属）；⑥HIV 和 AIDS 的并发症。年轻患者应排除 Wilson's 病。

诊断 DILD 的难点在于某些临床表现不典型的病例，例如：①药物用于治疗的疾病本身会导致肝异常（如细菌感染）；②既往已有慢性肝病；③同时摄入几种肝毒性药物（如联合抗结核治疗）；④药物处方难以分析的病例：如自服被认为是安全的药物（中草药）、隐瞒信息（非法药物）、遗忘信息（老年），暴发性或亚暴发性肝炎。

多数情况下诊断 DILD 不需要肝活检，然而在需要排除其他肝损伤病因和定义至今未知肝毒性药物的损伤等情况下可进行肝活检检查。在疾病早期进行肝活检有助于鉴别病变类型和了解肝损伤程度。

CIOMS 或 RUCAM（roussel uclaf causality assessmentmethod，RUCAM）量表是第一个也是目前所使用的最主要的评估 DILD 的相对标准化的评分系统，此外还有 Maria&Victorino/CDS、Naranjo 量表等。

五、治疗

（一）预防

药物性肝损害重在预防，应严格掌握药物的适应证，不可滥用。应避免同时使用多种药物，特别是应谨慎使用那些在代谢中有相互作用的药物；尽可能了解将服用的药物与肝损伤的可能关系，避免不必要的服药；避免服药时饮酒（酒精与多种药物合用）。

（二）停用和防止重新给予引起肝损伤的药物

包括属于同一生化家族的药物（以防止有相关化学结构的药物之间的交叉毒性反应）。

（三）早期清除和排泄体内药物

服药 6 小时内可通过洗胃、导泻（硫酸镁）、吸附（活性炭）等清除胃肠残留的药物。还可采用血液透析（血浆药物浓度高，分布容积低的情况下）、血液超滤（过量摄取药物在 14～24 小时以内的患者）、渗透性利尿（血浆药物浓度低，分布容积高，采用血液超滤无效的情况下）促进药物的排泄。

（四）药物治疗

包括抗氧化剂（促进反应性代谢产物的清除）、保护性物质的前体、阻止损伤发生的干预剂或膜损伤的修复剂。常用药物有：①N－乙酰半胱氨酸：对于对乙酰氨基酚过量的患者有特殊疗效，可作为谷胱甘肽的前体或通过增加硫酸盐结合解毒已形成的反应性代谢物，此外还有促进肝内微循环的作用。治疗应尽早进行，10 小时内给药可获最大的保护性效果。用法为初次口服（或灌胃）140mg/kg，以后每 4 小时口服 70mg/kg，共 72 小时；或首次静脉滴注 150mg/kg（加在 5% 葡萄糖液 200ml 内静脉滴注 15 分钟），以后静脉滴注 50mg/kg（500ml/4h），最后 100mg/kg（1 000ml/16h）。②还原型谷胱甘肽（GSH，TAD，泰特）：补充肝内 SH 基团，有利于药物的生物转化。③S－腺苷－L－蛋氨酸（腺苷蛋氨酸，ademetionine，SAMe，思美泰）：可通过转甲基作用，增加膜磷脂的生物合成，增加膜流动性并增加 Na^+-K^+－ATP 酶活性，加快胆酸的转运。同时通过转硫基作用，增加生成细胞内主要解毒剂谷胱甘肽和半胱氨酸，生成的牛磺酸可与胆酸结合，增加其可溶性，对肝内胆汁淤积有一定的防治作用。用药方法为每天 1～2g 静脉滴注 2 周，以后改为每天 1.6g 分 2 次口服，直到症状及生化指标改善，一般为 4～8 周。④多烯磷脂酰胆碱（polyenylphosphatidylcholine，易善复）：具有保护和修复肝细胞膜作用。⑤熊去氧胆酸（UDCA）：有稳定细胞膜、免疫调节及线粒体保护作用，能促进胆酸运输和结合胆红素的分泌，可用于药物性肝损伤特别是药物性淤胆的治疗。剂量为 0.25g 每日 2～3 次口服。⑥甘力欣等甘草酸制剂。⑦皮质激素：可诱导 MRP2，从而加速胆红素排泄，可用于胆汁淤积和有免疫高敏感性证据的患者，可采用甲基泼尼松龙 30～40mg/d，有效后减量。

对发生 DILD 的患者应加强支持治疗。卧床休息，密切检测肝功能等指标，特别是监测急性肝衰竭和进展为慢性肝衰竭的征象。酌情补充血浆、白蛋白、支链氨基酸，给予口服新霉素和乳糖，给予预防应激性溃疡的药物。无肝性脑病时给予高热量、高蛋白饮食，补充维生素，注意维持水、电解质和酸碱平衡。

胆汁淤积引起的瘙痒、骨病、脂溶性维生素缺乏等的治疗类似于其他胆汁淤积性肝病。

药物引起急性肝衰竭的治疗原则基本同急性重型肝炎。

（五）支持治疗

重症 DILD 可选择人工肝支持治疗。

（六）肝移植

重症 DILD 导致肝衰竭、重度胆汁淤积和慢性肝损伤进展到肝硬化时，可考虑肝移植治疗。

（焦栓林）

第三节　自身免疫性肝炎

自身免疫性肝炎（autoimmune hepatitis，AIH）以女性为主（女性：男性比例为4 ：1）、以血清中出现自身抗体（非器官和肝特异）、血清转氨酶和IgG增高（高γ－球蛋白血症）、组织学上门脉大量浆细胞浸润为特点，常共存有肝外自身免疫性疾病，在治疗上常对激素等免疫抑制剂有反应。该病见于所有人种和所有年龄，可根据所出现的自身抗体进一步分型。Ⅰ型是最常见的类型，血清抗核抗体（ANA，靶抗原为着丝粒、52K SSA/Ro、组蛋白、核糖核蛋白）和抗平滑肌抗体（SMA，靶抗原为肌动蛋白、微管蛋白、中间丝）阳性；而Ⅱ型主要发生于儿童，肝肾微粒体抗体（LKM，靶抗原为细胞色素单氧化酶P450ⅡD6）阳性。

一、发病机制

普遍接受的机制是机体对自身组织蛋白失去耐受导致自身抗体及（或）自身致敏淋巴细胞的产生，攻击自身靶抗原细胞和组织，进而使之产生病理改变和功能障碍。最为接受的假说是外源性抗原和自身抗原之间的分子模拟导致自身耐受的破坏和多种AILD出现在同一个体。

1. 遗传易感性　主要与人类白细胞抗原（人主要组织相容性复合物，HLA）工类分子及Ⅱ类分子有关。其中HLA DR3（DRBl＊0301）及DR4（DQBl＊0401）是Ⅰ型AIH的危险因子，而Ⅱ型AIH可能与DR7有关。

2. 环境促发因素及抗原交叉反应　一些因素如感染（麻疹病毒、肝炎病毒和EB病毒感染等）、药物和毒素、交叉抗原等可能诱导自身抗体的产生和打破自身耐受，促进抗体依赖的细胞毒性和异常HLA抗原的表达进而引起T细胞的细胞毒性，发生针对肝的自身免疫反应。

3. 免疫功能异常　从体液免疫角度，AIH患者可能具有抑制性T细胞功能缺陷，不能正常抑制对自身抗原有反应性的B细胞，后者产生针对自身抗原的自身抗体，进一步可通过ADCC（抗体依赖的细胞介导的细胞毒）作用而使自身细胞遭到破坏。从细胞免疫角度，AIH发生时HLA分子、细胞黏附分子及淋巴细胞功能相关抗原异常表达，细胞因子失平衡，T细胞打破耐受而识别自身抗原，导致效应T细胞与靶细胞结合复合体的形成和细胞溶解过程，引起肝损伤和坏死。

二、病理

表现为汇管区和小叶间隔周围肝细胞呈碎片样坏死伴炎性细胞浸润，以淋巴细胞和浆细胞为主，也可出现汇管区－汇管区、小叶中央－汇管区的桥样坏死和肝小叶性肝炎（lobular或intraacinar hepatitis）。肝小叶界面性肝炎（interface hepatitis），表现为相邻肝小叶间肝细胞呈碎片样坏死及炎症细胞浸润，大量的浆细胞浸润、肝细胞玫瑰花瓣样改变对自身免疫性肝炎有提示作用。浸润的细胞中浆细胞和淋巴细胞数量上相近。

肝细胞的持续坏死刺激胶原结缔组织的增生及肝细胞再生结节的形成，肝可表现为进展性纤维化和最终发展成肝硬化。

在肝损害的各个阶段，肝内胆管及毛细胆管的损伤、扭曲及受挤压等都可造成胆汁排泄障碍，继而出现胆汁淤积的病理学特征。

以上形态学表现都非自身免疫性肝炎所特有，慢性病毒性肝炎、药物性肝炎都可出现这些征象。当患者出现胆汁淤积、胆管上皮细胞损伤及增生时，病理学不易与PBC、PSC相鉴别。

三、临床表现

（一）发病特点

本病的发生通常呈隐袭性，患者可完全无症状达很长一段时间。就诊时大多数患者诉说某一或某些症状或体征波动长达数月或2年以上。然而，本病也可呈现急性、亚急性甚至暴发性发作，临床上很难与急性病毒性肝炎相区别。急性发病的患者大多先前已有慢性肝损害的过程，是疾病进展或恶化的结果。

女性患者占绝对多数（80%）。发病的年龄分布呈双峰型，即青春期（15~24岁）和女性绝经期前后（45~64岁）为两个发病高峰。

年轻患者病情多较严重，糖皮质激素难以控制病情。而年长患者病程趋于缓和，易用免疫抑制剂控制。

（二）症状

就诊时最常见的主诉是极度疲乏、嗜睡，并伴有不适和（或）恶心、无食欲。其他症状依次可有厌食、体重减轻、右上腹不适或疼痛、皮肤瘙痒、关节肌肉疼痛、皮疹、发热等。这些症状可出现于任何体征前数周。不可忽视的是10%的患者无任何症状，这些患者常因肝功能检查或健康体检、或因其他疾患就诊而被发现。本病常伴有肝外免疫性疾病，一些患者以关节炎的关节疼痛、白癜风、自身免疫性甲状腺疾病、胰岛素依赖性糖尿病就诊，在治疗其他疾病时出现肝病的症状或体征，或因肝功能检查异常而怀疑本病。

（三）体征

最常见的体征是黄疸，常较严重，但也有25%的患者表现为隐性黄疸。其他依次出现的体征有肝大、蜘蛛痣、脾大、腹水、周围水肿、呕血及黑便。8%的患者以呕血和（或）黑便就诊，并以此为肝病的第一征象，而无其他任何症状或体征。30%的患者就诊时已有肝硬化，提示相当一部分患者在出现明显的症状和（或）体征前已有很长的病程。

四、实验室检查

患者就诊时常规肝功能检查结果差异大，可表现为急慢性肝损伤、胆汁淤积，转氨酶和胆红素的水平可以刚刚超过正常上限，也可以高于正常的30~50倍。这些检查的异常程度与肝活检组织学病变的严重性不一定相一致。碱性磷酸酶（ALP）和谷氨酸转肽酶（γ-GT）可有中度升高，尤其是伴有胆汁淤积者。

五、诊断与鉴别诊断

没有某种单独的临床表现能够确诊AIH，多数情况下需根据详尽的临床病史、疾病特异的实验室检查、有经验的组织学观察及对其他引起肝损伤的疾病的排除，然后进行诊断。自身抗体是诊断AIH的重要工具，ANA、SMA和LKM是诊断AIH的关键组成部分，对疑似患者应首先进行监测。但自身抗体对AIH不特异，不是引起本病的原因，其滴度的改变也不随治疗改变，因此不必连续进行监测。ANA是AIH最不特异的标志，也可在PBC、PSC、病毒性肝炎、药物相关性肝炎、酒精和非酒精性脂肪肝病患者中检出。

（一）诊断标准

诊断不明的患者也可根据临床表现和影响因素经过积分系统进行诊断，这一积分系统能够通过一个累积分数反映激素治疗前后诊断的准确性。2008年又有简化的积分系统被提出，后者相对具有较低的敏感性和较高的特异性。

（二）临床分期和特殊类型的AIH

临床上AIH可分为：①无症状AIH；②有症状AIH；③缓解期AIH；④治疗中复发；⑤代偿期无活动性肝硬化；⑥失代偿期活动性肝硬化；⑦肝衰竭。还有一些情况需特殊治疗：①儿童；②妊娠；③多次复发或对皮质类固醇耐受；④并发丙型病毒性肝炎；⑤特殊类型的AIH：如AIH-PBC重叠综合征、自身免疫性胆管炎；⑥AIH-PSC重叠。

（三）鉴别诊断

临床上AIH与其他肝病在治疗上有着明确的区别，需仔细鉴别。主要包括：①肝遗传性疾病，如

Wilson 病、血色病、α_1－抗胰蛋白酶缺陷；②药物诱导的肝病；③慢性病毒感染；④酒精性肝病；⑤其他自身免疫性肝病或重叠，如 PBC 和 PSC。

六、治疗

AIH 对激素等免疫抑制药物治疗敏感，因此一经诊断应考虑采用相应药物治疗。但一般仅对严重、快速进展的 AIH 才使用免疫抑制药物治疗，对于尚不满足绝对指征患者的治疗应基于临床判断并个体化。对失代偿的患者也应考虑激素治疗。

（一）免疫抑制药物治疗

1. 指征

（1）绝对指征：①血清氨基转移酶至少 10 倍于正常上限；②血清氨基转移酶至少 5 倍于正常而 γ－球蛋白至少 2 倍于正常；③病理组织学检查示桥样坏死，或多小叶坏死，界面性肝炎（重度、融合）。

（2）相对指征：乏力、关节痛、黄疸症状；血清氨基转移酶和（或）γ－球蛋白水平低于绝对指征；界面肝炎（轻中度）。

（3）无指征：对无活动性肝硬化、既往对泼尼松和（或）硫唑嘌呤不耐受、已有共存疾病。

2. 治疗方案　推荐使用的泼尼松或泼尼松联合硫唑嘌呤的成人治疗方案。治疗应持续进行直到疾病缓解，或确定治疗失败、最大可能反应、出现严重药物不良反应。

（1）缓解：约 65% 的患者表现为症状缓解，肝功能恢复正常（血清转氨酶水平正常或小于正常 2 倍），组织学上没有活动性肝炎证据（肝组织正常，或少量炎症及没有界面性肝炎）。应经肝活检证实有组织学改善再逐渐停药（停药间期应不短于 6 周），过早中断治疗是复发的常见原因。停药期内应每 3 周进行血清天门冬氨酸氨基转移酶、胆红素、γ－球蛋白的检查，治疗结束后也应经常（至少每 3 个月进行 1 次）复查以监测复发。

（2）复发：是指在停药过程中或之后症状重新出现，血清天门冬氨酸氨基转移酶水平上升到正常上限的 3 倍以上，或组织学检查再出现至少是门静脉周围炎改变。6 个月内的复发发生于至少 50% 的患者，而 3 年内复发率高达 70%。复发后再治疗可诱导再一次缓解，但药物撤退后常常出现另一次复发。复发患者比那些停药后持续缓解的患者具有较高的进展为肝硬化和死于肝衰竭的可能，而最常见的反复复发和重新治疗的不良影响却是与药物有关的不良反应。复发多于 1 次的患者应联合泼尼松和硫唑嘌呤治疗，或低剂量泼尼松或单用硫唑嘌呤治疗。

（3）治疗失败：一部分患者在治疗中出现临床、生化或组织学表现的恶化称治疗失败，对这些患者应重新考虑自身免疫性肝炎的诊断，需进一步排除其他因素如病毒、药物、毒素、酒精的影响及患者对治疗方案的依从性。除外上述因素后可采用大剂量泼尼松（60mg/d）或泼尼松（30mg/d）联合硫唑嘌呤（150mg/d）治疗至少 1 个月，如果病情持续改善则每月剂量减少泼尼松 10mg 和硫唑嘌呤 50mg 直到一般的维持剂量。治疗失败的患者大部分具有活动性组织学变化和皮质激素依赖性，因此常常发生严重药物相关的并发症和出现肝衰竭。

（4）不完全反应：约 13% 的患者在治疗中临床、实验室和组织学表现仅部分改善；3 年后未获得缓解，但病情无加重；药物减少到防止病情加重的最低剂量。

（5）药物不良反应：发生不能耐受的容貌变化，有症状的骨质疏松，情绪不稳定，难以控制的高血压，脆性糖尿病或进行性血细胞减少。减少剂量或根据不良反应的程度停止产生不良反应的药物，调整并维持能够耐受的药物剂量。

3. 其他免疫抑制药物　除皮质激素和硫唑嘌呤外，一些其他可试用于 AIH 治疗的药物还有环孢素［5～6mg/（kg·d）］、6－巯基嘌呤、酶酚酸酯、甲氨蝶呤、FK506（4mg，2 次/日），第二代皮质激素布地奈德（budesonide），细胞保护性药物多聚不饱和磷脂酰胆碱、熊去氧胆酸、免疫球蛋白、胸腺激素，以及新的用于移植抗排异的免疫抑制药物西罗莫司（rapamycin）及布喹那（brequinar）等，但尚缺少有效的临床随机对照研究结果。

（二）肝移植治疗

对皮质激素治疗中或治疗后失代偿的 AIH 患者可考虑肝移植。对没有治疗过的失代偿患者应使用皮质激素或其他免疫抑制药物作为防止和延迟移植手术的补救治疗措施。移植后 5 年存活率超过 80%。在同种肝移植后至少 17% 的受体 AIH 可能复发，主要发生于免疫抑制不充分或 HLA DR3 与供体不匹配的患者，移植后复发患者可通过调整免疫抑制药物的方案来达到控制。

（刘丽芳）

第四节 原发性胆汁性肝硬化

原发性胆汁性肝硬化（primary biliary cirrhosis，PBC）是一种成年人慢性进行性胆汁淤积性肝疾病，1857 年首次由 Addison 和 Gull 描述。它以肝内进行性非化脓性小胆管破坏伴门静脉炎症和肝纤维化为特点，绝大多数 PBC 患者抗线粒体抗体（antimitochondrial antibodies，AMA）阳性。最终进展为肝硬化和肝衰竭。是肝移植的主要适应证之一。

PBC 主要发生在 40 ~ 60 岁的中年女性，女性和男性患者比例约为 9 ∶ 1。发病年龄可在 20 ~ 90 岁，但平均年龄为 50 岁。PBC 发病不受地区和人种的限制。每年的发病率和患病率为（2 ~ 24）/100 万和（19 ~ 240）/100 万。PBC 有家族因素，在患者的一级亲属中患病率远远高于普通人群。近年来国外及国内报道 PBC 的患病率均显著增加，其原因除发病率可能增加以外，人们对该病的广泛的认识和检查手段的提高可能也是原因之一。

一、发病机制

PBC 至今病因不明。由于它以选择性肝内胆管上皮细胞破坏和肉芽肿形成为特点，几乎所有患者均有针对非器官、非种属特异的存在于线粒体内膜的自身抗原的特异性自身抗体和自身反应性 T 细胞反应，此外常常并发其他器官特异性自身免疫性疾病如硬皮病和自身免疫性甲状腺疾病，并常有唾液腺上皮细胞受损，因此被认为是一种器官特异性的自身免疫性疾病。PBC 与抗线粒体抗体，特别是线粒体内膜丙酮酸脱氢酶的 E2 成分有密切关系。AMA 为 PBC 的重要血清标志。除 AMA 外，一部分（约 50%）的 PBC 患者可同时或单独出现抗核抗体（antinuclear antibody，ANA），如抗核孔膜蛋白的 gp - 210 及抗核小体蛋白 sp - 100 抗体。胆管上皮细胞异常表达线粒体抗原、T 细胞介导的异常免疫反应、细菌和异生物素有关的分子模拟（molecular mimicry）和宿主自身抗原发生变化等机制可能参与 PBC 的发生。

二、临床表现

（一）有症状类型

有症状的 PBC 患者表现为慢性进行性胆汁淤积，主要表现为伴或不伴黄疸的瘙痒（25% ~ 70%）、非特异的症状如乏力（65% ~ 85%）、右上腹痛以及肝硬化失代偿表现如腹水、静脉曲张出血等。体检可发现有皮肤色素沉着、搔痕、黄斑瘤和黄瘤（皮下大量胆固醇沉积）。肝脾肿大在早期就常见，而门脉高压的体征可能在发展成肝硬化之前就出现。患者常常没有其他慢性肝病的皮肤表现如蜘蛛痣。一些患者在怀孕时起病。

（二）无症状类型

无症状型分为肝功能正常期、无症状但肝功能异常期两种类型。无症状的患者占所有首次诊断患者的 20% ~ 60%，诊断建立于生化指标筛选检查的异常，总体来讲在诊断时比有症状的患者年龄大，并随病情进展最终将出现症状。早期无症状且肝功能正常的患者血清可检测到 AMA，肝活检病理可能已有异常并且符合 PBC 诊断，在以后的随访中逐渐出现 PBC 的症状以及肝功能的异常。一些患者虽然还没有症状但已出现肝功能的异常和循环 AMA，这些患者中相当一部分（60%）在诊断时已经发生肝纤维化，80%的患者在随访的第1个5年产生PBC的症状和体征，从诊断到死亡的中位时间是8～12年。

（三）并发症及表现

1. 骨质疏松　因维生素D缺乏、激素应用、缺少日照等因素引起。

2. 脂溶性维生素缺乏　维生素A缺乏引起的夜盲；维生素E缺乏引起的反射异常、本体感觉减退、共济失调等神经系统异常。

3. 高胆固醇血症　胆固醇沉积出现黄瘤、黄斑瘤。

4. 脂肪泻　胆酸向小肠排泌异常、内脏疾病、胰腺外分泌功能不全、细菌过度生长等。

5. 晚期进展性肝病的表现　如静脉曲张出血、腹水和肝性脑病等。

6. 其他自身免疫性疾病及结缔组织病　发生于80%的PBC患者。特别是干燥综合征（75%）、硬皮病或CREST综合征（钙质沉着、雷诺现象、食管动力异常、硬皮病和毛细血管扩张）中的任一项（10%以上）、类风湿关节炎、皮肌炎、混合结缔组织病、近端或远端肾小管酸中毒等。部分患者可检测到抗甲状腺抗体（抗微粒体、抗促甲状腺激素抗体）并出现淋巴细胞性甲状腺炎（Hashimoto病），Graves病及甲状腺功能亢进少见。少于5%的患者可出现不明原因的肺纤维化和炎症性肠病。约1/3的PBC患者可发现具有胆石症。此外有研究认为PBC患者发生肝细胞性肝癌及总的发生其他肿瘤（如乳腺恶性肿瘤）的危险度增加。

三、辅助检查

（一）血清生化指标

PBC典型的肝功能检查表现为碱性磷酸酶（AKP）、5′-核苷酸酶、γ-谷氨酰转肽酶显著升高。血清氨基转移酶常常仅轻度增高，一般不会增高到正常上限的5倍。血清胆红素水平早期可正常而晚期随疾病进展上升。高胆固醇血症（多与脂蛋白-X有关）常见，脂蛋白（a）浓度下降。肝合成功能一般保持尚好直至晚期。凝血酶原时间延长提示可能有维生素K的缺乏。PBC患者血清免疫球蛋白增加，特别是IgM。还可发现许多血清自身抗体，包括抗核抗体、抗血小板抗体、抗甲状腺抗体、抗着丝粒抗体、Ro、La、抗-烯醇化酶、淋巴细胞毒抗体等，但AMA及抗核孔复合物成分的抗体与PBC最密切相关。

临床上还有一小部分患者虽有典型的PBC的临床、生化和组织学表现，但血清AMA检测阴性，被称为自身免疫性胆管炎或抗线粒体阴性的PBC，这些患者大多数具有ANA或SMA，并常有血氨基转移酶活性及IgG增高。

（二）影像学检查

超声检查常用于排除肝外胆管阻塞引起的黄疸。其他横断面成像技术如CT或磁共振能提供其他信息，如门脉高压表现（脾大、腹腔内静脉曲张及门静脉逆向血流）和可能的隐性进展性疾病。PBC患者中15%可出现门静脉周围淋巴腺病，需与恶性肿瘤鉴别。

（三）组织学特点

肝活检有助于对疾病的分期和诊断线粒体阴性的PBC。PBC的诊断性病理特征是非化脓性损伤性胆管炎或肉芽肿性胆管炎。组织学上PBC分为四期，Ⅰ期以胆管损伤和坏死为特点，胆管上皮细胞皱缩和空泡样变，周围伴有含淋巴细胞、浆细胞、组织细胞、嗜酸性粒细胞和巨噬细胞的肉芽肿性损伤，局灶胆管阻塞伴肉芽肿形成（又称红色胆管损伤），是PBC最特殊的病理特征。Ⅱ期炎症从门静脉三角区延伸出去并伴有胆管碎片状坏死，可见显著的胆管炎、肉芽肿及胆管增生。门静脉周围肝细胞的空泡变性，围绕以泡沫样变性的巨噬细胞。Ⅲ期表现为进展性纤维化和瘢痕，邻近的门静脉之间以纤维间隔连接起来，小管稀少（定义为小叶间胆管丢失50%）更为常见，引起胆汁淤积和肝铜在门静脉及间隔周围肝细胞内的沉积。Ⅳ期以具有纤维间隔和再生结节的胆汁性肝硬化形成为特点。由于肝活检时的取样误差，因此组织学受累程度应取所观察到的最高分期。

四、诊断与鉴别诊断

PBC的诊断主要建立在生化指标支持胆汁淤积的存在（血清碱性磷酸酶AKP的水平上升），血清抗线粒体抗体间接免疫荧光或免疫印记法检测阳性，和（或）肝组织学活检符合PBC表现，诊断时须考虑到无症状型PBC及AMA阴性的PBC。

PBC需与其他胆汁淤积性肝病进行鉴别，其中主要包括肝外胆管阻塞、原发性硬化性胆管炎、肝炎肝硬化、药物性肝病、结节病、重叠自身免疫性肝炎综合征、原因不明的成年人胆管稀少等。

五、治疗

（一）药物治疗

1. 熊去氧胆酸（ursodeoxycholic acid，UDCA）　是目前PBC治疗中研究和评估得最多的药物，其作用机制包括促进内源性胆酸分泌、提高膜稳定性、减少肝细胞HLA Ⅰ类抗原的异常表达、降低细胞因子的产生、抑制疏水胆酸引起的凋亡和线粒体失功能等。部分患者对UDCA治疗有反应，服药10～20mg/（kg·d）能延长生存期，减少食管静脉曲张及肝硬化的发生。UDCA的优点是没有明显的不良反应，局限性在于较昂贵并需长期治疗。

约66%的患者对长期UDCA单一药物治疗表现为不完全反应。不完全反应定义为血清肌酶浓度不能降至正常和（或）发展为肝硬化。治疗初始血清碱性磷酸酶浓度较高及组织学进展程度较严重的患者不完全反应者较多。对药物治疗反应不佳的患者必须排除几种潜在的肝外原因，包括剂量不恰当或未能坚持用药等。如果重叠AIH治疗反应也可能不完全。目前对UDCA单一药物治疗表现为不完全反应者加用激素、硫唑嘌呤、秋水仙碱及甲氨蝶呤的联合治疗尚无显著改善组织学变化以及延长存活的报道。

2. 免疫抑制剂（如皮质激素、硫唑嘌呤、环孢素A、甲氨蝶呤、苯丁酸氮芥等）及抗纤维化药物（秋水仙碱、D－青霉胺）　往往不良反应大而缺少对PBC治疗的长期效果。

3. 苯扎贝特（bezafibrate）　是一种降脂新药，能够通过激活转录因子过氧化物酶体增生激活受体而刺激小管磷脂泵3（MDR3）。有报道苯扎贝特单独用药或联合UDCA治疗能改善肝酶指标，但需长期研究证实。免疫抑制剂骁悉的作用尚待对照研究观察。

4. 瘙痒的治疗　一线药物是离子交换树脂考来烯胺。考来烯胺早餐前后4g口服可降低瘙痒的严重程度。二线药物为利福平，口服150～600mg/d可能快速起效和缓解症状，但偶可引起肝毒性和骨髓抑制。静脉使用丙烯基二氢羟吗啡酮（naloxone）和口服纳美芬（nalmefene）也可缓解症状。瘙痒常因日照加重，因此患者应避光。有报道阿片拮抗药治疗瘙痒有效，但可能会导致严重的撤退症状。抗组胺药物及苯巴比妥大多无效。其他治疗方法包括血浆透析和血浆置换、MARS透析等。如瘙痒和乏力非常严重并难以控制，可考虑进行肝移植。

5. 高脂血症的治疗　高脂血症出现在80%的PBC患者，并可能成为最早出现的血清学异常。血清胆固醇和甘油三酯的浓度均增高。还可出现脂蛋白的异常。PBC中黄瘤的形成与血清胆固醇的浓度没有明显关系。也无证据显示本病中动脉粥样硬化及心血管相关疾病发生率增高。熊去氧胆酸治疗可改善黄瘤的形成和降低血清胆固醇（特别是低密度脂蛋白）浓度。对该药物无反应的患者，经验性使用考来烯胺和3－羟－3－甲基－戊二酰辅酶A还原酶抑制剂可能有效。

6. 代谢性骨病的防治　推荐每天口服补充钙（1 000～1 200mg/d）。如果有脂溶性维生素吸收不良引起的维生素D缺乏，建议在检测血清浓度低于正常时给予口服替代（25 000～50 000IU，每周2～3次）治疗。降钙素、氟化钠及羟乙二磷酸钠也能增加骨密度。对停经后的PBC妇女予雌激素替代治疗的安全性和有效性存在争议，潜在的危险是加重黄疸和肝衰竭，因此需密切随访，每2周反复予生化检测共2个月。

7. 脂肪泻的治疗　脂肪泻是晚期PBC的典型表现。对胆酸浓度下降的患者口服补充中链甘油三酯（代替长链混合物）辅以低脂饮食常有益。对结肠病患者每天坚持无麸质饮食可能改善症状。胰酶替代治疗及经验性抗生素使用可能分别对胰腺功能不足及细菌过度生长有效。

脂溶性维生素吸收不良是晚期 PBC 患者的特点。维生素 A 缺乏见于 20% 的患者，常无临床症状。推荐口服 25 000 ~ 50 000IU 每周 2 ~ 3 次替代治疗。可在 6 ~ 12 个月后再次检测血清浓度以避免补充过量和发生维生素 A 肝毒性。维生素 D 缺乏是第二常见的脂溶性维生素缺陷，所有慢性胆汁淤积的患者均建议补充钙、维生素 D 以预防和治疗骨质疏松的发生。对有慢性淤胆的绝经后妇女推荐雌激素替代治疗（经皮途径）。有症状的维生素 E 缺乏较少见，可表现为脊髓后索异常的共济失调，推荐对无症状的患者每天口服补充维生素 E 400IU。维生素 K 缺乏者可予 5 ~ 10mg/d 剂量治疗。

（二）肝移植

肝移植是终末期 PBC 患者唯一有效的治疗方法，PBC 是成年人进行肝移植的主要病因之一。PBC 患者移植后瘙痒和乏力可迅速改善，代谢性骨病在第一个 6 ~ 12 个月的一过性加重后改善。肝移植适应证有：①严重症状：顽固性瘙痒、极端乏力、难治性肝性脑病；②终末期肝病：小肝癌（ <5cm，少于 3 个）、进行性营养不良、自发性细菌性腹膜炎、难治性腹水、血清胆红素 >150μmol/L、血清白蛋白 < 25g/L、进行性肝肺综合征、肝肾综合征。

移植后长期随访发现有部分患者出现组织学上 PBC 复发的证据，移植后 3 年及 10 年累积复发率估计分别为 15% 及 30% 。复发的诊断主要建立于肝组织学病理，并排除其他胆管损伤的病因，如急慢性排异反应、巨细胞病毒感染、肝炎病毒感染及移植物抗宿主病相鉴别。

六、预后

PBC 患者的预后差异很大且不可预见。有些患者从不出现症状，而其他患者可进行性恶化。无症状患者总的中位生存时间显著长于有症状患者。有症状患者的估计中位存活时间约为 10 ~ 15 年，而组织学进展的（3 期或 4 期）患者的中位生存期为 8 年。总胆红素水平高于 136. 6 ~ 171. 0μmol/L 的患者中位生存期约 2 年。影响预后的因素包括老年、血清总胆红素浓度增高、肝合成功能降低及组织学分期的程度。门脉高压并发症可出现在有症状的 PBC 患者，3 年以后食管静脉曲张及出血的危险性增加。硬化前 PBC 患者出现食管静脉曲张的病因包括因肉芽肿性胆管炎症及门脉水肿所致窦周肝纤维化。

（张建新）

参考文献

[1] 徐燕，周兰姝．现代护理学．北京：人民军医出版社，2015.

[2] 张澍田，于中麟．消化内科临床常见疑难问题及对策．北京：清华大学出版社，2008.

[3] 胡大一，刘玉兰．消化内科．北京：北京科学技术出版社，2010.

[4] 钱家鸣，王莉瑛．消化疾病．北京：科学出版社，2010.

[5] 邓长生．消化疾病急症学．北京：人民卫生出版社，2009.

[6] 许国铭，李兆申．上消化道内镜学．上海：上海科学技术出版社，2008.

[7] 张澍田．慢性胃炎的分类及内镜诊断标准．中华消化内镜杂志，2010，1（4）：15－19.

[8] 刘厚钰，姚礼庆．现代内镜学．上海：复旦大学出版社，2010.

[9] 王学红，卢雪峰．诊断学．第8版．北京：人民卫生出版社，2013.

[10] 徐细则，周中银，杨继元．消化系统恶性肿瘤的诊断与治疗．北京：科学出版社，2009.

[11] 傅志君．消化系统症状鉴别诊断学．北京：人民卫生出版社，2009.

[12] 严耀东．消化科用药．北京：中国医药科技出版社，2010.

[13] 林三仁．消化内科学高级教程．北京：人民军医出版社，2014.

[14] 樊新生．实用内科学．北京：科学出版社，2015.

[15] 唐志锋，樊红，崔涛．实用临床医学消化内科学（上册）．北京：知识产权出版社，2013.

[16] 安阿玥．肛肠病学．北京：人民卫生出版社，2015.

[17] 戈之铮，刘文忠．消化道出血的诊断和处理．北京：人民卫生出版社，2014.

[18] 吴秦璜．实用肝胆外科学．广州：世界图书出版广东有限公司，2012.

[19] 王一平．消化疾病．北京：人民卫生出版社，2008.

[20] 黄人健，李秀华．现代护理学高级教程．北京：人民军医出版社，2014.

[21] 王爱平．现代临床护理学．北京：人民卫生出版社，2015.

[22] 张军．消化疾病症状鉴别诊断学．北京：科学出版社，2009.

[23] 隋忠国．常见消化系统疾病用药指导．北京：人民卫生出版社，2009.

[24] 邹声泉．胆管病学．北京：人民卫生出版社，2010.